Tiny Jaarsma
Martje van der Wal

Zorg rondom hartfalen

onder redactie van:
Tiny Jaarsma
Martje van der Wal

Zorg rondom hartfalen

Tweede, herziene druk

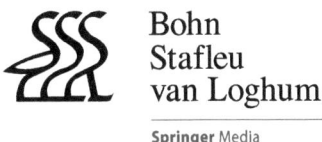

Houten 2015

ISBN 978-90-368-0658-9

© 2015 Bohn Stafleu van Loghum, onderdeel van Springer Media BV
Alle rechten voorbehouden. Niets uit deze uitgave mag worden verveelvoudigd, opgeslagen in een geautomatiseerd gegevensbestand, of openbaar gemaakt, in enige vorm of op enige wijze, hetzij elektronisch, mechanisch, door fotokopieën of opnamen, hetzij op enige andere manier, zonder voorafgaande schriftelijke toestemming van de uitgever.

Voor zover het maken van kopieën uit deze uitgave is toegestaan op grond van artikel 16b Auteurswet j° het Besluit van 20 juni 1974, Stb. 351, zoals gewijzigd bij het Besluit van 23 augustus 1985, Stb. 471 en artikel 17 Auteurswet, dient men de daarvoor wettelijk verschuldigde vergoedingen te voldoen aan de Stichting Reprorecht (Postbus 3060, 2130 KB Hoofddorp). Voor het overnemen van (een) gedeelte(n) uit deze uitgave in bloemlezingen, readers en andere compilatiewerken (artikel 16 Auteurswet) dient men zich tot de uitgever te wenden.

Samensteller(s) en uitgever zijn zich volledig bewust van hun taak een betrouwbare uitgave te verzorgen. Niettemin kunnen zij geen aansprakelijkheid aanvaarden voor drukfouten en andere onjuistheden die eventueel in deze uitgave voorkomen.

NUR 870
Ontwerp basisomslag: Studio Bassa, Culemborg
Automatische opmaak: Crest Premedia Solutions (P) Ltd., Pune, India

Bohn Stafleu van Loghum
Het Spoor 2
Postbus 246
3990 GA Houten

www.bsl.nl

Ten geleide

Sinds tien jaar geleden de eerste druk van het boek *Zorg rondom hartfalen* verscheen, is er veel veranderd in de behandeling van en zorg voor patiënten met chronisch hartfalen. Over het geheel genomen is de prognose van patiënten met hartfalen verbeterd vergeleken met tien jaar geleden; ontwikkelingen op het gebied van medicatie, devices en multidisciplinaire zorg hebben geleid tot een langere overleving. Toch kan hartfalen nog altijd niet genezen worden en heeft de ziekte een grote invloed op het leven van een patiënt en zijn familie.

Ondertussen zijn er het laatste decennium ook in de maatschappij veel veranderingen geweest, zoals veranderingen in de financiering van zorg en de steeds grotere rol van technologie in ons dagelijkse leven en ook in de zorg. Zo kan (en moet) er steeds meer geregistreerd en gemonitord worden, wat weer consequenties heeft voor ons dagelijks werk en voor de verwachtingen van patiënten en hun familie.

Het leveren van goede zorg aan patiënten met chronisch hartfalen is voor veel professionals een uitdaging. Met het almaar groeiend aantal wetenschappelijke publicaties en richtlijnen zien we soms 'door de bomen het bos' niet meer en kan het moeilijk zijn om de 'evidence' toe te passen in de dagelijkse patiëntenzorg. Toch is het van belang dat professionals toegang hebben tot en zich blijven verdiepen in deze laatste inzichten en deze kunnen toepassen. Met deze nieuwe, geheel herziene druk van *Zorg rondom hartfalen* willen we de meest recente kennis en inzichten presenteren, die zorgverleners kunnen helpen goede zorg te leveren aan een groeiende groep patiënten.

In hoofdstuk 1 tot en met 5 van dit boek geven we een beknopt overzicht van epidemiologie, pathofysiologie en medisch-technische kennis over hartfalen. Daarna volgt een uitgebreidere bespreking van specifieke zorgaspecten.

Alle hoofdstukken zijn geactualiseerd met de kennis uit de huidige richtlijnen en wetenschappelijke publicaties. Daarnaast is een aantal aspecten uitgediept in afzonderlijke hoofdstukken, zoals palliatieve zorg en familiezorg.

Omwille van de leesbaarheid is in dit boek overal 'hij' gebruikt; waar 'hij' staat, kan uiteraard ook 'zij' gelezen worden.

Dit boek beoogt expertise te leveren vanuit diverse invalshoeken. Net als in de eerste druk zijn we daarom ook nu weer trots op het feit dat een grote, gevarieerde groep auteurs een bijdrage heeft willen leveren. De zorg voor patiënten met hartfalen is immers een multidisciplinaire aangelegenheid.

Tiny Jaarsma en Martje van der Wal

Inhoud

1	**Inleiding: definitie en epidemiologie**	1
	Frans Rutten	
1.1	**Definitie: wat is hartfalen?**	2
1.1.1	Acuut versus chronisch hartfalen	2
1.1.2	Hartfalen met verminderde en behouden ejectiefractie	3
1.1.3	Wat zijn de oorzaken van hartfalen?	5
1.1.4	Asymptomatische linkerventrikeldisfunctie	5
1.2	**Epidemiologie van hartfalen**	5
1.2.1	Incidentie en prevalentie van hartfalen	6
1.2.2	Prognose en doodsoorzaken	7
1.2.3	Voorspellers en het voorspellen van overlijden bij hartfalen	7
1.2.4	Trends en toekomstverwachtingen	8
1.2.5	Ziekenhuisopnames voor hartfalen in Nederland	8
1.2.6	Risicofactoren voor het optreden van hartfalen	10
1.2.7	Preventie van hartfalen	10
1.2.8	Opsporing en behandeling van asymptomatische systolische LV-disfunctie	11
	Literatuur	12
2	**Etiologie en pathofysiologie van hartfalen**	15
	Carolien Lucas	
2.1	**Inleiding**	16
2.2	**Oorzaken van hartfalen**	17
2.2.1	Verhoogde drukbelasting van het hart	17
2.2.2	Verhoogde volumebelasting van het hart	18
2.2.3	Primaire afwijking in het myocard zelf, waarbij de functie van de individuele spiervezels is aangetast	18
2.2.4	Hartritmestoornissen	19
2.2.5	Instroombelemmering van het hart	19
2.2.6	Overige oorzaken	20
2.3	**Pathofysiologie**	20
2.3.1	Verhoging van de hartfrequentie	21
2.3.2	Het Frank-Starling-mechanisme	21
2.3.3	Hypertrofie van de spiercellen	22
2.3.4	Veranderingen in de enzymsystemen in de individuele cardiomyocyten	23
2.3.5	Verwijding van het hart	23
2.3.6	Veranderingen op bloedvatniveau	24
2.3.7	Activatie van het neurohormonale systeem	24
2.4	**Hartfalen: een neurohormonaal paradigma**	28
	Literatuur	30
3	**Diagnostiek van chronisch hartfalen**	31
	Frans Rutten	
3.1	**Inleiding**	33
3.2	**Het stellen van een diagnose**	33

3.3	**Diagnostisch onderzoek**	36
3.3.1	Voorgeschiedenis	36
3.3.2	Anamnese	36
3.3.3	Lichamelijk onderzoek	37
3.3.4	Combinatie van gegevens uit voorgeschiedenis, anamnese en lichamelijk onderzoek	39
3.3.5	Laboratoriumbepalingen (behalve natriuretischpeptidebepaling)	40
3.3.6	Bepaling van het natriuretisch peptide	41
3.3.7	Elektrocardiogram	42
3.3.8	X-thorax bij (vermoeden van) hartfalen	43
3.3.9	Welk onderzoek is voldoende voor de diagnose?	44
3.3.10	Furosemidetest	46
3.3.11	(Doppler)echocardiografie	46
3.4	**Aanvullend diagnostisch onderzoek**	48
3.4.1	Radionuclideventriculografie	48
3.4.2	Cardiale magnetische resonantie	48
3.4.3	Inspanningstests	49
3.4.4	Coronaire angiografie	49
3.4.5	Onderzoeken die alleen in zeldzame gevallen nodig zijn	50
3.5	**Samenvatting diagnostiek**	51
	Literatuur	51
4	**Medicatie bij hartfalen**	**53**
	Gerard Linssen	
4.1	**Inleiding**	55
4.2	**Algemene principes**	55
4.2.1	Doel van de behandeling	55
4.2.2	De praktijkrichtlijnen voor hartfalen	56
4.2.3	Overzicht van hartfalenmedicatie	56
4.3	**Diuretica**	57
4.3.1	Keuze van het diureticum	58
4.3.2	Bijwerkingen en interacties	60
4.3.3	Preventie en behandeling van jicht door diuretica	61
4.3.4	Diureticaresistentie	61
4.3.5	Aanbevelingen	62
4.3.6	Dosering	62
4.4	**ACE-remmers**	62
4.4.1	Bijwerkingen	64
4.4.2	Aanbevelingen	64
4.4.3	Dosering	64
4.5	**Bètablokkers**	64
4.5.1	Aanbevelingen	66
4.5.2	Dosering	66
4.6	**Aldosteronantagonisten**	67
4.6.1	Aanbevelingen	67
4.6.2	Dosering	68
4.7	**Angiotensine-II-receptorantagonisten**	68
4.7.1	Aanbevelingen	69
4.7.2	Dosering	70

4.8	**Digoxine**	70
4.8.1	Bijwerkingen	70
4.8.2	Aanbevelingen	71
4.8.3	Dosering	71
4.9	**Nitraten en hydralazine**	71
4.9.1	Aanbevelingen	72
4.9.2	Dosering	72
4.10	**Ivabradine**	72
4.10.1	Aanbevelingen	73
4.11	**Antitrombotische therapie**	73
4.11.1	Aanbevelingen	73
4.12	**Overige medicamenten**	74
4.12.1	Calciumantagonisten	74
4.12.2	Renineremmers	74
4.12.3	Meervoudig onverzadigde vetzuren	74
4.13	**Medicatie bij 'diastolisch' hartfalen**	74
4.13.1	Aanbevelingen	74
4.14	**Medicatie die wordt afgeraden**	75
4.15	**Acuut hartfalen**	75
4.15.1	Asthma cardiale	75
4.15.2	Cardiogene shock	76
4.16	**Hartfalen en atriumfibrilleren**	76
4.16.1	Aanbevelingen	76
4.17	**Comorbiditeit**	77
4.17.1	Angina pectoris en myocardinfarct	77
4.17.2	Nierfunctiestoornis	77
4.17.3	Anemie en ijzerdeficiëntie	77
4.17.4	Depressie en angst	78
4.18	**Adviezen bij oudere patiënten**	78
4.18.1	Aanbevelingen	78
4.19	**Biomarkergeleide behandeling**	79
4.20	**Nieuwe ontwikkelingen**	79
4.21	**Conclusies**	80
	Literatuur	80
5	**Implanteerbare devices bij hartfalen**	85
	Alexander Maass	
5.1	**Inleiding**	86
5.2	**Diagnostische (implanteerbare) devices**	87
5.3	**Pacemakers en ICD's**	87
5.3.1	Conventionele pacemakers	87
5.3.2	Biventriculaire stimulatie	88
5.3.3	Implanteerbare cardioverter-defibrillatoren	90
5.4	**Telemonitoring**	93
5.5	**Left ventricular assist devices**	93
5.6	**Nieuwe indicaties voor bestaande behandelingen?**	95
5.7	**Nieuwe en experimentele devices**	95
5.8	**Devices in de terminale fase**	96

5.9	**Toekomst**	97
5.10	**Conclusie**	97
	Literatuur	97
6	**Verpleegproblemen en verpleegkundige interventies bij patiënten met hartfalen**	**99**
	Martje van der Wal, Tiny Jaarsma	
6.1	**Inleiding**	101
6.2	**Gezondheidsbeleving- en instandhouding**	102
6.2.1	Therapieontrouw	102
6.2.2	Ineffectief gezondheidsonderhoud (problemen bij het herkennen van symptomen van hartfalen)	105
6.2.3	Verhoogd infectierisico	108
6.2.4	Ongezond gedrag: roken	108
6.3	**Voeding**	110
6.3.1	Voedingsteveel	110
6.3.2	Ongewenst gewichtsverlies/ondergewicht/cardiale cachexie	111
6.3.3	Verminderde eetlust	112
6.3.4	Dreigend vochttekort (of ontoereikende vochtbalans/ondervulling/uitdroging)	113
6.3.5	Overvulling	114
6.4	**Uitscheiding**	115
6.4.1	Obstipatie	115
6.4.2	Diarree	116
6.5	**Activiteit en rust**	116
6.5.1	Vermoeidheid	116
6.5.2	Kortademigheid (chronisch)	117
6.5.3	Zelfzorgtekort rond lichamelijke verzorging	118
6.5.4	Verminderd activiteitsvermogen	119
6.6	**Slaap-rust**	119
6.6.1	Verstoord slaappatroon	119
6.7	**Cognitie en waarneming**	121
6.7.1	Geheugenstoornis	121
6.7.2	Acute verwardheid (delier)	122
6.8	**Zelfperceptie**	123
6.8.1	Angst	123
6.8.2	Sombere stemming en depressie	124
6.9	**Rollen en relatie**	125
6.9.1	Eenzaamheid, sociaal isolement	125
6.9.2	Overbelasting van de mantelzorger	126
6.10	**Seksualiteit**	126
6.10.1	Problemen op het gebied van de seksualiteit	126
6.11	**Stressverwerking**	128
6.11.1	Problemen met acceptatie van de ziekte	128
6.12	**Waarden en levensovertuiging**	129
6.12.1	(Dreigende) geestelijke nood	129
	Literatuur	131

7	**Patiëntenvoorlichting**	133
	Hein de Vries en Ciska Hoving	
7.1	Inleiding	134
7.2	Patiëntenvoorlichting	135
7.3	Gezondheidsgedrag	136
7.4	Het I-Change Model	136
7.4.1	Fase 1 Bewustzijn	137
7.4.2	Fase 2 Motivatie	139
7.4.3	Fase 3: Actie	141
7.5	Toepassen van theorie: health counseling	142
7.5.1	Wat is health counseling?	143
7.5.2	Gesprekstechnieken bij health counseling	144
7.5.3	Hoe pas je health counseling toe?	145
7.6	Toepassen van theorie: eHealth	148
7.7	Conclusie	149
	Literatuur	149
8	**Voedingsaspecten bij hartfalen**	151
	Irma Oosterhof en Ay Lien Gho	
8.1	Inleiding	153
8.2	Behandeling van hartfalen door de diëtist	154
8.3	Natrium	154
8.3.1	Hoeveelheid zout (natrium) in voedingsmiddelen	155
8.3.2	Zoutsoorten met minder natrium	155
8.4	Vocht	156
8.4.1	Praktische tips en adviezen	156
8.4.2	Bijhouden van het vochtgebruik	157
8.4.3	Omstandigheden waarin de vochtbeperking kan worden aangepast	157
8.5	Ongewenst gewichtsverlies bij hartfalen	158
8.5.1	Screeningsinstrumenten ondervoeding	158
8.5.2	Bepalen van de voedingstoestand	159
8.5.3	Dieetbehandeling	159
8.5.4	Aanvullende dieetpreparaten	160
8.6	Richtlijnen goede voeding	160
8.6.1	Eet gevarieerd	161
8.6.2	Eet niet te veel en beweeg voldoende	162
8.6.3	Eet minder verzadigd vet	162
8.6.4	Eet veel groente, fruit en brood	162
8.6.5	Eet veilig	162
8.7	Obstipatie	162
8.7.1	Voldoende voedingsvezels voor een goede stoelgang	163
8.7.2	Leefregels	163
8.8	Jicht	163
8.8.1	De rol van voeding bij jicht	163
8.9	Overgewicht	164
8.10	Alcoholgebruik	165
8.11	Acute/chronische nierinsufficiëntie	165
8.12	Voeding in de (pre) terminale fase	165
	Literatuur	166

9	**Bewegen en chronisch hartfalen**	167
	Erik Hulzebos	
9.1	Inleiding	168
9.2	Hartrevalidatie	169
9.2.1	Effecten van fysieke training bij patiënten met chronisch hartfalen	172
9.3	Het opzetten van een bewegingsprogramma	177
9.3.1	Verbeteren van spierkracht	177
9.3.2	Modus van de oefeningen	179
9.3.3	Verbeteren van het uithoudingsvermogen	180
9.3.4	Aantrekkelijkheid oefenprogramma	188
9.4	Tot besluit	188
	Literatuur	189
10	**Palliatieve zorg bij patiënten met hartfalen**	191
	Tiny Jaarsma, Martje van der Wal	
10.1	Inleiding	192
10.2	Verloop van hartfalen	193
10.3	Begrippen	195
10.4	Communicatie over het verloop van de ziekte	196
10.4.1	Wat te bespreken en te beslissen?	196
10.5	Uitzetten van ICD/pacemaker in de laatste levensfase	197
10.6	Wilsverklaring	198
10.7	Symptoomverlichting in de laatste levensfase	199
10.8	Terminale zorg of zorg in de stervensfase	199
10.9	Tot slot	200
	Literatuur	200
11	**Familiezorg en verpleegkundige zorg voor familie van patiënten met hartfalen**	203
	Marie Louise Luttik	
11.1	Inleiding	204
11.2	Signaleren en vaststellen van (over)belasting	206
11.2.1	Belasting objectief en subjectief	207
11.2.2	Vaststellen van objectieve belasting	207
11.2.3	Vaststellen van subjectief ervaren belasting	209
11.3	Resultaten en interventies bij (dreigende) overbelasting	209
11.3.1	Interventies	211
	Literatuur	212
12	**Diseasemanagement**	213
	Josiane Boyne en Tiny Jaarsma	
12.1	Inleiding	214
12.2	Diseasemanagement bij hartfalen	215
12.2.1	Intramuraal model: de hartfalenpoli	216
12.2.2	Extramurale of ambulante modellen	217
12.2.3	Transmurale modellen	218
12.2.4	Samenwerkingsmodellen	218
12.2.5	eHealth	219

12.3	De rol van het hartfalenteam	220
12.3.1	Hartfalenverpleegkundige	222
12.3.2	Cardioloog	222
12.3.3	Apotheker	222
12.3.4	Diëtist	223
12.3.5	Ergotherapeut	223
12.3.6	Fysiotherapeut	223
12.3.7	Huisarts	223
12.3.8	Maatschappelijk werker	224
12.3.9	Palliatieve zorg/palliatief team	224
12.3.10	Praktijkondersteuner	224
12.3.11	Psycholoog, psychiater en verpleegkundig specialist psychiatrie	225
12.3.12	Seksuoloog	225
12.4	Professionele ontwikkeling van hartfalenverpleegkundige en verpleegkundig specialist	225
12.5	Tot slot	226
	Literatuur	226
13	**Ethische aspecten van verpleegkundige zorg bij hartfalen**	229
	Pier Jaarsma	
13.1	Inleiding	230
13.2	Wat zijn ethische argumenten?	231
13.3	Wat wordt verstaan onder verpleegkundige ethiek?	232
13.4	Moreel redeneren vanuit principes of vanuit zorg?	232
13.4.1	Het zorgethische perspectief	232
13.4.2	Het principieel perspectief	234
13.5	Stappenplan voor ethische reflectie	237
13.6	Tot slot	238
	Literatuur	238
	Register	241

Personalia

Redactie

prof. dr. Tiny Jaarsma
hoogleraar Verplegingswetenschap, Linköping University, Department of Social and Welfare Studies, Zweden

dr. Martje H.L. van der Wal
senior onderzoeker, Linköping University, Department of Social and Welfare Studies, Zweden
verpleegkundig consulent hartfalen, afdeling Cardiologie, Universitair Medisch Centrum Groningen

Auteurs

dr. Josiane JJ Boyne
onderzoeker/verpleegkundig specialist, afdeling Patiënt en zorg/Transmurale zorg, Maastricht Universitair Medisch Centrum

Ay Lien Gho
diëtist, Meander MC, Amersfoort

dr. Ciska Hoving
universitair docent Gezondheidscommunicatie in de Gezondheidszorg, Universiteit Maastricht, Onderzoeksschool CAPHRI, vakgroep Gezondheidsbevordering

dr. Erik Hulzebos
klinisch inspanningsfysioloog/(sport)fysiotherapeut, Child Development & Exercise Center, UMC Utrecht

dr. Pier Jaarsma
onderzoeker, Linköping University, Department of Medicine and Health/Division of Health and Society, Zweden

dr. Gerard C.M. Linssen
cardioloog, Ziekenhuisgroep Twente (ZGT), Almelo en Hengelo

dr. Carolien Lucas
cardioloog, Alrijne Ziekenhuis, locatie Leiderdorp

dr. Marie Louise Luttik
senior onderzoeker Lectoraat Verpleegkundige Diagnostiek, Onderzoekslijn Familiezorg, Hanzehogeschool Groningen, Linköping University, Department of Medical and Health Sciences, Division of Nursing Sciences, Zweden

dr. Alexander H. Maass
cardioloog, Cardiologie/thoraxcentrum, UMC Groningen

Irma D. Oosterhof
diëtist, Ziekenhuis Rivierenland Tiel

dr. Frans H. Rutten
associate professor huisartsgeneeskunde, Julius Centrum voor Gezondheidswetenschappen en Eerstelijnsgeneeskunde, UMC Utrecht

prof. dr. Hein de Vries
hoogleraar Gezondheidscommunicatie, Universiteit Maastricht, Onderzoeksschool CAPHRI, vakgroep Gezondheidsbevordering

dr. Maria L. Zonderland
medisch fysioloog, afdeling Sportgeneeskunde, UMC Utrecht

Inleiding: definitie en epidemiologie

Frans Rutten

1.1 Definitie: wat is hartfalen? – 2
1.1.1 Acuut versus chronisch hartfalen – 2
1.1.2 Hartfalen met verminderde en behouden ejectiefractie – 3
1.1.3 Wat zijn de oorzaken van hartfalen? – 5
1.1.4 Asymptomatische linkerventrikeldisfunctie – 5

1.2 Epidemiologie van hartfalen – 5
1.2.1 Incidentie en prevalentie van hartfalen – 6
1.2.2 Prognose en doodsoorzaken – 7
1.2.3 Voorspellers en het voorspellen van overlijden bij hartfalen – 7
1.2.4 Trends en toekomstverwachtingen – 8
1.2.5 Ziekenhuisopnames voor hartfalen in Nederland – 8
1.2.6 Risicofactoren voor het optreden van hartfalen – 10
1.2.7 Preventie van hartfalen – 10
1.2.8 Opsporing en behandeling van asymptomatische systolische LV-disfunctie – 11

Literatuur – 12

> **Casus**
>
> Naar aanleiding van een tv-spotje van de Nederlandse Hartstichting bezoekt een 50-jarige vrouw haar huisarts met de vraag of zij hartfalen heeft. Zij gebruikt geen medicijnen en bezoekt de huisarts eigenlijk nooit. Afgezien van kortademigheid bij inspanning en wat dikke benen aan het einde van de dag bij warm weer, vermeldt de anamnese geen bijzonderheden. De patiënte weegt 85 kg en is 1,70 m lang (body mass index 29,4 kg/m^2). Behalve het overgewicht en een bloeddruk van 160/100 mmHg levert lichamelijk onderzoek geen bijzonderheden op. Het elektrocardiogram is normaal. De huisarts concludeert dat van hartfalen geen sprake kan zijn; de kortademigheid bij inspanning is toe te schrijven aan een slechte conditie en de dikke benen lijken een gevolg van chronische veneuze insufficiëntie. Mevrouw heeft wel enkele risicofactoren voor het ontwikkelen van hartfalen in de toekomst, zoals hypertensie, overgewicht en lichamelijke inactiviteit.
>
> De patiënte is blij dat van hartfalen geen sprake is, maar is toch niet helemaal tevreden. Zij wil weten wat de kans is dat zij in de toekomst hartfalen krijgt en hoe ze dit kan voorkomen. De kans op hartfalen gedurende de rest van haar leven ligt tussen de 20 en 30 % (tab. 1.1)[1].
>
> Mensen met overgewicht en hypertensie hebben een grotere kans op hartfalen[1,2]. De huisarts adviseert de patiënte daarom af te vallen en meer te gaan bewegen; bovendien laat hij een diëtiste haar eetgewoonten tegen het licht houden.

1.1 Definitie: wat is hartfalen?

Hartfalen (decompensatio cordis) is een klinisch syndroom dat wordt gekenmerkt door het tekortschieten van de pompwerking van het hart, leidend tot een complex van klachten en verschijnselen (tab. 1.2, zie tab. 1.3 voor enkele definities). Om de tekortschietende werking van het hart op te vangen treden compensatiemechanismen in werking, zoals activatie van het renine-angiotensine-aldosteronsysteem (RAAS) en de sympathicus, samen het neurohormonale systeem genoemd[3,4]. De diagnose hartfalen kan gesteld worden wanneer iemand klachten en verschijnselen heeft die passen bij hartfalen en daarnaast structurele of functionele afwijkingen heeft bij echocardiografie in rust[3]. Voor het graderen van de ernst van hartfalen wordt vaak de classificatie van de New York Heart Association (NYHA-classificatie) gebruikt (tab. 1.4).

1.1.1 Acuut versus chronisch hartfalen

Hartfalen wordt in het algemeen beschouwd als een chronische aandoening waarbij perioden van verslechtering (decompensatie) kunnen optreden. Hartfalen kan ook acuut optreden (de klachten en verschijnselen ontstaan binnen 24 uur), waarbij klinisch in grote lijnen drie categorieën kunnen worden onderscheiden[3,5]:
- acuut longoedeem door een cardiale oorzaak (asthma cardiale);
- cardiogene shock, vooral optredend in het beloop van een acuut coronair syndroom, gekenmerkt door: hypotensie, oligurie en perifere vasoconstrictie;
- acute verergering (decompensatie) van chronisch hartfalen.

1.1 · Definitie: wat is hartfalen?

Tabel 1.1 Kans op het krijgen van hartfalen volgens schattingen van de Framingham Heart Study[1].

leeftijd (jaar)	kans op hartfalen binnen vijf jaar (%)	kans op hartfalen gedurende de rest van het leven (%)	kans op hartfalen gedurende de rest van het leven bij mensen met hoge bloeddruk (%)[a]
mannen			
40	0,2	21	28
50	0,8	21	27
60	1,3	21	29
70	4,0	21	28
vrouwen			
40	0,1	20	29
50	0,1	21	27
60	0,7	21	27
70	2,2	20	25

[a] Hoge bloeddruk, systolische bloeddruk hoger dan 160 mmHg, of diastolische bloeddruk hoger dan 100 mmHg of het gebruik van antihypertensiva

Tabel 1.2 Hartfalen: klachten en verschijnselen.

klachten	verschijnselen
– kortademigheid (bij inspanning)	– oedeem, ascites
– verminderde inspanningstolerantie	– verhoogde centraalveneuze druk
– moeheid, lethargie	– crepitaties
– orthopneu	– tachycardie
– aanvalsgewijze nachtelijke kortademigheid	– derde harttoon en souffles
– nachtelijke hoest	– hepatomegalie
– piepende ademhaling	– verplaatsing van ictus cordis
– verminderde eetlust	– cachexie en 'muscle wasting'
– verwardheid (vooral bij ouderen)	

1.1.2 Hartfalen met verminderde en behouden ejectiefractie

Bij hartfalen kan vooral de knijpkracht (systolische functie) van het hart verminderd zijn, maar kan ook de vulling gestoord zijn (diastolische functie). De systolische functie kan echocardiografisch worden bepaald en het eenvoudigst worden weergegeven aan de hand van de ejectiefractie van de linkerventrikel. Men acht deze normaal of behouden als hij groter is dan 50% en abnormaal als hij kleiner is dan 40% in combinatie met een vergrote linkerventrikel (LV)[3].

Tabel 1.3 Een selectie van definities van hartfalen[4,5].

'A condition in which the heart fails to discharge its contents adequately'	Lewis 1933
'A pathophysiological state in which an abnormality of cardiac function is responsible for the failure of the heart to pump blood at a rate commensurate with the requirements of the metabolising tissues'	Braunwald 1980
'Heart failure is the state of any heart disease in which, despite adequate ventricular filling, the heart's output is decreased or in which the heart is unable to pump blood at a rate adequate for satisfying the requirements of the tissue with function parameters remaining within normal limits'	Denolin et al. 1983
'A clinical syndrome caused by an abnormality of the heart and recognised by a characteristic pattern of haemodynamic, renal, neural and hormonal responses'	Poole-Wilson 1985
'A syndrome in which cardiac disfunction is associated with reduced exercise tolerance, a high incidence of ventricular arrhythmias and shortened life expectancy'	Cohn 1988
'Cardiaal bepaalde (pomp)functiestoornis met daarbij behorende symptomen'	CBO consensus hartfalen 1994
'Symptoms of heart failure, objective evidence of cardiac disfunction and responsne to treatment directed towards heart failure'	Task Force of the European Society of Cardiology, 2001
'Een complex van klachten en verschijnselen ten gevolge van een tekortschietende pompfunctie van het hart'	Multidisciplinaire richtlijn chronisch hartfalen 2010

Tabel 1.4 NYHA-classificatie voor de ernst van hartfalen.

NYHA I	geen klachten
NYHA II	klachten tijdens forse inspanning
NYHA III	klachten tijdens matige inspanning
NYHA IV	klachten tijdens rust of lichte inspanning.

N.B.: Een patiënt met hartfalen klasse I volgens de NYHA is bijvoorbeeld iemand die klachten en verschijnselen passend bij hartfalen heeft gehad, maar door behandeling zodanig is opgeknapt dat hij (bijna) geen beperkingen meer ondervindt

Waarden tussen de 40 en 50 % vormen een 'grijs gebied', maar lijken het best passend bij een verminderde systolische functie. Doordat bijna iedereen met een verminderde systolische functie ook een diastolische disfunctie heeft en mensen met een diastolische disfunctie ook al vroege signalen van een systolische disfunctie kunnen hebben, wordt tegenwoordig liever gesproken van hartfalen met verminderde ejectiefractie (ejectiefractie kleiner dan 40 % bij een gedilateerde LV) of hartfalen met een behouden ejectiefractie (ejectiefractie groter dan 45–50 %) en echografisch tekenen van diastolische disfunctie[3].

Het bestaan van hartfalen bij mensen met een behouden ejectiefractie (HFpEF) is gedocumenteerd in een groot aantal onderzoeken onder de algemene bevolking, maar ook bij patiënten die vanwege acuut hartfalen (asthma cardiale) op de spoedeisende hulp worden gezien[6–8]. Deze vorm van hartfalen lijkt vaker voor te komen bij vrouwen, op hogere leeftijd en bij personen met langdurig bestaande hoge bloeddruk[7,8]. De prognose is iets beter dan die van personen van dezelfde leeftijd met hartfalen met een verminderde LV-ejectiefractie (HFrEF) [7]. Voor het op non-invasieve wijze vaststellen van HFpEF zijn klachten en verschijnselen passend bij hartfalen nodig, een LV-ejectiefractie (LVEF) groter dan 45–50 % en tekenen van diastolische disfunctie[3,9]. Echocardiografische tissue-dopplerbepalingen zijn cruciaal bij de diagnostiek[3,9]. Oorzaken van hartfalen met behouden linker ventrikel ejectiefractie zijn onder andere: zoutgevoelige hypertensie, obesitas, diabetes mellitus en chronisch obstructieve longziekte[10]. Deze risicofactoren of comorbiditeiten leiden tot myocardiale disfunctie en concentrische re-modellering door microvasculaire endotheliale inflammatie[10]. Er ontstaan stijve cardiomyocyten en interstitiële fibrose met als gevolg een hoge diastolische linkerventrikelstijfheid en beperkte mogelijkheid tot vulling in de diastolische fase[10].

Hartfalen met een verminderde ejectiefractie wordt vooral bepaald door verlies van myocardcellen, bijvoorbeeld door een hartinfarct, en leidt tot excentrische re-modellering met dilatatie van de linkerventrikel[10].

1.1.3 Wat zijn de oorzaken van hartfalen?

Hartfalen kent een groot aantal mogelijke oorzaken (◘ tab. 1.5), maar in de praktijk blijkt dat het gros van de gevallen van hartfalen in de westerse wereld is toe te schrijven aan ischemische hartziekte, hypertensie en een beperkt aantal andere oorzaken (zie hiervoor ook ▸ H. 2)[3,4].

1.1.4 Asymptomatische linkerventrikeldisfunctie

Uit bevolkingsonderzoeken blijkt dat grofweg de helft van de mensen met echocardiografisch aangetoonde systolische LV-disfunctie (ejectiefractie minder dan 35–40 %) geen klachten of verschijnselen heeft die duiden op hartfalen[11–13]. Asymptomatische LV-disfunctie is geen vorm van hartfalen, maar is wel een belangrijke voorloper van het optreden van hartfalen en andere cardiovasculaire gebeurtenissen[3]. In drie jaar follow-up van de 2117 deelnemers uit de placebogroep van de SOLVD-preventiestudie (asymptomatische LV-disfunctie, ejectiefractie ≤ 35 %) overleden 334 (15,8 %) deelnemers, kregen er 640 (30,2 %) manifest hartfalen en werden 273 (12,9 %) deelnemers voor de eerste maal opgenomen vanwege hartfalen[14]. Bij mensen met asymptomatische systolische LV-disfunctie is er vaak al sprake van neurohumorale activatie[15]. Per definitie is er bij asymptomatische LV-disfunctie geen sprake van hartfalen, omdat er (nog) geen klachten of verschijnselen zijn.

1.2 Epidemiologie van hartfalen

De schattingen van het aantal mensen met hartfalen lopen uiteen door een gebrek aan uniformiteit bij het definiëren en vaststellen van hartfalen. Globaal kan gesteld worden dat 1 tot 2 % van de (westerse) bevolking hartfalen heeft en dat het aantal nieuwe gevallen zo'n 5 tot 10 per 1.000 mensen per jaar bedraagt[3]. Volgens de Nederlandse Hartstichting lijden ongeveer 127.000 (schatting 2008) Nederlanders aan hartfalen (▸ www.hartstichting.nl) en volgens het RIVM ruim 141.000 (schatting 2011). Het aantal mensen met hartfalen zal de komende jaren nog fors toenemen, vooral het hartfalen met behouden ejectiefractie (HFpEF), terwijl het

◘ **Tabel 1.5** Oorzaken van hartfalen[18].

coronairlijden	– myocardinfarct
	– ischemie
hypertensie	
cardiomyopathie	– idiopathische dilaterende cardiomyopathie
	– restrictieve cardiomyopathie
	– hypertrofische obstructieve cardiomyopathie
kleplijden en aangeboren hartafwijkingen	
ritmestoornissen	– tachycardie
	– bradycardie (bijvoorbeeld *sick sinus syndrome*, compleet AV-block)
	– atriumfibrillatie
toxische stoffen	– chemotherapeutica (bijvoorbeeld adriamycine)
	– drugs (cocaïne)
	– alcohol
high output failure	– anemie, hyperthyreoïdie/thyreotoxicose
	– AV-fistels
	– ziekte van Paget, beriberi
pericardaandoeningen	– pericardeffusie
	– pericarditis
primair rechtszijdig hartfalen	– pulmonale hypertensie (cor pulmonale, longembolieën)
	– tricuspidalisinsufficiëntie

hartfalen met een verminderde ejectiefractie (HFrEF) zal afnemen (▶ www.RIVM.nl, Nationaal Kompas Volksgezondheid, hartfalen)[16]. Het precieze getal is overigens niet zo relevant: hartfalen is en blijft een frequente aandoening.

Bij het interpreteren van epidemiologische gegevens over hartfalen is het van groot belang na te gaan uit welke bron de cijfers afkomstig zijn. Doordat niet iedereen met hartfalen wordt opgenomen in het ziekenhuis, zijn schattingen die zijn gebaseerd op bevolkingsonderzoek hoger dan die gebaseerd op ziekenhuisdata. Dit geldt in veel sterkere mate voor HFpEF dan voor HFrEF[17,18].

1.2.1 Incidentie en prevalentie van hartfalen

In de leeftijdsgroep 15-64 jaar komt hartfalen nog nauwelijks voor (1,9 per 1.000 voor mannen en 1,6 per 1.000 voor vrouwen). Voor mannen en vrouwen van 65 jaar en ouder is de prevalentie 44,7 respectievelijk 49,1 per 1.000. Voor mannen en vrouwen van 85 jaar en ouder is dit opgelopen tot respectievelijk 153,9 en 149,3 per 1.000 (▶ www.RIVM.nl, Nationaal kompas volksgezondheid, hartfalen).

Uit het Rotterdamse ERGO-onderzoek blijkt dat globaal 1 % van de mensen in de leeftijdsgroep 55-64 jaar hartfalen heeft, 3 % in de groep van 65-74 jaar, 7 % in de groep van 75-84 jaar en 17 % van de mensen van 85 jaar en ouder[19].

In bepaalde subgroepen is de prevalentie beduidend hoger. Populatiescreening van mensen ouder dan 60 jaar met diabetes mellitus type 2 en mensen met chronisch obstructief longlijden (COPD) van 65 jaar en ouder liet zien dat hartfalen bij hen drie keer zo vaak voorkomt als te verwachten valt bij een 'gewone' populatie 60- tot 65-plussers[20,21]. Van de nieuw ontdekte gevallen met hartfalen in deze populaties had de meerderheid HFpEF. Dit gold het sterkst bij degenen met diabetes type 2[20,21].

> **Prevalentie en incidentie**
> Prevalentie: het aantal mensen dat op een bepaald moment hartfalen heeft (meestal uitgedrukt in een percentage).
> Incidentie: het aantal mensen dat gedurende een bepaalde tijd hartfalen krijgt (meestal uitgedrukt als het aantal nieuwe gevallen van hartfalen per 1.000 personen per jaar).

1.2.2 Prognose en doodsoorzaken

De prognose van hartfalen hangt deels af van de oorzaak van het hartfalen. Zo kunnen mensen met hartfalen als gevolg van een virale ontsteking geheel herstellen. Bij patiënten die een hartinfarct doormaken dat in de acute fase wordt gecompliceerd door hartfalen, is de kans op overlijden binnen een jaar echter groter dan 50 %.

De beste indruk van de prognose van de 'doorsneepatiënt' met hartfalen is te krijgen uit bevolkingsonderzoek dat gedaan is in onder meer de Verenigde Staten, Engeland en Nederland (Rotterdam)[19,22-24]. Zowel in Engeland (de zogenoemde Hillingdon Heart Failure Study) als in de Verenigde Staten (de Framingham Heart Study) was een jaar na het optreden van hartfalen nog 70 % in leven. Vijf jaar na het vaststellen van hartfalen leefde nog maar 35 % van de deelnemers aan het Framingham-onderzoek[22]. De gegevens uit het Rotterdamse ERGO-onderzoek zijn vergelijkbaar: een overleving na één, twee en vijf jaar van respectievelijk 63, 51 en 35 %[19]. In Gronings onderzoek (de Groningen Longitudinal Aging Study) was na vijf jaar nog 45 % in leven[24]. Recentere onderzoeken laten zien dat de sterfte aan hartfalen licht lijkt te dalen (► www.RIVM.nl, Nationaal Kompas, hartfalen)[25-27].

Het is vaak niet eenvoudig om de doodsoorzaak bij patiënten met hartfalen vast te stellen. Een veel gemaakte onderverdeling is de volgende: plotselinge dood (28 %), overlijden door progressief hartfalen (23 %), overlijden door maligniteit (20 %) en overlijden door andere oorzaken (29 %)[28]. De gemiddelde leeftijd bij overlijden in Nederland is 82,3 jaar; 56 % sterft thuis of in het bejaardentehuis, bijna een derde sterft in het ziekenhuis. Slechts 6 % van alle overlijdens vindt plaats op de afdeling cardiologie in het ziekenhuis[28]. Zie ◘ fig. 1.1 voor een overzicht van de absolute aantallen overledenen aan acuut hartinfarct en hartfalen in de periode 1980-2010.

1.2.3 Voorspellers en het voorspellen van overlijden bij hartfalen

In de dagelijkse praktijk zal een arts, veelal impliciet, proberen op grond van een aantal kenmerken van een patiënt een prognose te stellen (bijvoorbeeld de kans op overlijden binnen vijf jaar), om het beleid hierop aan te passen. Veel onafhankelijke voorspellers van sterfte bij

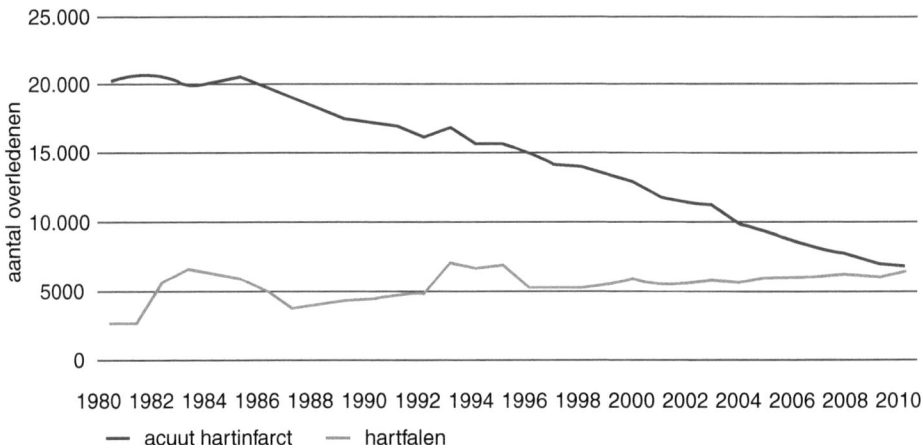

☐ **Figuur 1.1** Absolute aantallen overledenen aan acuut hartinfarct en hartfalen in de periode 1980–2010. (Bron: CBS.)

patiënten met hartfalen zijn inmiddels beschreven: van relatief eenvoudig te bepalen variabelen als leeftijd en geslacht, bloeddruk en hartfrequentie, comorbiditeit (zoals diabetes mellitus, atriumfibrilleren, COPD, nierfunctiestoornissen en anemie) en de ernst van het hartfalen (NYHA-klasse) tot echocardiografische parameters (ejectiefractie) en bloedbepalingen (B-type natriuretisch peptide en vele andere bepalingen)[3].

Bouvy et al. hebben uit Nederlands onderzoek een prognostische score afgeleid. Op grond van acht variabelen (onder andere leeftijd, geslacht, gewicht, de aanwezigheid van diabetes, nierfunctiestoornissen en enkeloedeem) bleek een goede individuele voorspelling van de sterfte mogelijk[29].

1.2.4 Trends en toekomstverwachtingen

Het ligt in de lijn der verwachting dat het aantal mensen met hartfalen de komende jaren fors zal toenemen; enerzijds door de veroudering van de bevolking in de westerse wereld en een toename van risicofactoren zoals overgewicht, diabetes mellitus, ongezond eten en gebrek aan lichaamsbeweging (vooral risicofactoren voor HFpEF), anderzijds – door minder roken (en meeroken) dan in de vorige eeuw – een afname van de incidentie van het acuut coronair syndroom (ACS) (zoals het hartinfarct)[30,31] en een verbetering van de overleving van deze patiënten (ACS vooral risicofactor voor HFrEF) en verbeterde behandeling en daarmee overleving van patiënten met HFrEF. Er zal binnen het hartfalenspectrum dan ook een verschuiving gaan plaatsvinden van HFrEF naar HFpEF wat de aantallen aangedane patiënten betreft[16,32]. De zoektocht naar medicijnen die de prognose van HFpEF echt zullen doen verbeteren is nog steeds gaande[3,33].

1.2.5 Ziekenhuisopnames voor hartfalen in Nederland

In de jaren tachtig en in het begin van de jaren negentig van de vorige eeuw steeg het aantal ziekenhuisopnames voor hartfalen in de gehele westerse wereld fors[34,35].

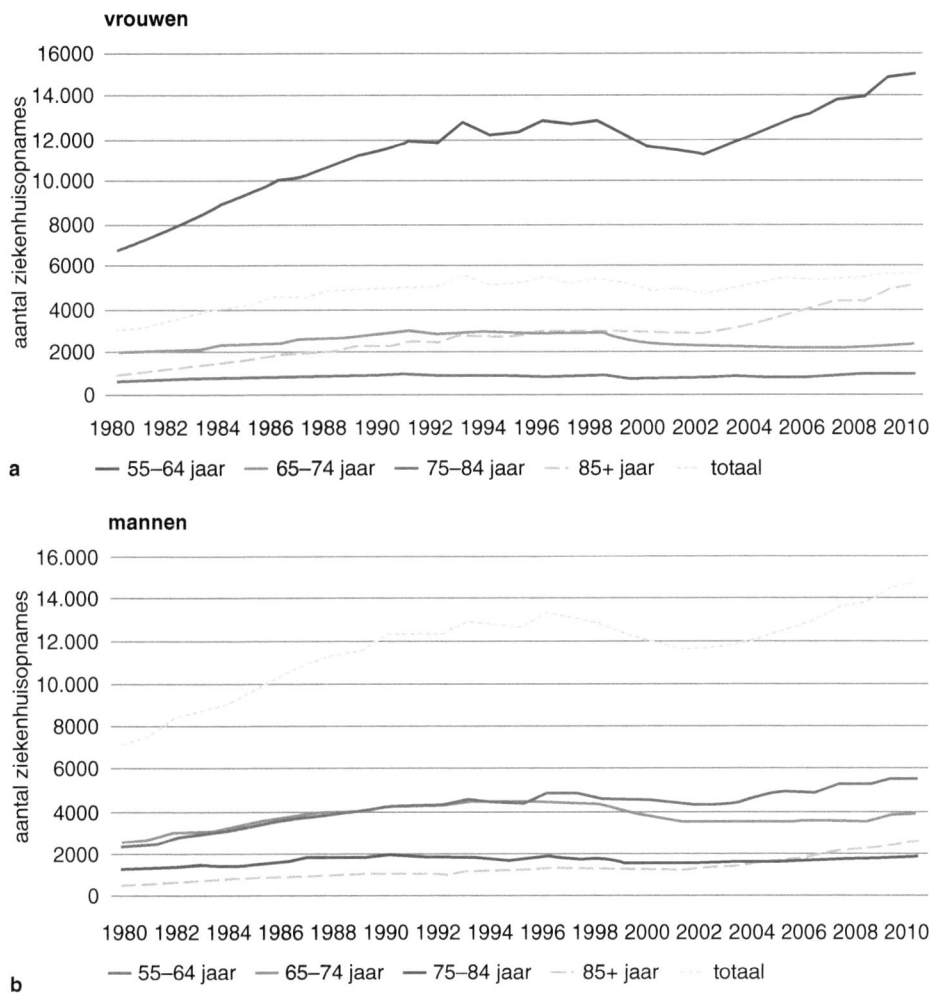

◘ Figuur 1.2 Opnames in Nederlandse ziekenhuizen vanwege hartfalen, 1980–2010. (Bron: DHD.) a Vrouwen; b Mannen.

Na afzwakking van deze tendens van 1992 tot 2004, zet deze zich de laatste jaren verder voort (zie ◘ fig. 1.2a en b) (► www.Hartstichting.nl/downloads/factsheet-hartfalen). Een deel van deze stijging is toe te schrijven aan de vergrijzing van de Nederlandse bevolking en aan de in ► par. 1.2.4 genoemde risicofactoren, die alsmaar toenemen. In 2010 was het aantal vrouwen dat werd opgenomen voor hartfalen gelijk aan het aantal mannen (gecorrigeerd voor verandering in leeftijdsopbouw); ieder 180 per 100.000 ziekenhuisopnames (► www.Hartstichting.nl/downloads/factsheet-hartfalen). De gemiddelde opnameduur van patiënten met hartfalen daalde wel gestaag, van 19 dagen voor mannen en 24 dagen voor vrouwen in 1980 tot 9 dagen voor beide geslachten in 2010 (► www.Hartstichting.nl/downloads/factsheet-hartfalen). Ziekenhuisopnames voor hartfalen vormen het topje van de ijsberg van patiënten met hartfalen. Zo is het goed voorstelbaar dat door beter management van risicofactoren voor hartfalen, het tijdig diagnosticeren en continuering van de behandeling van hartfalenpatiënten buiten het ziekenhuis in de eerste lijn de zorg voor de patiënt met hartfalen sterk kan verbeteren.

◘ Tabel 1.6 Relatief risico op het optreden van hartfalen bij patiënten met bekend coronairlijden[1].

risicofactor	relatief risico op hartfalen (95%-BI)
hartinfarct	3,61 (3,09–4,21)
leeftijd (per 10 jaar)	1,54 (1,31–1,67)
roken	1,47 (1,16–1,86)
gewicht (per 10 kg)	1,15 (1,03–1,86)

1.2.6 Risicofactoren voor het optreden van hartfalen

Risicofactoren voor het krijgen van hartfalen zijn in verschillende (bevolkings)onderzoeken bestudeerd en hangen nauw samen met de eerdergenoemde oorzaken van hartfalen. Coronairlijden verhoogt het risico op het krijgen van hartfalen aanzienlijk, vooral HFrEF (◘ tab. 1.6). Ook hypertensie vormt een belangrijke risicofactor voor het krijgen van hartfalen, zowel HFrEF als HFpEF. Hoewel het risico op hartfalen bij mensen met hypertensie (systolische bloeddruk >140 mmHg, of diastolische bloeddruk >90 mmHg, of behandeling met antihypertensiva) beduidend kleiner is dan dat van mensen die een hartinfarct hebben doorgemaakt, legt hypertensie toch een belangrijk gewicht in de schaal, omdat hypertensie vaker voorkomt dan een myocardinfarct[3]. Met andere woorden: het populatie-attributief risico, het deel van hartfalen dat toe te schrijven is aan hypertensie, is groot (◘ tab. 1.7).

Klepvitia, cardiomyopathieën, congenitale hartziekte, aritmieën, pericardiale ziekten, myocarditis, pulmonale hypertensie en cardiotoxische stoffen zoals alcohol – en de aanwezigheid van traditionele cardiovasculaire risicofactoren als roken, overgewicht, hypercholesterolemie en diabetes mellitus – verhogen de kans op hartfalen[5]. Bij obesitas (body mass index >30 kg/m^2) verdubbelt de kans op het optreden van hartfalen[2]. Ook bij mensen met COPD of een nierfunctiestoornis is de kans op hartfalen vergroot (◘ tab. 1.7)[5,20].

Asymptomatische systolische LV-disfunctie is een onafhankelijke voorspeller van het optreden van cardiovasculaire gebeurtenissen, inclusief hartfalen[13]. Van de 2117 deelnemers uit de placebogroep van het SOLVD-preventieonderzoek (asymptomatische systolische LV-disfunctie, ejectiefractie ≤ 35 %) kregen binnen drie jaar 640 personen (30,2 %) (manifest) hartfalen en werden 273 (12,9 %) deelnemers voor de eerste maal opgenomen vanwege hartfalen[14]. De kans op asymptomatische LV-disfunctie is verhoogd bij mensen met bekend coronairlijden (RR 12,5; 95 %-BI 4,5–33,3), hypertensie (RR 3,5; 95 %-BI 1,4–8,5) of een afwijkend elektrocardiogram (RR 7,1; 95 %-BI 2,8–16,7)[15].

1.2.7 Preventie van hartfalen

De preventie van hartfalen komt voor een groot deel overeen met de primaire preventie van coronaire hartziekten (CHZ)[3,5]. De belangrijkste beïnvloedbare risicofactoren voor CHZ zijn roken, inclusief meeroken, overgewicht en lichamelijke inactiviteit, verhoogde bloeddruk, verhoogd cholesterol en diabetes mellitus. Daarnaast zijn leeftijd, geslacht en een positieve familieanamnese voor CHZ van belang bij de bepaling van het absolute risico op CHZ. De hoogte van het totale cardiovasculaire risico bepaalt of een medicamenteuze interventie van hypertensie, verhoogd cholesterol of verhoogd glucose zinvol is.

Tabel 1.7 Risicofactoren voor het optreden van hartfalen in drie bevolkingsonderzoeken.

risico-factor	Framingham Heart Study[1]				Cardiovascular Health Study[39]		Rotterdam Study[29]	
	mannen		vrouwen				mannen	vrouwen
	RR	PAR (%)	RR	PAR (%)	RR	PAR (%)	RR	RR
hypertensie	2,1 (1,3–3,2)	39	3,4 (1,7–6,7)	59	1,4	13	1,0 (0,5–1,9)	2,6 (1,6–4,2)
hartinfarct	6,3 (4,6–8,7)	34	6,0 (4,4–8,3)	13	–	–	1,9 (1,1–3,6)	1,8 (0,9–3,5)
angina pectoris	1,4 (1,0–2,0)	5	1,7 (1,2–2,3)	5		–	1,3 (0,6–2,8)	1,3 (0,7–2,6)
diabetes mellitus	1,8 (1,3–2,6)	6	3,7 (2,7–5,2)	12	1,8	8	2,1 (1,0–4,4)	1,6 (0,8–3,2)
LVH	2,2 (1,5–3,2)	4	2,9 (2,0–4,1)	5	2,3	6	1,6 (0,4–6,7)	0,8 (0,1–5,5)
kleplijden	2,5 (1,7–3,6)	7	2,1 (1,5–2,9)	8			–	–
atriumfibrilleren					2,1	2	1,5 (0,5–5,1)	0,6 (0,1–4,6)
COPD					1,4	6	0,8 (0,3–2,6)	3,2 (1,7–7,4)

RR = relatief risico, PAR = populatie-attributief risico, LVH = linkerventrikelhypertrofie (ecg)

Voor de opsporing en behandeling van hypercholesterolemie en diabetes mellitus wordt verwezen naar nationale en internationale richtlijnen. Algemene maatregelen op populatieniveau zijn voorlichting over de schadelijkheid van roken en meeroken en over methoden om te stoppen met roken, en voorlichting over gezonde voeding en voldoende lichamelijke activiteit. Behandeling van hypertensie bij personen met een hoog risico op hart- en vaatziekten, zoals mensen ouder dan 60 jaar of met (verscheidene) andere risicofactoren, verlaagt het optreden van CVA's, coronaire hartziekten en hartfalen[36].

1.2.8 Opsporing en behandeling van asymptomatische systolische LV-disfunctie

Het nut van (medicamenteuze) behandeling met ACE-remmers, bètablokkers en aldosteronantagonisten bij patiënten met hartfalen en een verminderde ejectiefractie is onomstotelijk bewezen (zie ► H. 4)[3]. Systolische LV-disfunctie komt vaak voor en geeft, ook al is van duidelijke klachten geen sprake, een sterk verhoogd risico op cardiovasculaire complicaties[3,14,15]. De preventieve behandeling met ACE-remmers is ook onderzocht bij patiënten met asymptomatische systolische LV-disfunctie na een myocardinfarct. ACE-remming verminderde de kans op hartfalen aanzienlijk[3,37,38]. Ook de sterfte, het aantal recidief infarcten en het aantal revascularisatieprocedures was lager in de met ACE-remming behandelde groep. Naar verwachting zal deze groep patiënten worden opgespoord tijdens ziekenhuisopname vanwege het hartinfarct.

Behandeling van patiënten met een hartinfarct met bètablokkers is eveneens nuttig[32]. Bij patiënten met systolische LV-disfunctie – al of niet gepaard gaande met hartfalen binnen drie weken na een hartinfarct – doet behandeling met een bètablokker de sterfte dalen[32].

Behandeling met ACE-remmers van patiënten met asymptomatische systolische LV-disfunctie die geen myocardinfarct hebben gehad, lijkt het optreden van hartfalen ook te voorkomen, maar vooralsnog is er geen bewijs dat het actief opsporen van deze patiënten hun prognose verbetert[33].

Literatuur

1. Lloyd-Jones DM, Larson MG, Leip EP, et al. Lifetime risk for developing congestive heart failure: the Framingham Heart Study. Circulation. 2002;106(24):3068–72.
2. Kenchaiah S, Evans JC, Levy D, et al. Obesity and the risk of heart failure. N Engl J Med. 2002;347:305–13.
3. McMurray JJ, Adamopoulos S, Anker SD, et al. ESC guidelines for the diagnosis and treatment of acute and chronic heart failure 2012: The task force for the diagnosis and treatment of acute and chronic heart failure 2012 of the European Society of Cardiology. Developed in collaboration with the Heart Failure Association (HFA) of the ESC. Eur J Heart Fail. 2012;14(8):803–69.
4. CBO. Multidisciplinaire richtlijn Hartfalen, 2010. Beschikbaar via: ▶ https://www.nvvc.nl/media/richtlijn/96/MDR_Hartfalen_definitieve_versie_7juni2010.pdf.
5. Mosterd A, Hoes AW. Clinical epidemiology. Heart. 2007;93:1137–46.
6. Gandhi SK, Powers JC, Nomeir AM, et al. The pathogenesis of acute pulmonary edema associated with hypertension. N Engl J Med. 2001;344:17–22.
7. Martínez-Sellés M, Doughty RN, Poppe K, et al.; Meta-Analysis Global Group In Chronic Heart Failure (MAGGIC). Gender and survival in patients with heart failure: interactions with diabetes and aetiology. Results from the MAGGIC individual patient meta-analysis. Eur J Heart Fail. 2012;14:473–9.
8. Bursi F, Weston SA, Redfield M, et al. Systolic and diastolic heart failure in the community. JAMA. 2006;296:2209–16.
9. Paulus WJ, Tschöpe C, Sanderson JE, et al. How to diagnose diastolic heart failure: a consensus statement on the diagnosis of heart failure with normal left ventricular ejection fraction by the Heart Failure and Echocardiography Associations of the European Society of Cardiology. Eur Heart J. 2007;28:2539–50.
10. Paulus WJ, Tschöpe C. A novel paradigm for heart failure with preserved ejection fraction: comorbidities drive myocardial dysfunction and remodeling through coronary microvascular endothelial inflammation. J Am Coll Cardiol. 2013;62:263–71.
11. McDonagh TA, Morrison CE, Lawrence A, et al. Symptomatic and asymptomatic left-ventricular systolic dysfunction in an urban population. Lancet. 1997;350:829–33.
12. Redfield MM, Jacobsen SJ, Burnett jr JC, et al. Burden of systolic and diastolic ventricular dysfunction in the community: appreciating the scope of the heart failure epidemic. JAMA. 2003;289:194–202.
13. Wang TJ, Evans JC, Benjamin EJ, et al. Natural history of asymptomatic left ventricular systolic dysfunction in the community. Circulation. 2003;108:977–82.
14. Anonymous. Effect of enalapril on mortality and the development of heart failure in asymptomatic patients with reduced left ventricular ejection fractions. The SOLVD Investigators. N Engl J Med. 1992;327:685–91.
15. Francis GS, Benedict C, Johnstone DE, et al. Comparison of neuroendocrine activation in patients with left ventricular dysfunction with and without congestive heart failure. A substudy of the Studies of Left Ventricular Dysfunction (SOLVD). Circulation. 1990;82:1724–9.
16. Owan TE, Hodge DO, Herges RM, et al. Trends in prevalence and outcome of heart failure with preserved ejection fraction. N Engl J Med. 2006;355:251–9.
17. Ceia F, Fronseca C, Mota T, et al. Prevalence of chronic heart failure in Southwestern Europe: the EPICA study. Eur J Heart Fail. 2002;4531–9.
18. Owen TE, Redfield MM. Epidemiology of diastolic heart failure. Prog Cardiovasc Dis. 2005;47:320–32.
19. Bleumink GS, Knetsch AM, Sturkenboom MC, et al. Quantifying the heart failure epidemic: prevalence, incidence rate, lifetime risk and prognosis of heart failure. The Rotterdam Study. Eur Heart J. 2004;25:1614–9.

Literatuur

20. Rutten FH, Cramer MJ, Grobbee DE, et al. Recognising heart failure in elderly patients with stable chronic obstructive pulmonary disease. Eur Heart J. 2005;26:1887–94.
21. Boonman-de Winter LJ, Rutten FH, Cramer MJ, et al. High prevalence of previously unknown heart failure and left ventricular dysfunction in patients with type 2 diabetes. Diabetologia. 2012;55:2154–62.
22. Ho KK, Anderson KM, Kannel WB, et al. Survival after the onset of congestive heart failure in Framingham Heart Study subjects. Circulation. 1993;88:107–15.
23. Cowie MR, Wood DA, Coats AJ, et al. Survival of patients with a new diagnosis of heart failure: a population based study. Heart. 2000;83:505–10.
24. Jaarsveld CH van, Ranchor AV, Kempen GI, et al. Epidemiology of heart failure in a community-based study of subjects aged 57 years or over: incidence and long-term survival. Eur J Heart Fail. 2006;8:23–30.
25. Mehta PA, Dubrey SW, McIntyre HF, et al. Improving survival in the 6 months after diagnosing heart failure in the past decade: population-based data from the UK. Heart. 2009;95(22):1851–6.
26. Shafazand M, Schaufelberger M, Lappas G, et al. Survival trends in men and women with heart failure of ischaemic and non-ischaemic origin: data for the period 1987–2003 from the Swedish Hospital Discharge Registry. Eur Heart J. 2009;30(6):671–8.
27. Jhund PS, Macintyre K, Simpson CR, et al. Long-term trends in first hospitalization for heart failure and subsequent survival between 1986 and 2003: a population study of 5.1 million people. Circulation. 2009;119(4):515–23.
28. Rutten FH, Heddema WS, Daggelders GJA, et al. Primary care patients with heart failure in the last year of their life. Fam Pract. 2012;29:36–42.
29. Bouvy ML, Heerdink ER, Leufkens HG, et al. Predicting mortality in patients with heart failure: a pragmatic approach. Heart. 2003;89:605–9.
30. Cox B, Vangronsveld J, Nawrot TS. Impact of stepwise introduction of smoke-free legislation on population rates of acute myocardial infarction deaths in Flanders, Belgium. Heart. 2014;100(18):1430–5.
31. Meyers DG, Neuberger JS, He J. Cardiovascular effect of bans on smoking in public places: a systematic review and meta-analysis. J Am Coll Cardiol. 2009;54(14);1249–55.
32. Lam CS, Donal E, Kraigher-Krainer E, et al. Epidemiology and clinical course of heart failure with preserved ejection fraction. Eur J Heart Fail. 2011;13:18–28.
33. Senni M, Paulus WJ, Gavazzi A, et al. New strategies for heart failure with preserved ejection fraction: the importance of targeted therapies for heart failure phenotypes. Eur Heart J. 2014;35(4):2797–815.
34. Reitsma JB, Mosterd A, de Craen AJ, et al. Increase in hospital admission rates for heart failure in The Netherlands, 1980–1993. Heart. 1996;76:388–92.
35. Cowie MR, Mosterd A, Wood DA, et al. The epidemiology of heart failure. Eur Heart J. 1997;18:208–25.
36. Psaty BM, Smith NL, Siscovick DS, et al. Health outcomes associated with antihypertensive therapies used as first-line agents. A systematic review and meta-analysis. JAMA. 1997;277:739–45.
37. Pfeffer MA, Braunwald E, Moye LA, et al. Effect of captopril on mortality and morbidity in patients with left ventricular dysfunction after myocardial infarction. Results of the survival and ventricular enlargement trial. The save Investigators. N Engl J Med. 1992;327:669–77.
38. Kober L, Torp-Pedersen C, Carlsen JE, et al. A clinical trial of the angiotensin-converting-enzyme inhibitor trandolapril in patients with left ventricular dysfunction after myocardial infarction. Trandolapril Cardiac Evaluation (trace) Study Group. N Engl J Med. 1995;333:1670–6.

Etiologie en pathofysiologie van hartfalen

Carolien Lucas

2.1   **Inleiding – 16**

2.2   **Oorzaken van hartfalen – 17**
2.2.1   Verhoogde drukbelasting van het hart – 17
2.2.2   Verhoogde volumebelasting van het hart – 18
2.2.3   Primaire afwijking in het myocard zelf, waarbij de functie van de individuele spiervezels is aangetast – 18
2.2.4   Hartritmestoornissen – 19
2.2.5   Instroombelemmering van het hart – 19
2.2.6   Overige oorzaken – 20

2.3   **Pathofysiologie – 20**
2.3.1   Verhoging van de hartfrequentie – 21
2.3.2   Het Frank-Starling-mechanisme – 21
2.3.3   Hypertrofie van de spiercellen – 22
2.3.4   Veranderingen in de enzymsystemen in de individuele cardiomyocyten – 23
2.3.5   Verwijding van het hart – 23
2.3.6   Veranderingen op bloedvatniveau – 24
2.3.7   Activatie van het neurohormonale systeem – 24

2.4   **Hartfalen: een neurohormonaal paradigma – 28**

        Literatuur – 30

> **Casus**
>
> Op de poli cardiologie wordt de heer Ridder gezien, geboren op 23 november 1937. De patiënt heeft nog nooit een cardiaal event doorgemaakt. Hij is niet bekend met hypertensie, noch met diabetes mellitus. Zijn overige voorgeschiedenis vermeldt slechts een appendectomie op 18-jarige leeftijd. De patiënt heeft geen cardiale risicofactoren en gebruikt geen medicatie. Hij heeft nooit gerookt en gebruikte sporadisch alcohol.
>
> Hij presenteert zich nu op de poli op verzoek van zijn huisarts, met het verhaal dat hij sinds twee maanden in toenemende mate kortademig wordt bij inspanning. Tot die tijd tenniste hij nog regelmatig, maar nu wordt hij zelfs bij het aan- en uitkleden al kortademig. Daarbij vertelt hij 's nachts zeer frequent uit bed te moeten vanwege hoestklachten en de aandrang tot plassen. Ook heeft hij gemerkt dat zijn eetlust beduidend minder is geworden. Zijn gewicht is desondanks niet afgenomen, eerder iets toegenomen. Hij heeft naar eigen zeggen geen last van dikke enkels en ook geen pijn op de borst of palpitaties.
>
> Bij lichamelijk onderzoek valt op dat de heer Ridder bij het lopen naar de onderzoekskamer een wat kortademige indruk maakt. Zijn bloeddruk is 120/90 bij een pols van 100/min r.a. (regulier aequaal). Zijn centraal veneuze druk is in zittende positie sterk verhoogd, tot aan de kaakhoek. De punt van het hart is verplaatst naar lateraal. Bij auscultatie van het hart valt een galopritme op ten gevolge van een luide derde harttoon. Tevens wordt een mitralisinsufficiëntiesouffle gehoord. Bij auscultatie van de longen worden basaal crepitaties gehoord. Bij onderzoek van de buik valt op dat de lever vergroot en pijnlijk is. De extremiteiten voelen koud aan; er is geen oedeem zichtbaar.
>
> Bij nader onderzoek toont het ECG een sinustachycardie van 102 per min, aanwijzingen voor linkeratriumdilatatie, een doorgemaakt voorwandinfarct en linkerventrikelhypertrofie.
>
> De X-thorax geeft het beeld van een sterk vergroot hart; er is geen duidelijke stuwing.
>
> Het echocardiogram toont een fors verwijde linkerventrikel met aanwijzingen voor een doorgemaakt voorwandmyocardinfarct. Bovendien blijkt er sprake te zijn van een ernstige mitralisinsufficiëntie.

2.1 Inleiding

Hartfalen is een complex klinisch syndroom, dat vele oorzaken kent en waarbij een aantal compensatiemechanismen optreedt. In dit hoofdstuk worden de diverse oorzaken van hartfalen ingedeeld in zes categorieën:
1. verhoogde drukbelasting van het hart
2. verhoogde volumebelasting van het hart
3. primaire afwijking in het myocard zelf
4. hartritmestoornissen
5. instroombelemmering van het hart
6. overige oorzaken

De laatste jaren wordt er in toenemende mate belang aan gehecht onderscheid te maken tussen datgene wat vroeger systolisch hartfalen ofwel hartfalen met verminderde pompkracht van het hart werd genoemd, versus diastolisch hartfalen ofwel hartfalen waarbij de relaxatie van het hart is gestoord. Tegenwoordig noemen we deze twee vormen van hartfalen 'hartfalen met verminderde ejectiefractie' (HFrEF; *Heart Failure with reduced Ejection Fraction*) en 'hartfalen met

2.2 · Oorzaken van hartfalen

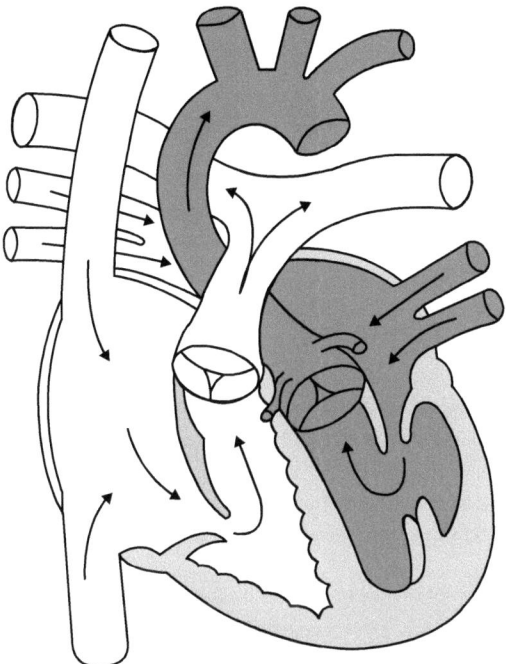

◘ **Figuur 2.1** De circulatie in het hart (Six 2003).

behouden ejectiefractie' (HFpEF; *Heart Failure with preserved Ejection Fraction*). In ◘ fig. 2.1 wordt de circulatie van het hart weergegeven.

In dit hoofdstuk wordt tevens een aantal compensatiemechanismen besproken die bij hartfalen optreden.

2.2 Oorzaken van hartfalen

2.2.1 Verhoogde drukbelasting van het hart

Een verhoogde drukbelasting van het hart kan veroorzaakt worden door:
- hartklepafwijkingen, zoals de aortaklepstenose en pulmonalisklepstenose. Ten gevolge van uitstroomobstructie van de linker- of de rechterventrikel van het hart treedt hypertrofie van de hartspier op om de hogere druk te kunnen opbrengen die nodig is om voldoende bloed door de vernauwde hartklep te pompen. Dit kan geruime tijd voldoende compensatie geven, maar op de lange termijn kunnen dergelijke hypertrofische ventrikels deze belasting niet meer opbrengen en gaan zij decompenseren, waarbij er vaak dilatatie van de ventrikel(s) te zien is. Er treden verschijnselen van hartfalen op.
- langdurig bestaande hypertensie. Ook dit geeft aanleiding tot hypertrofie, vooral van de linkerventrikel. Zeker op oudere leeftijd kan dit leiden tot hartfalen, waarbij er vaak in eerste instantie sprake is van hartfalen met behouden ejectiefractie. Hierbij is het hartfalen een gevolg van een gestoorde relaxatie van het myocard.
- overige (zelden voorkomende) oorzaken, zoals myocardafwijkingen waarbij er een obstructie bestaat in de uitstroombaan van de linkerkamer (bijvoorbeeld hypertrofisch

obstructieve cardiomyopathie, zie ook ▶ paragraaf 2.2.3) of een obstructie van de bloedstroom in de aorta, bijvoorbeeld een coarctatio aortae.[1]

2.2.2 Verhoogde volumebelasting van het hart

Onder een verhoogde volumebelasting vallen klepgebreken zoals mitralisinsufficiëntie en aorta-insufficiëntie. In beide gevallen krijgt de linkerventrikel een meer dan normale hoeveelheid bloed te verwerken, om een van de volgende redenen.
- Bij mitralisinsufficiëntie gebeurt dit doordat een deel van het slagvolume tijdens de systole terugstroomt in het linkeratrium en vervolgens in diastole weer terug in de linkerventrikel.
- Bij aorta-insufficiëntie is er sprake van teruglekkage van bloed vanuit de aorta in de linkerventrikel tijdens diastole, een fase waarin het hart zich ontspant en er al bloed vanuit het linkeratrium in de linkerventrikel stroomt.
- Minder vaak voorkomende oorzaken van optredende volumeoverbelasting van het hart worden gezien bij intracardiale shunts, zoals het ventrikelseptum- of atriumseptumdefect.

Volumeoverbelasting leidt vaak tot dilatatie en falen van vooral de linkerventrikel. In tweede instantie kan de rechterventrikel overbelast worden door voortgeleiding van de verhoogde linkszijdige vullingsdrukken via de longvaten. Met andere woorden: er treedt in dit geval een drukoverbelasting op van de rechterventrikel.

Tricuspidalis- en pulmonalisinsufficiëntie kunnen op dezelfde wijze als aan de linkerzijde van het hart aanleiding geven tot volumeoverbelasting van de rechterventrikel en dus falen hiervan.

2.2.3 Primaire afwijking in het myocard zelf, waarbij de functie van de individuele spiervezels is aangetast

Ischemie/infarct

Een belangrijke oorzaak is aantasting van de myocardvezels door ischemie. Het doorgemaakt hebben van een of meer infarcten kan leiden tot verlies van hartspierweefsel, waarbij dit vervangen wordt door bindweefsel. Het myocardweefsel dat nog goed is, moet dit verlies compenseren, waarbij ook dit weefsel overbelast kan worden, met negatieve gevolgen voor de pompfunctie van het hart. Dit is de belangrijkste oorzaak van hartfalen in de westerse wereld.

Myocarditis

Een andere oorzaak van een primaire afwijking in het myocardweefsel is ontsteking van de hartspier, een zogenoemde myocarditis door bijvoorbeeld een virus of een bacterie (10-40 % van de gedilateerde cardiomyopathieën).

Cardiomyopathie

Een kleine groep waarbij de primaire afwijking in het myocard zelf zit omvat (deels erfelijke) afwijkingen, een zogenoemde cardiomyopathie. Het defect kan hierbij in de contractiele elementen gelegen zijn, maar ook in de structuren te weten bindweefselelementen die de indivi-

---

1   Termen die zijn voorzien van een asterisk (*) worden aan het eind van dit hoofdstuk nader verklaard.

duele cardiomyocyten omgeven. Het gaat bijvoorbeeld om hartspieraandoeningen waarbij de hartspier verdikt is, de hypertrofische cardiomyopathie waarbij in eerste instantie HFpEF kan ontstaan en bij een deel van deze groep patiënten op den duur ook HFrEF. Een andere vorm is de aritmogene rechterventrikeldysplasie, die gekenmerkt wordt door fibreuze en vettige infiltratie van de rechterventrikel en in een latere fase ook van de linker. Dit leidt niet alleen tot ventrikelritmestoornissen maar op den duur ook tot hartfalen, eerst van de rechterventrikel en later ook van de linker. Een cardiomyopathie waarvoor de laatste jaren veel aandacht is geweest, is de zogenoemde non-compactioncardiomyopathie. Daarbij is er een stoornis opgetreden in de normale ontwikkeling van het myocard waardoor het een wat netvormige structuur heeft met diepe trabeculaire nissen.

Een andere vorm van cardiomyopathie is de verminderde myocardfunctie die bij vrouwen in het laatste trimester van de zwangerschap en in de eerste zes maanden na de partus kan optreden, de zogenoemde peripartumcardiomyopathie. Hierbij lijkt het hormoon prolactine (mede) een oorzakelijke rol te spelen. Daarnaast zijn er zeldzamere oorzaken van cardiomyopathie waarbij bepaalde stoffen zich stapelen in de hartspiercellen en zo de functie verstoren, of waarbij de hartspier is aangetast door het gebruik van cytostatica voor de behandeling van een maligne aandoening elders in het lichaam. Het gebruik van grote hoeveelheden alcohol kan aanleiding geven tot de zogenoemde alcoholische cardiomyopathie, een aandoening die vaak volledig reversibel is mits het alcoholgebruik wordt gestaakt. Drugs als cocaïne kunnen eveneens de hartspier aantasten. Van cocaïne is bekend dat het aanleiding kan geven tot het optreden van verspreide micro-infarcten en zo de hartspier kan beschadigen.

2.2.4 Hartritmestoornissen

Hartritmestoornissen kunnen niet alleen samengaan met het bestaan van hartfalen, maar hier zelfs aanleiding toe geven.
1. Versnelde hartritmes: bijvoorbeeld supraventriculaire tachycardieën die gedurende een groot gedeelte van de dag bestaan. Hierbij kan een zogenoemde tachycardiomyopathie ontstaan: een vorm van uitputting van de myocardcellen ten gevolge van de voortdurende tachycardie en daarmee gepaard gaande verhoogde energie- en zuurstofbehoefte van deze cellen. Bij relatief jonge mensen kan dit wel eens gezien worden bij atriale tachycardieën en tachycardieën door een abnormale verbinding tussen atria en ventrikels. Op oudere leeftijd komt dit wel voor bij langer bestaand atriumfibrilleren met een hoge ventriculaire volgfrequentie. Daarnaast geldt dat ventriculaire ritmestoornissen als ventriculaire tachycardieën ook aanleiding kunnen geven tot een verminderde myocardfunctie. Hiervoor geldt echter dat dit meestal een gevolg is van en samengaat met een afname in de pompfunctie, ofwel beschadiging van het myocard.
2. Vertraagde dan wel te trage hartritmes kunnen ook aanleiding geven tot hartfalen. Hierbij moet bijvoorbeeld worden gedacht aan het bestaan van stoornissen in het geleidingssysteem van het hart, zoals een totaal atrioventriculair blok, waarbij vooral op oudere leeftijd vaker het optreden van hartfalen wordt gezien.

2.2.5 Instroombelemmering van het hart

Situaties waarbij er sprake is van een instroombelemmering van het hart kunnen eveneens aanleiding geven tot het optreden van symptomen van hartfalen. Hierbij moet onder andere gedacht worden aan klepgebreken zoals mitralis- en tricuspidalisstenosen. Deze aandoeningen zien we tegenwoordig minder, aangezien het optreden van acuut reuma, de belangrijkste oorzaak van deze klepgebreken, beduidend minder voorkomt. De belangrijkste vormen van instroombelemmering zijn achtereenvolgens:

- Bij de mitralisklepstenose treedt een belemmering op van de bloedstroom van het linkeratrium naar de linkerventrikel tijdens diastole. Uiteindelijk leidt dit tot drukverhoging in het linkeratrium en secundair hieraan verhoogde drukken in de pulmonaalvasculatuur en drukoverbelasting van de rechterventrikel. Deze moet het bloed immers – tegen een hogere druk in – door het longvaatbed pompen. Door de verminderde instroom in de linkerventrikel daalt ook het slagvolume, wat in eerste instantie vooral symptomen geeft bij inspanning.
- Bij de tricuspidalisstenose ligt het probleem vooral ter hoogte van de instroom van het bloed vanuit het rechteratrium in de rechterventrikel, waarbij de myocardfunctie zelf niet primair is aangedaan.
- Een tumor in het hart ter hoogte van de hartkleppen, bijvoorbeeld een myxoma cordis, kan eveneens instroombelemmering geven.
- Hetzelfde geldt voor zeldzamere aandoeningen van het pericard, zoals een pericarditis constrictiva, waarbij het pericard rondom het hart fibrotisch en verkalkt is waardoor de vulling van het hart wordt belemmerd. Dit wordt ook gezien bij pericardtamponade, waarbij er sprake is van vocht in het pericard met als gevolg compressie van de cardiale holtes en aldus belemmering van de instroom van bloed in het hart. Dit wordt wel gezien als complicatie van hartchirurgische ingrepen en bij gemetastaseerde maligniteiten zoals long- of mammacarcinoom.

2.2.6 Overige oorzaken

Heel af en toe wordt hartfalen gezien bij ontregelingen van het hormonale stelsel; ook hierbij is de oorzaak niet primair in het hart. Te denken valt aan schildklierdisfunctie of aan aanwezigheid van een carcinoïd of een feochromocytoom, beide tumoren die hormonale stoffen afscheiden die de myocardfunctie negatief kunnen beïnvloeden. Daarnaast kan hartfalen zich voordoen bij patiënten die door terminale nierinsufficiëntie hun vocht niet meer via de nieren kwijt kunnen, waardoor de circulatie overvuld raakt.

Ten slotte kan ook een ernstige anemie het beeld van hartfalen veroorzaken, doordat het hart niet kan voldoen aan de door het lichaam geëiste verhoogde output. Om eenzelfde hoeveelheid zuurstof te kunnen aanbieden aan de weefsels is er bij een verlaagd hemoglobinegehalte immers meer doorstroming nodig.

2.3 Pathofysiologie

Wanneer het hart beschadigd raakt door een myocardinfarct en plotseling niet meer aan de weefselbehoefte aan bloed en dus voedingsstoffen kan voldoen, kan een aantal compensatiemechanismen in werking treden om de perfusie van de weefsels te blijven garanderen. Dit gebeurt onder andere door vochtretentie, wat zorgt voor een betere vulling van de bloedvaten. Ook het hart wordt hierdoor beter gevuld. Het hart is door de hogere hartfrequentie bovendien in staat meer bloed rond te pompen. Bij een falend hart werken deze compensatiemechanismen op den duur echter averechts: ze werken progressie van het hartfalen in de hand.

2.3 · Pathofysiologie

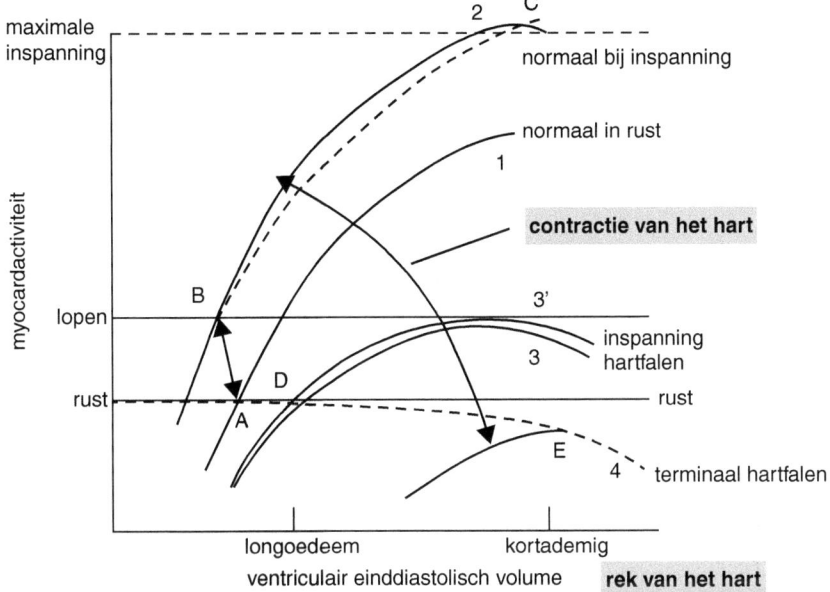

Figuur 2.2 Het Frank-Starling-mechanisme bij gezonde en bij falende harten. Bij gezonde harten leidt toename van de contractiele toestand van het hart, zoals bij inspanning, tot een betere output van het hart (van 1 naar 2). Bij hartfalen is dit niet het geval en neemt de contractiekracht alleen toe ten koste van een toegenomen ventriculair einddiastolisch volume en ook vullingsdrukken (3 en 3'). Bij ernstig hartfalen wordt slechts een geringe toename van de contractiekracht gezien, ten koste van een sterke verhoging van de vullingsdrukken van de linkerventrikel, waardoor het gevaar van longoedeem dreigt.

Compensatiemechanismen leiden tot veranderingen in het hart zelf en in de rest van het lichaam, vooral door activatie van het neurohormonale systeem. Deze mechanismen worden hierna besproken.

2.3.1 Verhoging van de hartfrequentie

Verminderde doorbloeding van de weefsels, zoals bij hartfalen, zal zo mogelijk in eerste instantie door het hart worden opgevangen door verhoging van de hartfrequentie. Hierdoor zal het aantal hartslagen per minuut toenemen en dus de output van het hart.

2.3.2 Het Frank-Starling-mechanisme

Een ander aanpassingsmechanisme is het Frank-Starling-mechanisme. Bij een gezond hart gaat een verhoogde activiteit van het lichaam gepaard met een verhoogde activiteit van het sympathische zenuwstelsel. Hierdoor gaat de contractiekracht van de individuele spiercellen van het hart omhoog. Op die manier kunnen de ventrikels een groter volume uitpompen zonder extreme toename in de rek van de spiervezels (*preload*) of, met andere woorden, van het volume van de linker- en rechterventrikel aan het eind van de diastole (zie ook ◘ fig. 2.2). De iets toegenomen rek van de spiervezels in het hart (dus verhoging van de preload (vulling van

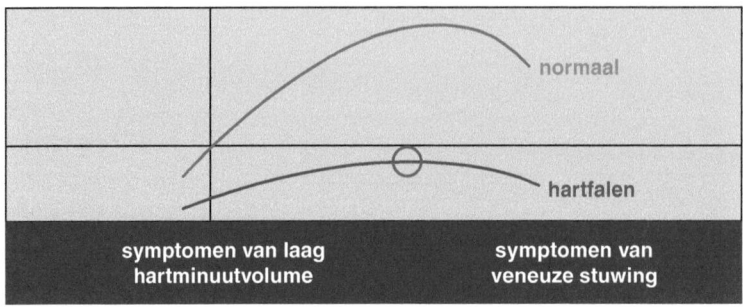

Figuur 2.3 De Frank-Starling-curven bij hartfalen. (Bron: cd-rom Hartfalenpoli, ▶ www.hartfalenpoli.nl)

het hart)) zorgt er eveneens voor dat de spiercellen meer kracht kunnen leveren, waardoor het hart meer bloed uitpompt.

Falend compensatiemechanisme

Helaas is het zo dat dit mechanisme bij een (vooral al langer) falend hart niet meer optimaal functioneert. Dit komt tot uiting in een verminderde output bij toegenomen rek van de spiervezels ten opzichte van een gezond hart, en kan zelfs leiden tot een dusdanige rek- dan wel drukbelasting van het hart dat dit het beeld van longstuwing teweegbrengt (◘ fig. 2.3).

De sympathicusactivatie bij inspanning leidt bij deze harten ook nauwelijks tot toename van de contractiekracht van de individuele myocyten. De oorzaak hiervan is gelegen in depletie* van de noradrenalinevoorraden in de zenuwsynapsen en een afname van het aantal adrenerge receptoren dat zich op de hartspiercellen bevindt.

Ten slotte geldt dat het volume dat het hart uitpompt ook bepaald wordt door de weerstand waar het hart tegenin dient te pompen, met andere woorden: de weerstand in de grote vaten. Ook hiervoor geldt dat een falend hart gevoeliger wordt voor een verhoogde nabelasting (afterload) in de vorm van constrictie van de grote en kleine bloedvaten, die vaak optreedt door excessieve neurohormonale activatie. Bloedvatconstrictie door bijvoorbeeld activatie van het neurohormonale systeem bij een gezond hart heeft geen merkbare invloed op de output van het hart. Bij een ziek, falend hart leidt dit echter tot een afname van het slagvolume.

2.3.3 Hypertrofie van de spiercellen

Vooral bij excessieve druk- en volumebelasting zien we het fenomeen van hypertrofie van de spiercellen. Deze hypertrofie van het myocard c.q. de ventrikels als geheel treedt op als compensatie. Bij metingen in geïsoleerde spiercellen is echter gebleken dat deze hypertrofische cellen minder kracht opbrengen dan gewone hartspiercellen. Daarnaast geldt dat in een normaal hart de kracht van de afzonderlijke spiercellen toeneemt bij oplopende hartfrequentie. Dit is bij dergelijke hypertrofische, falende hartspiercellen niet het geval. De spiercellen zelf vertonen in hun structuur ook evidente veranderingen die de contractiekracht negatief beïnvloeden.

Uiteindelijk zal zo'n uit hypertrofische spiercellen opgebouwd hart de opgelegde belasting niet meer kunnen opbrengen en zal het decompenseren. Er treedt destructie op van de myofibrillen, de contractiele bestanddelen van de hartspiercel. Dit wordt mede in de hand gewerkt doordat het aantal capillairen dat nodig is voor de toegenomen behoefte aan voedingsstoffen van de hypertrofische cellen hiermee geen gelijke tred houdt en dus tekortschiet. De hierdoor optredende ischemie bevordert het verloren gaan van de cardiomyocyten en werkt verdere achteruitgang van de functie van het myocard in de hand. Tevens is er in toenemende mate vorming van bindweefsel zichtbaar tussen en ter plekke van de spiercellen. Daardoor neemt niet alleen de contractiekracht af, maar wordt het hart ook veel stugger, wat de relaxatie van het hart en daardoor de vulling belemmert.

2.3.4 Veranderingen in de enzymsystemen in de individuele cardiomyocyten

In de individuele cardiomyocyten zelf treden veranderingen op in de enzymsystemen die verantwoordelijk zijn voor de energieleverantie. Hierbij zijn vooral de veranderingen die optreden in de manier waarop de hartspiercellen met het Calcium (Ca^+) omgaan van belang. Het Ca^+ is immers van het grootste belang voor de contractiekracht van de spiercellen. Mechanismen die hierbij een rol spelen zijn het sarcoplasmatisch reticulum-calciumATPase (SERCA), dat een rol speelt bij het transporteren van het Ca^+ uit de cel, en eiwitsystemen als het fosfolamban, het calsequestrine en de Natrium/Calcium (Na^+/Ca^+)-exchanger, die allen een rol spelen bij het zorgen voor een optimale hoeveelheid Ca^+ rond de myofibrillen voor maximale contractiekracht en relaxatiesnelheid.

De combinatie van bovengenoemde factoren zal er in veel gevallen toe leiden dat in eerste instantie vooral de diastolische functie van het hart belemmerd wordt; dat wil zeggen: er treedt obstructie op van de vulling van de linker- en rechterventrikel. Dit is zowel een gevolg van een toename in stugheid van het hart (door fibrose, veranderde celligging en hypertrofie), als van een afname van de relaxatiesnelheid, een actief, energie vergend proces (door hypertrofie, abnormale belasting, ischemie en afwijkingen in het Ca^+-stroomsysteem).

2.3.5 Verwijding van het hart

Afname van het slagvolume door aantasting van de hartspier zal ertoe leiden dat, om eenzelfde slagvolume te kunnen opbrengen, het hart zich zal gaan verwijden. Dit betekent een grotere rek van de ventrikels om te compenseren voor een afname in de ejectiefractie van het hart. Bij een gezond hart bedraagt de ejectiefractie normaal gesproken 60–70 %. Dit betekent dat 60–70 % van het volume waarmee de linkerventrikel in diastole wordt gevuld, zal worden uitgepompt. Voor een linkerventrikel met een inhoud van 100 ml einddiastolisch betekent dit bij een LVEF van 65 % dat er eindsystolisch (dus na contractie van het hart) nog 35 ml aanwezig is. Neemt de LVEF nu af tot 35 %, dan moet het einddiastolisch volume, dat wil zeggen de vulling van de ventrikel, 186 ml bedragen om een slagvolume van 65 ml op te brengen.

2.3.6 Veranderingen op bloedvatniveau

Op bloedvatniveau treden eveneens belangrijke veranderingen op.

Ten gevolge van een verminderde perfusie van de bloedvaten treedt een disfunctioneren van het endotheel (de binnenbekleding) van de bloedvaten op, waardoor de eigenlijke vasodilatatie van de bloedvaten (die zich normaal gesproken bijvoorbeeld bij inspanning voordoet) evident verminderd is. Dit heeft onder andere te maken met het verminderd vrijkomen van een nitrietoxide, een vaatverwijdende stof. De laatste jaren is bovendien duidelijk geworden dat er door het hartfalen in het lichaam een verhoogde concentratie cytokinen aanwezig is, stoffen die normaal gesproken door het lichaam worden geproduceerd bij ontstekingsprocessen. Ook deze stoffen hebben een negatief effect, niet alleen op de functie van de hartspier, maar ook op het endotheel (met andere woorden: op de vasodilatatie). Hierbij spelen ook vrije radicalen een rol. Dit zijn stoffen die vrijkomen als afbraakproducten bij stofwisselingsprocessen in de cel. Ze worden in verhoogde mate afgescheiden bij overbelasting van individuele cellen, bijvoorbeeld in het geval van ischemie ofwel zuurstoftekort van de cellen, zoals in verhoogde mate wordt gevonden bij hartfalen.

2.3.7 Activatie van het neurohormonale systeem

Een zeer belangrijk compensatiemechanisme bij een falend hart is activatie van het neurohormonale systeem, het sympathicussysteem en het renine-angiotensine-aldosteronsysteem (RAAS). Deze activatie treedt vooral op als reactie op de verlaagde output van het hart en rek van c.q. hogere druk in de atria. Bij acuut hartfalen gaat het vooral om de herverdeling van het te distribueren bloed naar de vitale organen in combinatie met toename van het circulerende volume, waarbij de vitale organen de voorkeur krijgen, vooral bij ernstig hartfalen. Bij minder ernstig hartfalen treedt deze redistributie op als het lichaam extra inspanning dient te leveren. Uiteindelijk werkt dit mechanisme averechts en heeft een en ander een negatief effect op het hart en het gehele lichaam. De hierbij betrokken systemen zullen achtereenvolgens besproken worden.

Effecten van neurohormonale activatie

Argininevasopressine (AVP), voorheen bekend als antidiuretisch hormoon (ADH):
- coronaire en perifere vasoconstrictie
- waterretentie

Aldosteron:
- water- en zoutretentie
- hypokaliëmie
- (aritmogeen)

Angiotensine II:
- afgifte van aldosteron
- coronaire en perifere vasoconstrictie
- water- en zoutretentie
- AVP-afgifte
- dorst
- potentiëring van catecholamine-effecten
- (cardiotoxiciteit)

Sympathicussysteem

Bij patiënten met hartfalen is er in het bloed een verhoogd niveau van noradrenaline aanwezig, wat direct gecorreleerd is met de ernst van het hartfalen (gemeten aan hoogte van intracardiale vullingsdrukken en output van het hart) en ook met de prognose. Oorzaak van dit hogere niveau is dat deze stof in verhoogde mate wordt afgescheiden uit de zenuwtakjes van het adrenerge zenuwstelsel en in mindere mate ook in deze zenuwtakjes wordt heropgenomen wanneer de stof zijn werk heeft gedaan.

Secundair gevolg van dit hogere gehalte aan noradrenaline is een stijging van de adrenaline in het bloed dat door de bijnieren in de circulatie wordt uitgescheiden. Uiteindelijk treedt er depletie* van de noradrenalinevoorraden op in de zenuwtakjes in het hart. De continue activatie van de adrenerge receptoren in de hartspiercellen (onder andere B1- en B2-receptoren) leidt tot een zogenoemde downregulatie van deze receptoren (vooral B1-receptoren). Deze receptoren nemen in aantal af en gaan verminderd functioneren door veranderingen in de gevoeligheid van deze receptoren en regulerende enzymsystemen. Een deel van deze toegenomen activatie van het sympathicussysteem is een gevolg van een verandering in de baroreceptorencontrole die normaal gesproken aanwezig is. Baroreceptoren in onder andere de arteriae carotides geven in toenemende mate excitatoire* stimuli af, wat zich uit in activatie van het sympathische zenuwstelsel. Hetzelfde geldt voor adrenerge receptoren in de atria van het hart, waardoor bij rek van de atria het AVP (argininevasopressine) minder wordt geremd en daardoor minder vocht via de nieren wordt uitgescheiden. Ook speelt de activatie van de metaboreceptoren* in de skeletspieren een rol. Zij worden geactiveerd door het in de spieren vrijkomen van afvalstoffen die geproduceerd worden tijdens arbeid van deze spieren. Ook stimulatie van deze receptoren leidt tot activatie van het sympathicussysteem en tot verhoogde prikkeling van het ademhalingscentrum. Dit laatste heeft tot gevolg dat bij patiënten met hartfalen bij inspanning vaak een verhoogde ademarbeid wordt gezien (vergeleken met gezonde personen). Ten slotte vindt bij hartfalen bij inspanning een excessieve stimulatie plaats van de adrenerge zenuwtakjes op de bloedvaten naar de nieren en de ingewanden, waardoor hier verhoogde vasoconstrictie ontstaat en dus de doorbloeding verslechtert. Chronisch verhoogde sympathicusstimulatie heeft uiteindelijk negatieve gevolgen voor de hartspier zelf. Niet alleen door de excessieve vasoconstrictie die optreedt, maar ook door de verhoogde kans op supra- en ventriculaire ritmestoornissen. Daarnaast is er een direct toxisch effect op de hartspiercellen waar te nemen, waardoor deze uiteindelijk van structuur kunnen veranderen of zelfs te gronde kunnen gaan.

Parasympathicussysteem

Het parasympathicussysteem gaat bij patiënten met hartfalen minder goed functioneren. Dit komt tot uiting in een verminderde stimulatie en dus remming van de sinusknoop bij bloeddrukstijging. Dit geeft een afgenomen variatie in de hartfrequentie.

Renine-angiotensine-aldosteronsysteem (RAAS)

Ook activatie van het RAAS is een reactie op een verlaagde output van het hart. Zowel door stimulatie van B-receptoren in het juxtaglomerulaire apparaat* in de nieren als door activatie van baroreceptoren in het vaatbed van de nier door verminderde perfusie wordt renine in verhoogde mate afgescheiden. Een afgenomen zoutconcentratie in de nier heeft eenzelfde effect. Het renine zorgt ervoor dat het angiotensinogeen, een stof die in de lever wordt gevormd en afgescheiden, wordt omgezet in angiotensine I. Deze stof wordt door het angiotensine-converterend enzym (ACE) in de longen en in weefsels omgezet in de actieve stof angiotensine II. Daarnaast wordt angiotensine I ook nog via andere enzymsystemen (onder andere chymasen) omgezet in angiotensine II. Het grootste deel van dit enzym bevindt zich in de weefsels, zoals

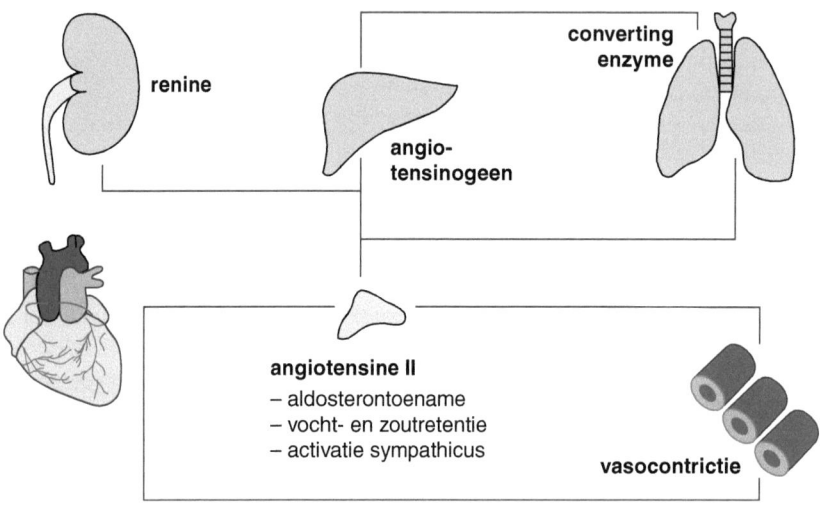

Figuur 2.4 Het renine-angiotensine-aldosteronsysteem. (Bron: cd-rom Hartfalenpoli, ▶ www.hartfalenpoli.nl)

vaatwand, hart en nieren. Slechts een klein deel circuleert vrij in het bloed. Dit enzym remt ook de werking van het kininase II, een enzym dat de afbraak van bradykinine katalyseert. Het bradykinine zelf heeft een positieve uitwerking bij hartfalen, onder andere in de vorm van een vaatverwijdend effect en een positief effect op de nierperfusie (fig. 2.4).

Angiotensine II heeft verschillende werkingsmechanismen. Het veroorzaakt een forse vasoconstrictie in alle vaatgebieden in het lichaam, resulterend in een sterk verhoogde systeemvaatweerstand waar het toch al verzwakte hart tegenin dient te pompen. Verder verhoogt het de afgifte van noradrenaline aan de adrenerge zenuwtakjes en stimuleert het de afgifte van aldosteron uit de bijnieren. De aldosteronafgifte wordt ook gestimuleerd door de Kaliumconcentratie in het bloed en het adrenocorticotroop hormoon (ACTH), maar wordt tegengegaan door hormonen als het atriaal natriuretisch peptide (ANP) en dopamine. Dit aldosteron zorgt ervoor dat reabsorptie van natrium in de distale tubuli en verzamelbuizen wordt bevorderd, tegelijk met de K-uitscheiding. Gevolg van de Natrium-absorberende werking is ook dat er vochtretentie via de nieren optreedt. Daarnaast heeft aldosteron een sterk negatief effect op de cellen in myocard en vaatwand, waar het zowel hypertrofie van de spiercellen als fibrosevorming bevordert. De werking van het angiotensine II vindt plaats door aanhechting van deze stof aan verschillende soorten receptoren die elk hun eigen uitwerking hebben. Het angiotensine II heeft daarnaast effecten op het genetische materiaal in de cel, waardoor in individuele cellen onder andere celhypertrofie en veranderingen in enzymsystemen kunnen ontstaan. Uiteindelijk kunnen cellen, waaronder de cardiomyocyten, hierbij te gronde gaan aan de zogenoemde apoptose, de geprogrammeerde celdood waarvoor het 'programma' zich in het genetische materiaal van de cel bevindt.

Een belangrijke groep medicijnen, de ACE-remmers, heeft bij hartfalen hun aangrijpingspunt bij de katalyse van de omzetting van angiotensine I in II. Helaas blijkt bij langer durend hartfalen bij een deel van deze patiënten de volledig remmende werking van ACE-remmers verloren te gaan en worden angiotensine II en aldosteron toch in verhoogde mate gevormd. Dit wordt ook wel het 'escapefenomeen' genoemd.

Overige neurohormonale factoren

Argininevasopressine (AVP), een hormoon dat uit de hypofyse afkomstig is, speelt een centrale rol bij de regeling van de plasmaosmolaliteit* en de uitscheiding van water. De uitscheiding van dit hormoon wordt geremd door rekreceptoren in de atria. Normaal gesproken leidt stimulatie van deze receptoren tot remming van de AVP-afgifte. Bij hartfalen zijn deze receptoren minder gevoelig, wat bijdraagt aan het verminderde vermogen vrij water uit te scheiden en zo de osmolariteit op peil te houden. Ook hiervoor geldt dat er twee verschillende soorten AVP-receptoren zijn, elk met hun eigen functie. De V1-receptor bevindt zich op de gladde spiercellen in de bloedvaten en in het myocard, de V2-receptor bevindt zich in de distale tubuli in de nier en is verantwoordelijk voor de waterreabsorptie in de nier. Blokkade van de receptoren leidt zowel tot afname van de vasoconstrictie (met toename van de output van het hart als gevolg) als tot toename van de diurese.

Van de natriuretische peptiden (zie ook ▶ H. 3) zijn tot op heden drie soorten bekend: het atriaal natriuretisch peptide (ANP), het B-type (brein-natriuretisch) peptide (BNP) en het C-natriuretisch peptide (CNP). Deze stoffen worden gezien als endogene remmers van het renine-angiotensine-aldosteronsysteem (RAAS). Het ANP wordt voornamelijk geproduceerd en opgeslagen in het rechteratrium en komt vrij bij een verhoogde atriale druk ofwel rek van het atrium. Deze stof veroorzaakt vasodilatatie en natriurese en gaat daarmee vocht- en zoutretentie tegen zoals deze optreden bij hartfalen. Helaas werkt dit systeem bij chronisch hartfalen niet meer optimaal. Het BNP wordt voornamelijk geproduceerd en opgeslagen in de ventrikels en komt in verhoogde mate vrij bij verhoogde ventriculaire vullingsdrukken. Ook deze stof geeft vasodilatatie en natriurese en werkt aldus positief in geval van hartfalen. Het CNP bevindt zich voornamelijk in de vaatwand. Mogelijk speelt het een belangrijke rol in samenhang met het RAAS. Zowel ANP als BNP circuleert in verhoogde mate in het bloed van patiënten met hartfalen, waarbij het plasmaniveau gecorreleerd is met zowel de ernst als de prognose van het hartfalen. Beide stoffen zouden ook een rol spelen bij het remmen van myocytaire en vasculaire spiercelhypertrofie en interstitiële fibrose*. Tevens werken ze beide de renine- en aldosteronsecretie tegen. Zowel ANP als BNP wordt afgebroken door endopeptidasen. Om deze reden is er aandacht besteed aan het gebruik van neutrale-endopeptidaseremmers (NEP-remmers, Neprilysin®), die de afbraak van BNP en ANP remmen en zo hun positieve uitwerking kunnen hebben als contraproductief middel tegen het geactiveerde RAAS en sympathicussysteem. Er wordt ook onderzoek gedaan naar het gebruik van gecombineerde NEP-remmers/angiotensine II-antagonisten bij mensen met hartfalen waarvan de eerste resultaten veelbelovend zijn.

Daarnaast speelt nog een grote diversiteit aan stoffen een rol die hun werking uitoefenen door een direct effect op de omgevende cellen: para- en autocriene effecten. Hierbij valt te denken aan de volgende stoffen.

- *Endotheline*. Dit is een sterk vasoconstrictieve stof die vrijkomt uit endotheliale cellen uit de gehele circulatie, maar vooral uit het longvaatbed. Wat vasoconstrictie betreft is deze stof tienmaal zo potent als angiotensine II. Er zijn inmiddels drie typen geïdentificeerd, endotheline-1, -2, en -3. Daarnaast zijn er twee soorten receptoren te vinden, type A en type B. Stimulatie van receptor type A geeft vasoconstrictie, stimulatie van type B kan zowel vasoconstrictie als vasodilatatie geven. Het vrijmaken van endotheline uit het endotheel wordt bevorderd door onder andere noradrenaline, angiotensine II, trombine en sommige cytokinen, met andere woorden door systemen die bij hartfalen al geactiveerd zijn en daardoor ook zorgen voor een verhoogde afgifte en concentratie van het endotheline. Het plasma-endotheline correleert rechtstreeks met de pulmonale vaatweerstand en zou zo een rol spelen bij het optreden van pulmonale hypertensie, dat vaak bij mensen met hartfalen wordt gezien. Het is ook een sterk voorspellende factor van een slechte

prognose. Endotheline lijkt verder ook een rol te spelen bij het induceren van myocytaire hypertrofie door activatie van het genetische systeem in de cel. Selectieve blokkers van dit endothelinesysteem als therapeutische optie bij hartfalen zijn helaas niet effectief gebleken.
- *Peptidegroeifactoren* (bijvoorbeeld *transforming growth factor-alpha*; TGF-α) *en cytokinen* (onder andere tumornecrosefactor (TNF), interleukinen). Peptidegroeifactoren en cytokinen hebben als uitwerking bij patiënten met hartfalen de groei en modulatie van genexpressie in cardiomyocyten, gladde spiercellen in de vaatwand, endotheliale cellen en fibroblasten. Het plasmaniveau van cytokinen is bij hartfalen verhoogd en deze kunnen onder andere de functie van de cardiomyocyten direct beïnvloeden. Daarnaast kunnen ze de expressie van het nitrietoxidesynthetase verhogen met als gevolg een verhoogde concentratie van nitrietoxide. In dit geval echter leidt dit tot een verminderde positieve inotrope reactie op adrenerge stoffen als dobutamine, een medicijn dat regelmatig wordt toegediend bij hartfalen. Daarnaast hebben cytokinen zoals al eerder vermeld, een negatief effect op de vaatwandreactiviteit, waarschijnlijk eveneens via het nitrietoxidesysteem (NO-systeem). Op langere termijn lijken de cytokinen de remodelering van hart en vaten bij hartfalen negatief te beïnvloeden.
- *Adrenomedulline*. Deze stof is afkomstig uit bijnieren, nieren, longen en ventrikels. Het heeft een sterk vasodilaterend effect en werkt daardoor positief bij hartfalen. Het plasmaniveau van adrenomedulline is verhoogd, waarbij de hoogte gecorreleerd is met de ernst van het hartfalen.
- *Adenosine*. Als in de circulatie adenosinen voorkomen, blijkt dit een negatieve rol te spelen bij de nierperfusie door inwerking op renale arteriolen en het tubuloglomerulaire systeem. Blokkade van deze stof ter hoogte van receptoren in de nier blijkt te leiden tot verhoging van de urineproductie en de glomerulaire filtratiesnelheid.
- *Veranderingen in de samenstelling van de cardiale extracellulaire matrix*. Deze staan onder invloed van de activiteit van matrixopbouwende metalloproteïnasen en weefselremmers van deze metalloproteïnasen. Bij hartfalen is er een onbalans tussen deze systemen, met als gevolg een verandering en vooral verzwakking van deze matrix, waardoor ook de kracht van het hart wordt aangetast.

2.4 Hartfalen: een neurohormonaal paradigma

Hartfalen wordt gezien als een ziekte waarbij er sprake is van een neurohormonale onbalans. Het neurohormonale systeem is in eerste instantie aanwezig als een primitief reflexsysteem om bijvoorbeeld in geval van bloedverlies het bloedvolume en de perfusie van vitale organen te handhaven. Bij hartfalen bestaat er echter een verstoring in het evenwicht tussen de negatief werkende en de positief werkende systemen. Van dat laatste zijn het ANP en het BNP-systeem voorbeelden.

Symptomen en verschijnselen die optreden bij mensen met hartfalen zijn ook grotendeels te verklaren door te kijken naar de onbalans tussen de diverse systemen. Allereerst zijn er de verminderde cardiale output en de veelal lagere bloeddruk, die via baroreceptoren leidt tot activatie van het sympathische zenuwstelsel en ook het RAAS (◘ fig. 2.5 en 2.6). Het laatste is ook het gevolg van de verminderde perfusie van de nieren, waardoor tachycardie en volumeretentie optreden. Deze systemen helpen om het slagvolume en de output evenals de intracardiale vullingsdrukken en de bloeddruk op peil te houden. Nadeel is echter dat het zuurstofverbruik van het hart hierdoor stijgt, waardoor de afterload (is de weerstand die het

2.4 · Hartfalen: een neurohormonaal paradigma

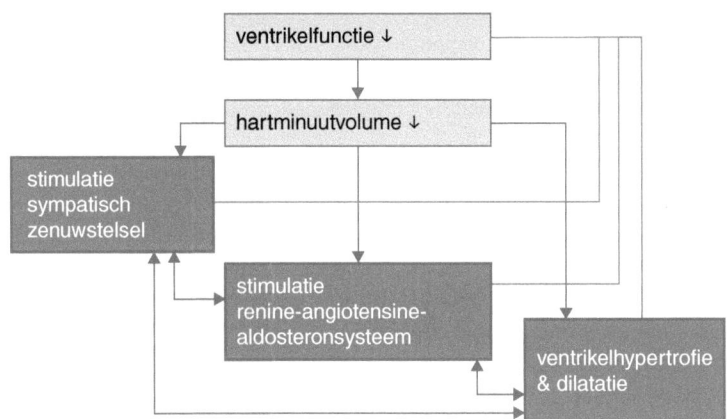

Figuur 2.5 De activatie van compensatiemechanismen en gevolgen hiervan. (Bron: cd-rom Hartfalenpoli, ▶ www.hartfalenpoli.nl)

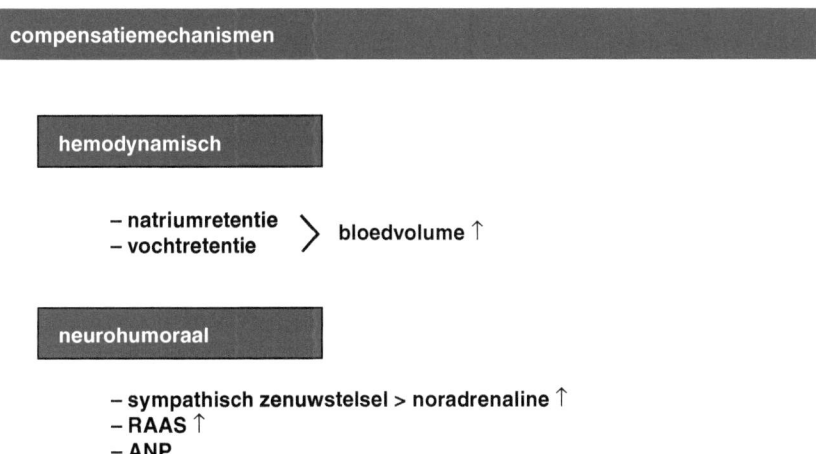

Figuur 2.6 Compensatiemechanismen. (Bron: cd-rom Hartfalenpoli, ▶ www.hartfalenpoli.nl)

hart ondervindt bij het uitpompen van bloed) toeneemt en uiteindelijk het slagvolume weer afneemt). De vochtretentie geeft uiteindelijk ook een hogere afterload en verhoogde vullingsdrukken, met als gevolg klachten van dyspneu door vochtretentie in de longen en tekenen van vochtretentie elders in het lichaam, zoals in lever, buik en benen. Dit zijn meestal de klachten waarmee patiënten zich presenteren. De vochtretentie wordt tot op zekere hoogte tegengegaan door het bij hartfalen eveneens geactiveerde ANP- en BNP-systeem. Dit zijn mechanismen die worden geactiveerd door hoge druk danwel rek van de atria en ventrikels door vochtretentie. De grote diversiteit van alle geactiveerde systemen, deels neurohumoraal, leidt tot de verdere achteruitgang van zowel het hart als het gehele lichaam en verklaart voor een belangrijk deel de daarbij optredende symptomen. Het verhoogde niveau van cytokinen, de veranderingen in immunologische parameters en ook stollingsfactoren leiden tot verdere beschadiging van myocyten en extracellulaire substantie. Uiteindelijk treedt er verandering in celfunctie op door veranderingen in het genetisch materiaal en kunnen cellen zelfs volgens hun celprogramma doodgaan, de zogenoemde apoptose. Er treden veranderingen op in de skeletspiersamenstelling, met als gevolg een afname van de inspanningstolerantie en de longfunctie. Dat heeft zijn uitwerking op de efficiëntie van de ademhaling, in eerste instantie bij inspanning, later ook in rust, en geeft aanleiding tot het zogenoemde periodieke ademhalingspatroon, een vorm van cheyne-stokesademhaling. De aanwezigheid van verhoogde veneuze drukken in de circulatie kan leiden tot een verminderde opname van voedingsstoffen, wat (in samenhang met de vaak verhoogde behoefte van het in zijn geheel falende lichaam) het lichaam in een sterk katabole toestand kan brengen. Dat kan op zichzelf alweer aanleiding geven tot extra productie van stoffen zoals cytokinen. De verminderde *cardiac output* kan eveneens aanleiding geven tot verminderde perfusie van buikorganen, waaronder de nieren, met progressieve nierinsufficiëntie als gevolg en daardoor soms ook anemie. De verhoogde energiebehoefte van het myocard, samen met vaak aanwezige afwijkingen aan de coronairvaten kunnen leiden tot ischemie van het myocard met als gevolg verdere infarcering en beschadiging. Deze beschadiging leidt veelal tot verdere fibrosering en dilatatie van het hart, wat een substraat kan vormen voor supraventriculaire en vaak fatale ventriculaire ritmestoornissen. Al met al leidt dit tot een vicieuze cirkel met het optreden van steeds meer klachten bij de patiënt, vooral klachten ten gevolge van vochtretentie en een verminderde inspanningstolerantie.

- **Verklarende woordenlijst**

adrenerg zenuwstelsel – het zenuwstelsel waarbij bij prikkeling aan de zenuwuiteinden stoffen vrijkomen met een effect als van adrenaline

coarctatio aortae – een aangeboren afwijking van de lichaamsslagader (aorta), waarbij dit vat vernauwd is op de plaats waar voor de geboorte de ductus Botalli (verbinding tussen art. pulmonalis en aorta) aanwezig was

depletie – lediging

excitatoir – opwekkend, stimulerend

interstitiële fibrose – bindweefselvorming in het interstitium (de ruimte tussen de afzonderlijke cellen, onder andere cardiomyocyten, zenuwcellen en bloedvatcellen)

juxtaglomerulair apparaat – systeem van cellen gelegen tussen de aan- en afvoerende arteriolen van de nierglomeruli en het beginstuk van de distale niertubulus

metaboreceptoren – zenuwuiteinden in het spierweefsel die fungeren als receptoren voor stofwisselingsproducten die vrijkomen bij gebruik van de spieren, bijvoorbeeld waterstof- en kalium-ionene (H^+ en K^+)

plasmaosmolaliteit – mate van osmotische druk die wordt uitgeoefend door in het plasma opgeloste stoffen

Literatuur

1. Braunwald E. Heart Disease. A textbook of cardiovascular medicine. 9th ed. Philadelphia: Elsevier Saunders; 2012.
2. Willerson JT, Cohn JN. Cardiovascular medicine. 3rd ed. New York: Churchill Livingstone; 2007.
3. Roelandt JRTC. Leerboek Cardiologie. Houten: Bohn Stafleu Van Loghum; 1995.
4. McMurray J, Pfeffer MA. New therapeutic options in congestive heart failure: part I. Circulation. 2002;105:2099–106.
5. McMurray J, Pfeffer MA. New therapeutic options in congestive heart failure: part II. Circulation. 2002;105:2223–28.
6. De Cardiologie vereenvoudigd. AJ Six 2003.

Diagnostiek van chronisch hartfalen

Frans Rutten

3.1 Inleiding – 33

3.2 Het stellen van een diagnose – 33

3.3 Diagnostisch onderzoek – 36
3.3.1 Voorgeschiedenis – 36
3.3.2 Anamnese – 36
3.3.3 Lichamelijk onderzoek – 37
3.3.4 Combinatie van gegevens uit voorgeschiedenis, anamnese en lichamelijk onderzoek – 39
3.3.5 Laboratoriumbepalingen (behalve natriuretischpeptidebepaling) – 40
3.3.6 Bepaling van het natriuretisch peptide – 41
3.3.7 Elektrocardiogram – 42
3.3.8 X-thorax bij (vermoeden van) hartfalen – 43
3.3.9 Welk onderzoek is voldoende voor de diagnose? – 44
3.3.10 Furosemidetest – 46
3.3.11 (Doppler)echocardiografie – 46

3.4 Aanvullend diagnostisch onderzoek – 48
3.4.1 Radionuclideventriculografie – 48
3.4.2 Cardiale magnetische resonantie – 48
3.4.3 Inspanningstests – 49
3.4.4 Coronaire angiografie – 49
3.4.5 Onderzoeken die alleen in zeldzame gevallen nodig zijn – 50

3.5 Samenvatting diagnostiek – 51

Literatuur – 51

Casus

Op het spreekuur van de huisarts verschijnt de 72-jarige ex-onderwijzeres mevrouw Peters-de Boer. De huisarts kent haar al langer, maar sinds een jaar ziet hij haar vaker dan voorheen. Ze begint te 'sukkelen', zoals ze zelf zegt. Het bestuurswerk voor de kerk valt haar zwaar, ze is vaker en langduriger verkouden en ze heeft sinds enkele maanden totaal geen energie meer; een trap op is al te veel. Verder heeft ze weer last gekregen van haar 'rokershoestje', terwijl zij al acht jaar geleden is gestopt met roken. Ze is destijds gestopt omdat ze bronchitische klachten kreeg, net als haar vader vroeger. Weliswaar hielp de gegeven inhalatiemedicatie met ipratropiumbromide goed, maar toch heeft ze ook het advies van de huisarts te stoppen met roken ter harte genomen. In het verleden heeft zij langdurig 25 sigaretten per dag gerookt.

Mevrouw is verder altijd gezond geweest. Alleen is in het verleden haar baarmoeder operatief verwijderd en is zij sinds een aantal jaren bekend met een matig te reguleren bloeddruk.

Zij vraagt de huisarts: 'Heb ik nu net als mijn vader bronchitis?'

Bij lichamelijk onderzoek vindt de arts een bloeddruk van RR 176/102 mmHg, een polsslag van 84 slagen/minuut regulair equaal. Aan het hart zijn geen souffles te horen en de hartpunt is juist binnen de medioclaviculairlijn palpabel, echter in linkerzijligging verbreed en heffend. Over de longen hoort de arts basaal minder ademgeruis en over een gebied van twee à drie vingers fijnblazig crepiteren. Over de overige longvelden zijn ook verspreid enkele rhonchi te horen en is het expirium licht verlengd en piepend. Er is wat *pitting* oedeem rond de enkels en er zijn ook tekenen van veneuze insufficiëntie zichtbaar aan de onderbenen; de lever is niet voelbaar. De oppervlakkige halsvenen lijken niet opgezet en lijken niet abnormaal hoog op te komen na leegstrijken.

De huisarts heeft moeite om een werkdiagnose te stellen: chronische obstructieve longziekte (COPD) of toch hartfalen, of beide?

Gezien de klachten besluit hij toch al medicatie te starten, naast verdere diagnostiek. Hij geeft opnieuw ipratropiumbromide ter inhalatie en als diureticum furosemide 40 mg eenmaal daags, en vraagt een longfunctieonderzoek aan. Na een week vraagt hij mevrouw Peters-de Boer terug te komen op het spreekuur.

Een week later voelt mevrouw zich wonderwel opgeknapt. Ze is 3 kg afgevallen, ondanks normaal eten (zij heeft keurig dagelijks haar gewicht bijgehouden, zoals was afgesproken). Bij lichamelijk onderzoek is de bloeddruk RR 164/92 mmHg, de polsslag 80 slagen/minuut en zijn de crepitaties over de longen verdwenen, evenals de rhonchi en het piepen. Wel heeft ze nog een iets verlengd expirium. De longfunctie-uitslag laat zien dat er sprake is van licht tot matig COPD.

De huisarts denkt, gezien deze resultaten en de respons op het diureticum, dat er naast COPD waarschijnlijk ook sprake is van hartfalen, te meer omdat spirometrie bij iemand met hartfalen en aanwijzingen voor overvulling van de longen een fout-positieve diagnose COPD kan opleveren. Hij stelt mevrouw voor haar naar de cardioloog te sturen, vooral voor echocardiografie. Hier voelt ze echter niets voor. 'Ik heb me in jaren niet zo goed gevoeld dokter, dat kan altijd nog.'

Hierop besluit hij vooralsnog op de ingeslagen weg door te gaan, met de inhalatiemedicatie en furosemide, en daarnaast geleidelijk een ACE-remmer toe te voegen om hiermee haar bloeddruk te reguleren en het waarschijnlijk aanwezige chronische hartfalen beter te behandelen.

3.1 Inleiding

Diagnostiek is een vaak onderbelicht, maar onmisbaar onderdeel van de geneeskunde. Zeker bij een aandoening als hartfalen is het belangrijk om voldoende zeker te zijn van de diagnose alvorens men overgaat tot behandeling en begeleiding. En bij hartfalen moet men niet alleen voldoende zeker zijn over de diagnose, maar ook over de oorzaak. Dit betekent niet dat altijd alle vormen van diagnostiek moeten worden ingezet om '100 % zeker' te zijn. Soms valt vanwege sociaal-medische (zeer hoge leeftijd, hoge immobiliteit), logistieke of financiële redenen een aantal van de in dit hoofdstuk besproken diagnostische onderzoeken af. Zo is momenteel (doppler)echocardiografie voor patiënten die onder behandeling zijn bij een huisarts of een verpleeghuisarts niet zo gemakkelijk toegankelijk omdat hiervoor veelal een verwijzing naar de cardioloog noodzakelijk is. Wel zijn er op verschillende plaatsen 'open access'-echocardiografiefaciliteiten, waardoor de toegang tot echocardiografie weer wordt vergroot.

Diagnostiek houdt echter veel meer in dan alleen het vaststellen van een diagnose.

Er zijn vier aspecten van belang bij diagnostisch onderzoek:
1. gegevens van belang om de diagnose te kunnen stellen;
2. gegevens van belang om de oorzaak van de aandoening te achterhalen;
3. gegevens die iets zeggen over de ernst en de prognose;
4. gegevens die van belang zijn voor de behandeling[1].

In dit hoofdstuk worden deze aspecten van de diagnostiek van hartfalen besproken.

3.2 Het stellen van een diagnose

Het mooist zou een test zijn waarmee de ziekte met 100 % zekerheid kan worden aangetoond of uitgesloten. Zo'n test bestaat echter niet. Niet voor hartfalen en ook niet voor enige andere ziekte.

Voor verschillende ziekten zijn er wel tests bekend die zo'n perfecte test zo goed mogelijk benaderen. Zo'n test heet dan referentietest ('gouden standaard').

Voor chronisch hartfalen vormt echocardiografie de hoeksteen van de diagnostiek en wordt de referentietest gevormd door het oordeel van een panel van cardiologen die bij hun gezamenlijke afweging of er al dan niet sprake is van hartfalen een reeks diagnostische tests gebruiken, inclusief voorgeschiedenis, anamnese, lichamelijk onderzoek, natriuretischpeptidegehalte, elektrocardiografie en echocardiografie. In de dagelijkse praktijk is het veelal een cardioloog die, op basis van anamnese (klachten passend bij hartfalen) en lichamelijk onderzoek (verschijnselen passend bij hartfalen) en structurele of functionele afwijkingen bij echocardiografie, de diagnose stelt[2].

Ook een gunstig effect van een behandeling, of juist het uitblijven daarvan, kan een diagnose nader bevestigen of juist twijfelachtig maken. Dit lijkt echter vooral zo te zijn bij patiënten met acute klachten[3]. Het maakt daarnaast erg veel uit bij welke patiënten men een diagnostische test verricht (de onderzoekspopulatie). Hierbij zijn twee zaken van belang:
1. de test (het onderzoek) wordt in de praktijk veelal gedaan bij mensen die worden verdacht van chronisch hartfalen (een test die het goed doet bij gezonde vrijwilligers is natuurlijk niet zomaar toepasbaar op mensen met hartfalen);
2. de voorafkans (a-priorikans) beïnvloedt de testeigenschappen.

Wanneer men een onderzoek verricht bij alle mensen ouder dan 60 jaar met kortademigheid bij inspanning in de huisartsenpraktijk, dan betekent dit dat de voorafkans op chronisch hartfalen ongeveer 10 % is. Doet men eenzelfde onderzoek bij patiënten ouder dan 60 jaar met kortademigheid bij inspanning in de cardiologische praktijk, dan is deze voorafkans ongeveer 20–30 %. Twee tot drie keer zo hoog dus. De voorafkans (a-priorikans, prevalentie) is zo belangrijk omdat deze van invloed is op de sensitiviteit, de specificiteit en de positief en negatief voorspellende waarde van een test.

> **Specificiteit, sensitiviteit en positief en negatief voorspellende waarde**
> Dit zijn maten om uit te drukken hoe goed een test een ziekte aantoont of uitsluit. Deze 'kansmaten' heeft men nodig omdat, zoals reeds gezegd, geen enkele test met 100 % zekerheid een ziekte aantoont (een positief voorspellende waarde van 100 %) én deze met 100 % uitsluit (een negatief voorspellende waarde van 100 %).
> - *Sensitiviteit:* de kans dat een testuitslag bij zieken positief is.
> - *Specificiteit:* de kans dat een testuitslag bij niet-zieken negatief is.
>
> Is de voorafkans op hartfalen klein (bijvoorbeeld bij mensen ouder dan 60 jaar in de huisartsenpraktijk met alleen kortademigheid als klacht), dan is de positief voorspellende waarde (de kans dat de test iemand terecht classificeert als iemand met hartfalen) veel kleiner dan wanneer precies dezelfde test wordt gedaan bij patiënten uit de cardiologische praktijk van ouder dan 60 jaar en met kortademigheidsklachten bij inspanning. Omgekeerd geldt dat de negatief voorspellende waarde (de kans dat de test iemand terecht classificeert als iemand zonder hartfalen) juist hoger is bij een lage voorafkans (de patiënt uit de huisartsenpraktijk).

Om de diagnose hartfalen te kunnen stellen, moet men op een of andere manier het tekortschieten van de pompfunctie van het hart vaststellen (zie ▶ H. 1). Dit blijkt vaak moeilijk, zeker in een vroeg stadium van hartfalen of wanneer er bijkomende morbiditeit bestaat. Klachten als kortademigheid bij inspanning, nachtelijke kortademigheid, verminderde inspanningstolerantie en dikke enkels kunnen hierop wijzen, maar zijn niet uniek voor hartfalen en komen ook bij andere aandoeningen voor, zoals chronisch obstructieve longziekte (COPD), bloedarmoede en nierfalen[2].

Bij het beoordelen van publicaties over diagnostisch onderzoek bij hartfalen is de vraag van belang welke uitkomst er werd gebruikt: hartfalen, of een verminderde systolische linkerventrikelfunctie als maat voor een verminderde pompfunctie van het hart? Meestal wordt een linkerventrikelejectiefractie (LVEF) van < 40 % als 'afkappunt' genomen. Soms echter worden andere afkappunten gebruikt (bijvoorbeeld LVEF < 45 of < 50 %). Echocardiografie is niet altijd even 'objectief' door intra- en interbeoordelaarsvariatie. Dat wil zeggen dat wanneer een echocardiogram tweemaal wordt beoordeeld, de beoordelaar soms zelf tot een andere conclusie komt, dan wel dat een tweede beoordelaar tot een andere slotsom komt dan de eerste. Een ander nadeel van een echografisch of ventriculografisch bepaalde LVEF als referentietest voor hartfalen is dat hartfalen met behouden LVEF ('diastolisch hartfalen') zo niet wordt meegeteld.

Momenteel is er nog discussie over hoe echocardiografisch (geïsoleerd) diastolisch hartfalen dient te worden vastgesteld[2,4]. Er zijn wel criteria geformuleerd voor diastolische disfunctie, dat wil zeggen verminderde relaxatie van de linkerventrikel, maar deze zijn niet algemeen geaccepteerd en het gebruik ervan wordt belemmerd doordat er sprake moet zijn van combinaties van echografische afwijkingen[2,4]. De interpretatie van een aantal bepalingen wordt bemoeilijkt doordat de uitkomsten van de metingen kunnen wisselen en worden beïnvloed door onder andere de vullingstoestand van het hart en de leeftijd van de patiënt.

> **Wetenschappelijk onderzoek naar de diagnostiek van hartfalen**
> Wat is er bekend uit wetenschappelijk onderzoek naar de beste manier van diagnostiek?
> - Bij een verdenking op chronisch hartfalen zijn de meeste onderzoeken in de huisartsenpraktijk verricht, waarbij meestal als referentietest een panel van cardiologen werd geraadpleegd dat gebruikmaakte van gegevens uit anamnese, lichamelijk onderzoek, laboratoriumbepalingen, soms een thoraxfoto én echocardiografie. Door het combineren van deze gegevens is het beter mogelijk om hartfalen (zowel hartfalen met een verminderde linkerventrikelfunctie als hartfalen met behouden linkerventrikelfunctie) te diagnosticeren. Het vaststellen van hartfalen binnen een panel lijkt subjectief, maar door discussie tussen de panelleden krijgt men ook bij twijfelgevallen toch de best mogelijke beslissing[5]. Herbeoordeling achteraf door de panelleden laat zien dat ze dan heel vaak tot dezelfde uitkomst komen[6,7]. Het voordeel van een panel is dat verscheidene diagnostische aspecten worden meegenomen – en niet alléén echocardiografie.
> - Echocardiografie dient niet alleen ter bevestiging van de diagnose, maar ook om de eventuele oorzaak of bijkomende cardiale problematiek op te sporen[1,2].
> - Het nagaan of er sprake is van behandelbare oorzaken voor het hartfalen is zo belangrijk omdat dit niet alleen de behandeling maar ook de prognose beïnvloedt[1,2]. Bijvoorbeeld: hartfalen dat is ontstaan nadat de patiënt vijf jaar tevoren een myocardinfarct heeft doorgemaakt, behandelt men anders dan hartfalen dat wordt veroorzaakt door een ernstige aortaklepstenose. In dit laatste geval zal hartklepvervanging de behandeling zijn die de voorkeur verdient.

Verder dient men zich te realiseren dat hartfalen een dynamisch klinisch syndroom is, waaraan soms verscheidene oorzaken ten grondslag liggen (zie ▶ H. 2) met veranderingen in klachten en symptomen, maar ook in de bevindingen bij diagnostische tests in de loop der tijd. Dit wordt nog eens extra beïnvloed door medicijngebruik. Dit probleem geldt zowel voor de periode waarin de diagnose wordt gesteld, als voor al onder behandeling staande patiënten.

In de volgende paragrafen bespreken we de verschillende stappen die kunnen worden gezet bij het klinisch beoordelen van een patiënt bij wie men hartfalen vermoedt. Er wordt stilgestaan bij de mogelijkheden en onmogelijkheden van de verschillende diagnostische onderzoeken, apart en in combinatie met ander diagnostisch onderzoek. We gaan hierbij uit van de dagelijkse praktijk en de daarbij gebruikte volgorde van handelen:
- voorgeschiedenis;
- anamnese;
- lichamelijk onderzoek.

Op basis hiervan volgt beperkt aanvullend onderzoek. Hieronder vallen:
- laboratoriumbepalingen, met onder andere bepaling van het natriuretisch peptide;
- X-thorax;
- elektrocardiografie (ECG).

Bij gevonden afwijkingen die kunnen passen bij hartfalen volgt echocardiografie en soms verder onderzoek om de oorzaak van het hartfalen te achterhalen.

Vindt men geen enkele afwijking bij de onderzoeken tot aan echocardiografie, dan is de kans op hartfalen erg klein en dient men aan andere oorzaken voor de klachten en verschijnselen te denken[2]. Vooral bij een natriuretischpeptidegehalte onder het uitsluitafkappunt (125 pg/ml voor NTproBNP en 35 pg/ml voor BNP) en een normaal ECG is de kans op hartfalen erg klein[1,2].

3.3 Diagnostisch onderzoek

3.3.1 Voorgeschiedenis

Gegevens die van belang zijn bij het stellen van de diagnose
- Het belangrijkste is het al dan niet doorgemaakt hebben van een myocardinfarct. Dit is het meest positief voorspellend voor hartfalen[2]. Ook angina pectoris, een bypassoperatie en een percutane coronaire interventie zijn positief voorspellend.
- Risicofactoren zijn hypertensie, diabetes mellitus en obesitas.
- Chronische obstructieve longziekte (COPD) is van belang omdat de aanwezigheid hiervan de anamnese en het lichamelijk onderzoek bemoeilijkt en zelfs de interpretatie van het natriuretischpeptidegehalte en het ECG ongunstig kan beïnvloeden[8].

Gegevens van belang om de oorzaak van het hartfalen te achterhalen
- Hierbij zijn ischemische hart- of vaatziekten (een doorgemaakt myocardinfarct, angina pectoris, CVA/TIA, perifeer vaatlijden/claudicatio intermittens, *coronary artery bypass grafting* (CABG), percutane coronaire interventie), overige hartafwijkingen zoals hartklepaandoeningen en atriumfibrilleren, (langdurige) hypertensie of diabetes mellitus belangrijk[1,2].
- Daarnaast zijn van belang (chronische) alcoholabusus, andere intoxicaties, obesitas, hypo- of hyperthyroïdie en anemie[1,2].

Overige overwegingen
Langdurige hypertensie en ischemische hart- en vaatziekten gelden als belangrijkste oorzaak voor hartfalen[1,2].

Conclusie
Een doorgemaakt myocardinfarct in het verleden is het belangrijkste gegeven uit de voorgeschiedenis. Daarnaast zijn belangrijk: andere manifestaties van ischemische hart- of vaatziekte, hypertensie, diabetes mellitus, hartkleplijden, atriumfibrilleren, COPD en obesitas.

3.3.2 Anamnese

Gegevens van belang bij het stellen van de diagnose
Bij kortademigheid (dyspneu) al dan niet bij inspanning, moeheid/verminderde inspanningstolerantie en perifeer oedeem moet men denken aan de mogelijkheid van hartfalen. Andere, minder vaak voorkomende maar wel meer typische klachten waarbij men aan hartfalen moet denken, zijn perioden met nachtelijke kortademigheid (paroxismale nachtelijke dyspneu), verscheidene kussens nodig 's nachts (orthopneu), nachtelijk hoesten, onverklaarde verwardheid (vooral bij ouderen) en buikklachten (als gevolg van ascites en/of leververgroting). Dit zijn allemaal klachten die ontstaan door water- en vochtretentie.

De meeste hiervoor genoemde klachten kunnen echter ook door andere aandoeningen veroorzaakt worden. Zo kan dyspneu ook het gevolg zijn van pulmonale ziekten, adipositas, angst (hyperventilatie), luchtweginfecties en renale insufficiëntie. Moeheid kan het gevolg zijn van depressie, anemie, de ziekte van Parkinson, slapeloosheid, hypo- of hyperthyroïdie en verborgen maligniteit, maar ook door allerlei psychosomatische problemen. Perifeer oedeem wordt vaak veroorzaakt door hypostase (als gevolg van veneuze insufficiëntie), bepaalde medicamenten (zoals calciumblokkers), een nierfunctiestoornis of hypoproteïnemie. In het algemeen zijn de anamnestische gegevens moeilijker te interpreteren bij ouderen, mensen met overgewicht of COPD en vrouwen[1,2]. Daarnaast kunnen de genoemde ziekten en risicofactoren ook als comorbiditeit aanwezig zijn bij een patiënt met hartfalen of een oorzakelijke rol spelen. Dit maakt differentiatie nog moeilijker.

Hogere leeftijd, orthopneu en paroxismale nachtelijke dyspneu blijken het meest voorspellend voor hartfalen[2].

Gegevens van belang om de oorzaak van het hartfalen te achterhalen

Daar ischemische hartziekte gevolgd door hypertensie de belangrijkste oorzaken van hartfalen zijn, moet men ook gericht vragen naar pijn en onaangename sensaties op de borst met uitstraling (angina pectoris). Verder vraagt men naar alcoholgebruik en andere intoxicaties. Andere oorzaken van hartfalen (zoals hypo- en hyperthyroïdie en anemie) geven over het algemeen minder specifieke klachten, waarnaar men in de anamnese kan vragen.

Overige overwegingen

Bij eenmaal vastgesteld hartfalen wordt meestal de classificatie van de New York Heart Association (NYHA) gebruikt om de ernst van de klachten uit te drukken en het effect van behandeling te beoordelen (zie ▶ H. 4).

Problemen bij de indeling in NYHA-klassen zijn de interbeoordelaarsvariatie en de gebrekkige relatie tussen de mate van klachten en de ernst van de cardiale disfunctie en die tussen de mate van klachten en de prognose[2]. De patiënt is geneigd zich aan te passen aan zijn beperkingen en vergelijkt de ernst van de klachten vaak met de situatie kort ervoor en niet met de situatie zoals die zou zijn zonder hartfalen ('normale' situatie). Geringe klachten staan dus *niet* gelijk aan geringe cardiale disfunctie. De ernst van de klachten is daarnaast sterk afhankelijk van de effectiviteit van de ingestelde behandeling, de verwachting van de patiënt en de interpretatie van de gemelde klachten door de arts.

Conclusie

Bij kortademigheid (bij inspanning), moeheid/verminderde inspanningstolerantie en perifeer oedeem moet men denken aan hartfalen. Bij een gerezen verdenking vraagt men naar niet plat kunnen liggen en perioden van nachtelijke kortademigheid.

3.3.3 Lichamelijk onderzoek

Gegevens van belang bij het stellen van de diagnose

Een aantal zaken bemoeilijkt de beoordeling van het lichamelijk onderzoek, zoals overgewicht, longaandoeningen, ernstige nierziekten en een relatief hoge leeftijd van patiënten met multipele aandoeningen. Bevindingen als gevolg van overvulling kunnen bij lichamelijk onderzoek bij patiënten met hartfalen afwezig zijn, zeker wanneer ze diuretica gebruiken, bijvoorbeeld wegens hypertensie[2]. Veelvoorkomende symptomen bij hartfalen zijn crepiteren over de longen, perifeer oedeem, een verhoogde centraalveneuze druk (alle drie tekenen van water- en zoutretentie), een heffende en verbrede ictus in linkerzijligging (zie kader) en een hartgeruis passend bij mitralisklepinsufficiëntie (punctum maximum apex, voortgeleidend naar oksel, holosystolisch)[2,6]. Een S3-galop (derde harttoon) is een weinig voorkomend symptoom, dat wel een hoge positief voorspellende waarde heeft[2]. De aanwezigheid van tachycardie is weinig positief voorspellend en de aan- of afwezigheid wordt sterk beïnvloed door eventuele medicatie (zoals bètablokkers)[2]. Ook hepatomegalie heeft een lage voorspellende waarde en wordt ook bij andere aandoeningen waargenomen[2].

> **Een naar lateraal verplaatste ictus cordis**
> Het zoeken naar de plaats van de puntstoot (ictus cordis) geeft informatie over het hart. De ictus cordis is de meest laterale en caudale pulsatie van het hart. De normale puntstoot voelt aan als een korte pulsatie tegen de vingers en is normalerwijze over een diameter van twee vingers voelbaar. In normale omstandigheden ligt de ictus cordus mediaal van de medioclaviculairlijn. Verplaatsing naar lateraal wordt meestal veroorzaakt door vergroting van de linkerventrikel en soms van de rechter. Men kan de ictus cordis bepalen bij de patiënt in rugligging of in zijligging. Bij de patiënt in zijligging is de ictus vaker en gemakkelijker palpabel; men kan echter alleen de diameter nagaan (verbreed of niet) maar niet de plaats ten opzichte van de medioclaviculairlijn.

> **Een verhoogde centraalveneuze druk**
> Bij beoordeling van het niveau van de halsvenen kan men twee methoden gebruiken (zie ook ◘ fig. 3.1).
> 1. Men kijkt naar de top van de veneuze pulsaties in de hals (de vena jugularis interna is lateraal van de arterie gelokaliseerd en de pulsatie is bij een normaal sinusritme tweetoppig). De top van de pulsaties ligt normaal ongeveer 4 à 5 cm boven de referentielijn (overgang manubrium naar corpus sterni). Door de diepe ligging is de vena jugularis interna niet altijd te beoordelen, zelfs niet met gebruikmaking van strijklicht (met een lampje tangentieel de hals belichten).
> 2. Men beschouwt het laagste punt van de pulsaties van de vena jugularis externa. Het laagste punt ligt normaal 3 cm onder het referentiepunt (methode met veneuze boog volgens Borst-Lewis). Het is handig om eerst eenmaal de vene leeg te strijken, waarna het hoogste punt van opkomen beter te beoordelen is. Bij het niet kunnen beoordelen van de vena jugularis externa is de methode van de diepe halsvenen een alternatief; deze zijn echter door hun diepere ligging minder vaak beoordeelbaar. Ook hierbij kan men de veneuze boog gebruiken.

Gegevens van belang om de oorzaak van het hartfalen te achterhalen
Hartgeruisen kunnen wijzen op een hartklepaandoening of een cardiale shunt, maar ook een reactie zijn op dilatatie van de linkerventrikel waardoor een mitralisklepinsufficiëntie kan ontstaan. Een te hoge bloeddruk kan wijzen op een slecht gereguleerde hypertensie.

Gegevens die iets zeggen over ernst en prognose van het hartfalen
Een verhoogde centraalveneuze druk en een derde harttoon (S3-galop) zijn elk, onafhankelijk van elkaar, geassocieerd met een verhoogde kans op ziekenhuisopname voor hartfalen en overlijden[9].

Conclusie
Veelvoorkomende bevindingen zoals crepiteren en perifeer oedeem als tekenen van overvulling en een heffende/verbrede ictus kunnen doen denken aan hartfalen. Deze symptomen hebben echter een lage positief voorspellende waarde.

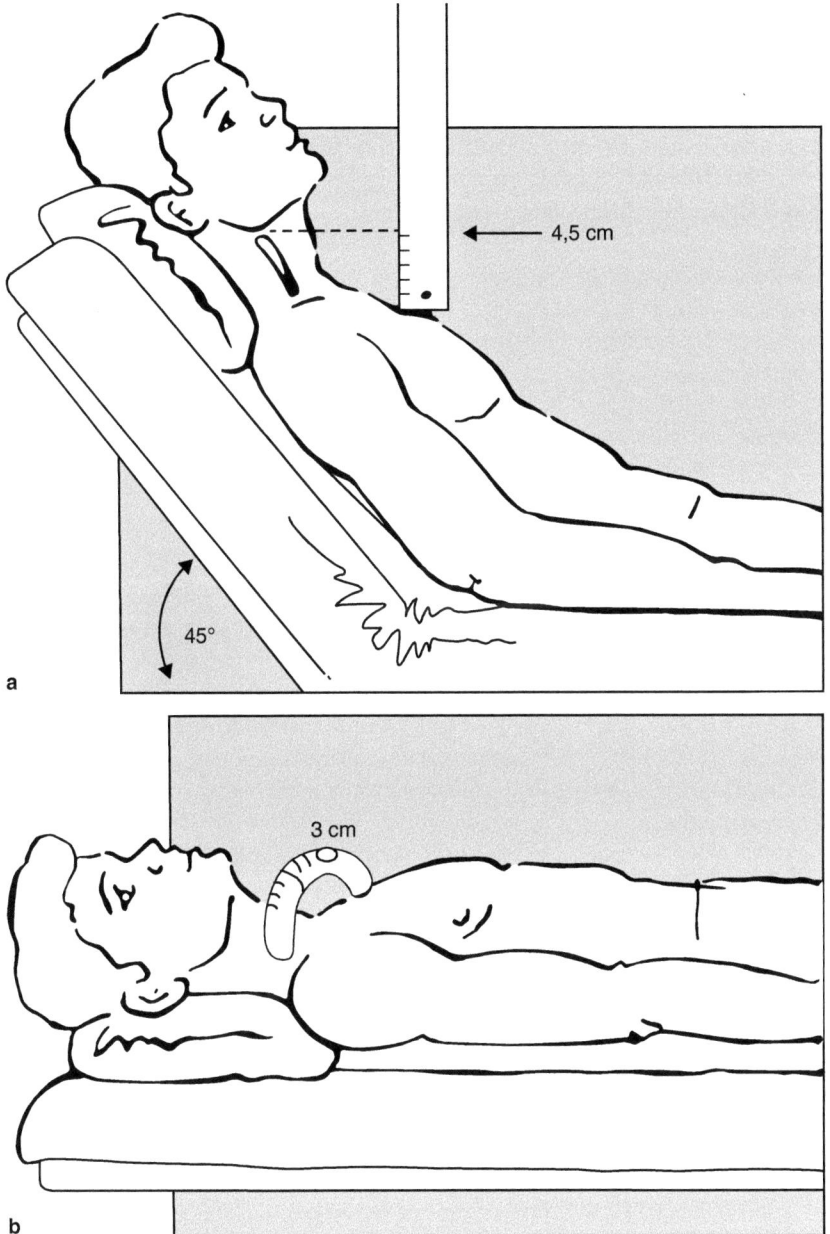

Figuur 3.1 a–b Twee methoden om het niveau van de halsvenen te beoordelen.

3.3.4 Combinatie van gegevens uit voorgeschiedenis, anamnese en lichamelijk onderzoek

Het combineren van gegevens uit voorgeschiedenis, anamnese en lichamelijk onderzoek verhoogt de kans op het betrouwbaar vaststellen van hartfalen. Er zijn meerdere diagnostische modellen die deze gegevens combineren, veelal ook in combinatie met ECG en natriuretisch-peptidegehalte[7,10,11].

Een combinatie van myocardinfarct, hogere leeftijd, mannelijk geslacht, orthopneu, een naar lateraal verplaatste ictus en crepiteren is het meest voorspellend voor niet-acuut hartfalen[7].

3.3.5 Laboratoriumbepalingen (behalve natriuretischpeptidebepaling)

Het laboratoriumonderzoek dient verschillende doelen:
- voor het aannemelijk maken van hartfalen;
- ter differentiatie van op hartfalen gelijkende ziekten;
- om de eventuele oorzaak van het hartfalen te achterhalen;
- om uitgangswaarden te hebben die belangrijk zijn bij de behandeling of die helpen het beloop van het hartfalen te vervolgen.

Er zijn geen klinische studies van voldoende kwaliteit om de keuze van laboratoriumdiagnostiek te kunnen onderbouwen.

Laboratoriumbepalingen
De verschillende laboratoriumbepalingen die kunnen worden verricht, zijn:
- *Hb:* voor het uitsluiten van anemie; dit kan hartfalen veroorzaken of verergeren.
- *Ht:* verhoogde waarden kunnen wijzen op een longziekte of cyanotische congenitale hartziekte.
- *Serumcreatinine* (eventueel met serumureum): symptomen bij nierinsufficiëntie kunnen lijken op die bij hartfalen, hartfalen kan leiden tot achteruitgang van de nierfunctie en bij het gebruik van diuretica en ACE-remmers of angiotensine II-remmers kan de nierfunctie achteruitgaan (zeker bij pre-existente nierarterievernauwing).
- *Elektrolyten:* hypokaliëmie als gevolg van diuretica. Hyperkaliëmie door mineralocorticoïdreceptorantagonisten zoals spironolacton. Hypokaliëmie kan digoxine-intoxicatie bevorderen en ritmestoornissen geven, net als hyperkaliëmie.
- *Hyponatriëmie:* dit kan als gevolg van natriumtekort (door onder andere diuretica, 'salt losing kidneys' en natriumbeperking) of door verdunningshyponatriëmie (bij vergevorderde stadia van hartfalen).
- *Glucose:* om diabetes mellitus vast te stellen; dit is een belangrijke comorbiditeit en daarnaast verhoogt diabetes mellitus de kans op het krijgen van hartfalen.
- *Leverenzymen:* als gevolg van leverstuwing, bijvoorbeeld door hartfalen, kunnen de leverenzymen verhoogd zijn. Dit vormt een prognostisch ongunstig teken. Verhoogde waarden kunnen ook wijzen op alcoholabusus. Alcoholabusus kan weer een oorzaak zijn van hartfalen (alcoholische cardiomyopathie).
- *Schildklierfunctietests:* hyper- of hypothyroïdie kunnen hartfalen veroorzaken of verergeren.
- *Ureum:* behalve als parameter voor de nierfunctie, is het serum-ureumgehalte een maat voor cachexie en de ingestelde diuretische behandeling, en kan het een prognostische betekenis hebben.
- *Cholesterol:* hypercholesterolemie verhoogt de kans op coronaire gebeurtenissen en daarmee op het ontstaan of verergeren van hartfalen.
- *Urineonderzoek:* om een nefrotisch syndroom uit te sluiten (geen proteïnurie) en eventuele glucosurie en microalbuminurie op het spoor te komen. Nierziekten en diabetes mellitus zijn belangrijke comorbiditeiten bij hartfalen.

Conclusie

Laboratoriumbepalingen kunnen van nut zijn voor het achterhalen van eventuele oorzaken van hartfalen en belangrijke comorbiditeit. Verder kunnen ze van belang zijn bij de follow-up van hartfalen. Behalve neurohormoonbepalingen zijn er geen laboratoriumbepalingen die helpen bij het stellen van de diagnose hartfalen. De *Multidisciplinaire richtlijn Hartfalen* (2010) adviseert dan ook om bij patiënten bij wie men hartfalen vermoedt, in ieder geval Hb, Ht, creatinine, glucose en TSH te bepalen[1]. Voor de follow-up bij vastgesteld hartfalen zijn natrium, kalium, creatinine en ureum van belang[1].

3.3.6 Bepaling van het natriuretisch peptide

Natriuretische peptiden (atriaal natriuretisch peptide (ANP) en B-type (brein)natriuretisch peptide (BNP)) worden aangemaakt in respectievelijk de atria en de ventrikels van het hart. Bij toename van de wandspanning in respectievelijk atrium en ventrikel wordt meer ANP en BNP aangemaakt en vrijgegeven in de circulatie. Het breinnatriuretisch peptide wordt zo genoemd omdat het voor het eerst geïdentificeerd werd in varkenshersenen[1,2]. Om verwarring te voorkomen wordt tegenwoordig vaak gesproken van A-type en B-type natriuretisch peptide.

Diuretica, vasodilatatoren en ACE-remmers kunnen de plasmaconcentraties van deze neuro-endocriene stoffen verminderen. Bij gebruik in de praktijk blijken deze verstoringen echter mee te vallen en blijft de validiteit van de neuropeptidenbepalingen hoog.

De plasmaconcentraties van ANP en BNP zeggen iets over de mate van ventriculaire disfunctie en kunnen zodoende van prognostische waarde zijn[2]. Door de plasmaconcentraties tijdens de behandeling te volgen, kunnen ze ook van nut zijn om de optimale therapie te realiseren. Doordat de plasmaconcentraties in een vroeg stadium van hartfalen stijgen, kunnen ze van nut zijn bij de vroegdiagnostiek[2]. Onderzoeken laten een hoge negatief voorspellende waarde zien als natriuretische peptiden bepaald worden bij patiënten bij wie men niet-acuut hartfalen vermoedt en bij screening van ouderen uit een open populatie, bij een acceptabele positief voorspellende waarde wanneer als uitsluitafkappunt 125 pg/ml (15 pmol/l) NTproBNP wordt gebruikt of 35 pg/ml (10 pmol/l) BNP[2]. Bij mensen die waarden boven deze afkappunten hebben, moet nog echocardiografie plaatsvinden om de diagnose hartfalen aan te tonen of uit te sluiten. Tegenwoordig wordt vooral het BNP gebruikt of het inactieve afsplitsingsproduct daarvan, het aminoterminale prohormoon van BNP (NTproBNP).

Andere neuro-endocriene hormonen, zoals noradrenaline, angiotensine II, aldosteron en endotheline-1, spelen weliswaar een rol bij hartfalen (ter bepaling van zowel ernst als prognose), maar bij individuele patiënten zijn deze bepalingen onnauwkeurig en moeilijk te interpreteren en worden ze sterk beïnvloed door medicijnen zoals diuretica, ACE-remmers en bètablokkers.

Conclusie

Bepaling van BNP of NTproBNP is nuttig bij de diagnostiek van hartfalen om diegenen te selecteren die echocardiografie nodig hebben om de diagnose definitief te bevestigen of uit te sluiten. Ze kunnen ook nuttig zijn voor het nagaan van het behandeleffect en hebben bovendien prognostische waarde.

BNP of NTproBNP en/of ANP zijn belangrijk voor het uitsluiten (hoge negatief voorspellende waarde) van hartfalen.

Tabel 3.1 Belangrijke ECG-afwijkingen bij hartfalen.

ECG-bevinding	implicatie
normaal	hartfalen zeer onwaarschijnlijk
pathologische Q-golven	oud myocardinfarct
ST-T-veranderingen	kan myocardischemie betekenen
P-pulmonale	verhoogde druk in rechteratrium, bijvoorbeeld als gevolg van COPD of andere oorzaken van drukverhoging in het pulmonale vaatbed
linkerventrikelhypertrofie	hypertensie, aortastenose, hypertrofische cardiomyopathie
atriumfibrilleren	ontstaan of verergering van hartfalen als gevolg van verlies van de atriale pompfunctie en de hoge ventrikelfrequentie (denk ook aan hyperthyroïdie)
linkerbundeltakblok	meestal bewijzend voor een hartziekte
rechterbundeltakblok	meestal niet als gevolg van een hartziekte; soms is een atriumseptumdefect de oorzaak
laag voltage (klein QRS-compex)	denk aan pericardvocht, hypothyroïdie, amyloïdose
sinustachycardie	heeft meestal weinig betekenis; wordt soms gezien bij ernstig hartfalen (lage positief voorspellende waarde)
bradyaritmie	(zeer) lage hartfrequentie kan hartfalen induceren

3.3.7 Elektrocardiogram

Een elektrocardiogram (ECG) kan behulpzaam zijn bij het opsporen van cardiale afwijkingen. Deze cardiale afwijkingen kunnen een oorzaak zijn of een belangrijke comorbiditeit vormen voor het hartfalen.

Een normaal ECG maakt de diagnose hartfalen onwaarschijnlijk en dient dan ook te leiden tot een heroverweging of de patiënt wel hartfalen heeft[2]. Afwijkingen op het ECG worden zeer frequent gezien bij hartfalen[2] (zie tab. 3.1). Bij een studie die verscheidene diagnostica onderzocht, kwam men tot de conclusie dat het ECG als aanvulling op anamnese en lichamelijk onderzoek waardevol is om patiënten met hartfalen te diagnosticeren[2]. Q-golven passend bij een oud myocardinfarct, een linkerbundeltakblok (LBTB), linkerventrikelhypertrofie (LVH), ST-T-afwijkingen en atriumfibrilleren waren het meest voorspellend om hartfalen vast te stellen[2].

Conclusie

Een normaal ECG bij een patiënt bij wie men hartfalen vermoedt, maakt hartfalen onwaarschijnlijk en moet leiden tot een heroverweging van de diagnose.

Veelvoorkomende afwijkingen bij hartfalen zijn Q-golven passend bij een doorgemaakt myocardinfarct, linkerventrikelhypertrofie (LVH), LBTB, atriumfibrilleren en ST-T-afwijkingen.

Een ECG als aanvulling op anamnese en lichamelijk onderzoek leidt tot verhoging van de voorspellende waarde voor het vaststellen (positief voorspellend) of uitsluiten (negatief voorspellend) van hartfalen (zie tab. 3.1).

3.3 · Diagnostisch onderzoek

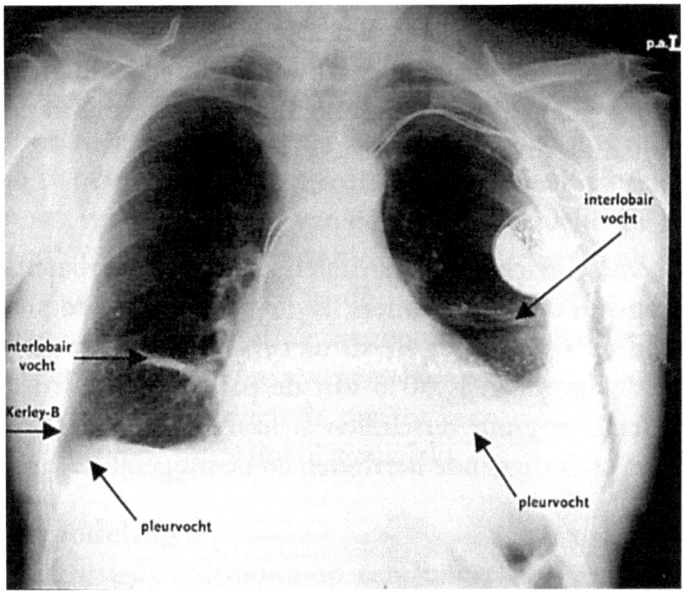

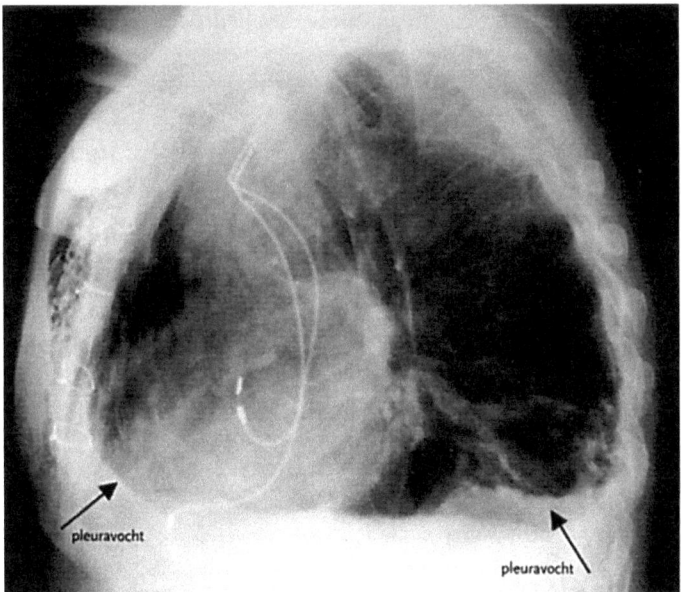

◘ Figuur 3.2 CT-ratio (Six 2003).

3.3.8 X-thorax bij (vermoeden van) hartfalen

Op een voor-achterwaartse (PA) thoraxfoto die gemaakt is tijdens goede inspiratie, is de normale dwarse diameter van de hartfiguur < 50 % van de transversale thoraxdiameter (CT-ratio < 50 % of CTR < 0,50) (zie ◘ fig. 3.2).

Bij de beoordeling van de X-thorax wordt gekeken naar de aan- of afwezigheid van cardiomegalie (cor-thoraxratio (CTR) >0,50) en/of tekenen van overvulling van het longvaatbed (interstitieel of alveolair oedeem, veneuze redistributie, interlobair vocht en pleuravocht). Echter ook tekenen die kunnen wijzen op COPD kunnen van belang zijn bij de diagnostiek van hartfalen (als comorbiditeit of als andere oorzaak voor de klachten van de patiënt). Verder kan een longmaligniteit worden gevonden, veelal als toevalsbevinding. Een thoraxfoto met een CTR >0,50 en/of tekenen van overvulling van het longvaatbed kan een aanwijzing zijn voor de diagnose hartfalen, maar is niet bewijzend[2]. Een bijkomend probleem is de matige overeenkomst tussen verschillende beoordelaars. Een X-thorax kan weliswaar behulpzaam zijn bij de differentiatie tussen hartfalen en pulmonale oorzaken van dyspneu, maar de diagnostiek van hartfalen door middel van een X-thorax wordt juist beperkt door een bijkomende COPD[8]. Daarnaast kunnen beide ziekten tegelijkertijd voorkomen.

Er zijn maar weinig onderzoeken verricht naar het nut van de X-thorax in aanvulling op anamnese, lichamelijk onderzoek en eventueel ECG.

Toevoegen van de gegevens van een X-thorax aan anamnese, lichamelijk onderzoek en ECG blijkt van geringe diagnostische waarde bij de diagnostiek van niet-acuut hartfalen[2,6,7].

Conclusie

Een thoraxfoto is van beperkte waarde bij het vaststellen of uitsluiten van hartfalen (zowel met als zonder behouden systolische LV-functie) indien hij wordt gebruikt in aanvulling op anamnese, lichamelijk onderzoek én ECG.

Als er geen ECG wordt gemaakt, heeft een thoraxfoto wel een toegevoegde waarde bij anamnese en lichamelijk onderzoek. Een CT-ratio >0,50 lijkt hierbij het meest nuttige criterium.

3.3.9 Welk onderzoek is voldoende voor de diagnose?

Zijn voorgeschiedenis, anamnese, lichamelijk onderzoek en eenvoudig aanvullend onderzoek zoals laboratoriumaanvragen, ECG en X-thorax voldoende om de diagnose hartfalen te stellen of is (doppler)echocardiografie altijd noodzakelijk?

Door combinatie van gegevens uit anamnese, lichamelijk onderzoek, ECG, X-thorax en indien mogelijk neurohormoonbepalingen kan men met een redelijke waarschijnlijkheid hartfalen vaststellen of uitsluiten[2,6,10].

Voor het kiezen van een adequate behandelingsstrategie is het echter naast het stellen van de diagnose hartfalen ook belangrijk om de aard van de disfunctie van het hart én de oorzaak van de disfunctie te achterhalen. Zo is het van belang onderscheid te maken in hartfalen met verminderde ejectiefractie, met behouden ejectiefractie, of het zeldzamere geïsoleerde rechterventrikelfalen. Men wil vooral geen behandelbare oorza(a)k(en) over het hoofd zien en daarom is dan toch vaak een (doppler)echocardiogram noodzakelijk.

Is er na de anamnese verdenking op hartfalen gerezen, maar worden met eenvoudig aanvullend onderzoek (ECG, X-thorax en eventueel neurohormoonbepalingen) geen afwijkingen gevonden, dan sluit dit hartfalen (nagenoeg) uit en is (doppler)echocardiografie niet zinvol (zie ◘ fig. 3.3).

Overige overwegingen

Het (doppler)echocardiogram is technisch niet altijd even goed uitvoerbaar, vooral bij irregulaire ritmes, COPD-patiënten en obesitas.

3.3 · Diagnostisch onderzoek

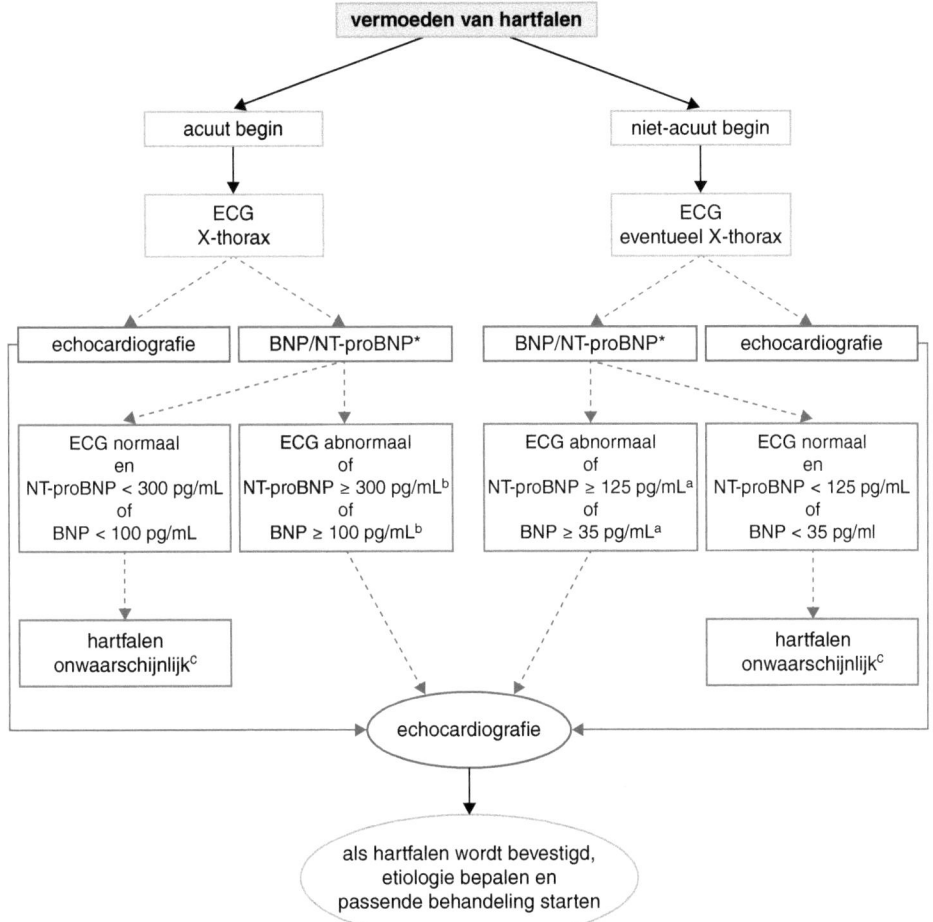

* In de acute setting kan ook MR-proANP worden gebruikt (afkapwaarde 120 pmol/L, dus < 120 pmol/L = hartfalen onwaarschijnlijk).
BNP = B-type-natriuretisch peptide; ECG = elektrocardiogram; MR-proANP = midregionaal proatriaal natriuretisch peptide; NT-proBNP - N-terminaal pro-B-type natriuretisch peptide.
[a] Er worden afkapwaarden voor exclusie van natriuretische peptiden gekozen om het aantal foutnegatieve uitkomsten te minimaliseren zonder dat dit leidt tot te veel onnodige verwijzingen voor echocardiografie.
[b] Andere oorzaken van verhoogde natriuretisch-peptidespiegels in de acute setting zijn een acuut coronair syndroom, atriale of ventriculaire aritmieën, longembolie en ernstig COPD met verhoogde rechterhartdrukken, nierfalen en sepsis. Andere oorzaken van een verhoogde natriuretische spiegel in de niet-acute setting zijn hoge leeftijd (> 75 jaar), atriale aritmieën, linkerventrikelhypertrofie, COPD en chronische nierziekte.
[c] Behandeling kan de concentratie van het natriuretisch peptide verlagen en bij patiënten met HFpEF (*heart failure with preserved ejection fraction*) kan een duidelijk verhoogde concentratie van het natriuretisch peptide ontbreken.

Bron: [1] McMurray JJ, Adamopoulos S, Anker SD, et al. ESC guidelines for the diagnosis and treatment of acute and chronic heart failure 2012: The Task Force for the Diagnosis and Treatment of Acute and Chronic Heart Failure 2012 of the European Society of Cardiology. Developed in collaboration with the Heart Failure Association (HFA) of the ESC. Eur J Heart Fail. 2012;14(8):803-69.

Figuur 3.3 Algoritme voor de diagnostiek van chronisch hartfalen (conform ESC-richtlijn 2012).

Conclusie

De diagnose hartfalen op basis van klinische verschijnselen en eenvoudig aanvullend onderzoek is zonder (doppler)echocardiografie mogelijk. Het is dan wel een diagnose met een zekere mate van onzekerheid, omdat cardiale disfunctie niet 'geobjectiveerd' is. Daarnaast weet men dan niet of er sprake is van hartfalen met verminderde of met behouden ejectiefractie, terwijl de behandeling van deze twee soorten hartfalen sterk verschilt. Daarnaast speelt (doppler)echocardiografie een rol bij:

- het achterhalen van de oorzaak;
- het kwantificeren van de ernst van de disfunctie en daarmee de prognose;
- het beoordelen van het effect van de therapie.

3.3.10 Furosemidetest

Kan een gunstige reactie op therapie (bijvoorbeeld de furosemidetest) worden gebruikt als diagnosticum?

Het bekendst is de furosemideproefbehandeling. Dit houdt in dat men een patiënt bij wie men hartfalen vermoedt, een week lang furosemide 40 mg oraal geeft en vraagt om dagelijks het gewicht bij te houden. Arbitrair spreekt men van een positieve test als de patiënt binnen een week 3 kg is afgevallen. Het is een wijdverbreid gebruik onder (huis)artsen om het effect van deze behandeling te laten meewegen in de beoordeling van het al dan niet bestaan van hartfalen. In de Framingham-criteria is deze test opgenomen; boven een afkappunt van $\geq 4,5$ kg gewichtsverlies binnen vijf dagen na de start van de (diuretische) behandeling is er sprake van een positieve test. Bij verdenking op chronisch hartfalen, dat wil zeggen een niet-acuut begin, lijkt de furosemidetest niet nuttig te zijn, mogelijk omdat de mate van overvulling te beperkt is in dit soort situaties[3].

- **Conclusie**

Bij verdenking op niet-acuut nieuw hartfalen lijkt de furosemidetest niet van nut.

3.3.11 (Doppler)echocardiografie

- **Gegevens van belang voor het stellen van de diagnose**

Transthoracale (doppler)echocardiografie is een veilig, snel diagnosticum. Dimensies van de hartcompartimenten, wanddiktes, geometrie, regionale en globale wandbewegingen, systolische en diastolische functie en vullingsdrukken kunnen worden bepaald (zie ◘ fig. 3.4 voor een voorbeeld van een echocardiogram). Bovendien kan de functie van de hartkleppen kwantitatief worden uitgedrukt. De belangrijkste parameter voor de systolische functie is de LVEF (behouden/normaal >50 %). De hierbij vaak gebruikte gemodificeerde methode volgens Simpson is gevalideerd, maar is sterk afhankelijk van nauwkeurige endocardiale afbakening. Een gemakkelijkere manier (echter minder gestandaardiseerd en dus minder reproduceerbaar) is 'eyeballing' (een subjectieve beoordeling met een indeling in milde, matige of ernstige systolische disfunctie). Er zijn ook andere metingen mogelijk, zoals 'fractional shortening' en de 'wall motion score'[2].

Bij de beoordeling van het (doppler)echo-onderzoek is het belangrijk om rekening te houden met (patho)fysiologische veranderingen die invloed hebben op de metingen: lichaamsoppervlak (dimensies), volumebelasting (contractie, ejectiefractie), hogere leeftijd (verandering

3.4 · Aanvullend diagnostisch onderzoek

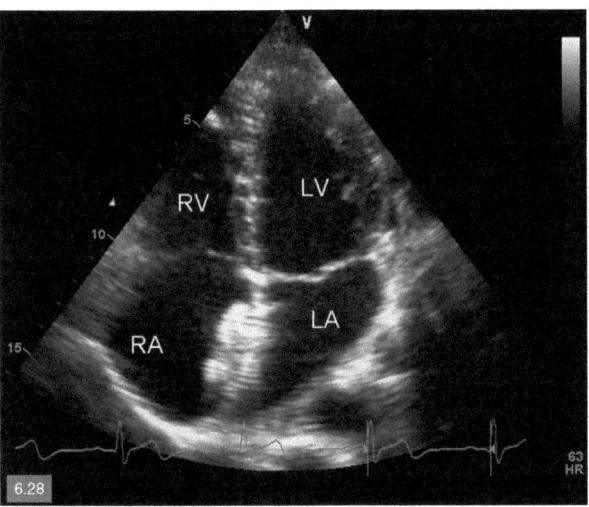

◘ **Figuur 3.4** Echocardiogram. (Bron: cd-rom Hartfalenpoli, ▶ www.hartfalenpoli.nl.)

diastolische parameters, het hart wordt 'stijver') en de vullingstoestand (verandering stroomsnelheden). Daarnaast zorgen overgewicht en COPD voor minder goed te beoordelen beelden.

Andere factoren die de echometingen en de ejectiefractie beïnvloeden, zijn inter- en en in mindere mate intrabedoordelaarsvariatie, ook wanneer hetzelfde echoapparaat wordt gebruikt.

Voor het kwantificeren van de diastolische functie zijn er wel criteria opgesteld, maar deze zijn nog niet algemeen geaccepteerd[2,4]. In ieder geval zijn tekenen van verminderde relaxatie met verminderde verticale wandbeweging belangrijk, naast structurele afwijkingen zoals wandverdikking en vergroting van het linkeratrium. Dit alles bij een normale of behouden ejectiefractie >50%.

Ondanks bovengenoemde beperkingen is (doppler)echocardiografie momenteel het belangrijkste diagnosticum bij (vermoeden van) hartfalen[1,2].

In geneesmiddelenstudies wordt vaak een LVEF <40% als afkappunt voor hartfalen met een verminderde systolische linkerventrikelfunctie genomen. Bij epidemiologisch onderzoek wordt ook een LVEF van <45 of 50% genomen, dan wel een 'fractional shortening' van ≤25% (overeenkomend met een LVEF ≤42,5%).

Ongeveer 50% van de patiënten met hartfalen heeft hartfalen met een behouden LVEF en 50% met een verminderde LVEF.

Gegevens van belang voor het achterhalen van de oorzaak
Hartklepafwijkingen en zeldzaam voorkomende intracardiale shunts kunnen worden vastgesteld. Regionale akinesie of diskinesie kan wijzen op infarctgebieden, of gebieden met ischemie of 'stunning', zeker wanneer het gezien wordt in combinatie met een dun en/of echodens myocard. Ook kan pericarditis, infiltratieve hartziekte of hypertrofische cardiomyopathie gediagnosticeerd worden.

Gegevens van belang voor het bepalen van de ernst en de prognose
Echocardiografisch vastgestelde systolische LV-disfunctie is van prognostische waarde; een lagere ejectiefractie betekent een slechtere prognose[2].

Conclusie
- (Doppler)echocardiografie is het belangrijkste diagnosticum om systolische en diastolische LV-disfunctie vast te stellen. Wanneer er bij een vastgestelde disfunctie tevens klachten en verschijnselen zijn die passen bij hartfalen, spreekt men van hartfalen met verminderde ejectiefractie (LVEF < 40–45 %) of behouden ejectiefractie (LVEF > 45–50 %) en echografische afwijkingen passend bij diastolische disfunctie). De LVEF is een bruikbare maat en is als prognostische maat meest het onderzocht: hoe lager de LVEF, hoe slechter de prognose.
- (Doppler)echocardiografie is het best toegankelijke en minst invasieve onderzoek om de diastolische functie van de linkerventrikel te kwantificeren.

3.4 Aanvullend diagnostisch onderzoek

In deze paragraaf wordt kort de waarde besproken van additionele diagnostische onderzoeken die men kan overwegen indien men met behulp van anamnese (inclusief voorgeschiedenis), lichamelijk onderzoek, laboratoriumbepalingen, elektrocardiografie, X-thorax en/of echocardiografie onvoldoende informatie heeft verkregen om de patiënt met hartfalen te kunnen behandelen.

Een andere, zeer belangrijke reden voor additioneel onderzoek is het achterhalen van behandelbare oorzaken voor hartfalen, vooral cardiale ischemie.

3.4.1 Radionuclideventriculografie

Het voordeel van radionuclideventriculografie (RNV) ten opzichte van echocardiografie is dat een betere beoordeling van de rechterventrikel mogelijk is. Daarnaast is deze methode minder gevoelig voor interbeoordelaarsvariabiliteit en kan zij bij bijna alle patiënten worden uitgevoerd, dus ook bij adipeuze mensen en mensen met COPD. Men kan net als bij echocardiografie een LVEF bepalen (deze is niet geheel gelijkwaardig aan een echocardiografisch bepaalde LVEF) met de bijbehorende prognostische betekenis[1,2]. Nadelen zijn de stralingsbelasting, de kostbare apparatuur en problemen met beeldvorming bij irregulaire hartfrequenties (atriumfibrilleren, aanwezig bij zo'n 30 % van de mensen met hartfalen) en de matige reproduceerbaarheid van de ventrikelvolumina. Het grootste nadeel ten opzichte van echocardiografie is dat de klepstructuur en -functie, de (exacte) wanddikte van de ventrikels en/of de pericardiale en endocardiale structuren niet goed zichtbaar worden gemaakt en de diastolische functie niet kan worden beoordeeld.

Conclusie
RNV kan worden gebruikt om de LVEF te bepalen indien echocardiografie niet mogelijk is. Of er sprake is van diastolische disfunctie kan niet met ventriculografie worden bepaald.

3.4.2 Cardiale magnetische resonantie

Met cardiale magnetische resonantie (CMR) kunnen heel precies, objectief (met weinig interbeoordelaarsvariatie) en reproduceerbaar volumina, wandbewegingen en wanddiktes worden vastgelegd[2]. Zowel de systolische als de diastolische functie kan worden beoordeeld, evenals het pericard. Beoordeling van myocardiale necrose en perfusie en algehele functiebeoordeling zijn mogelijk. Kwantitatieve biochemische informatie is verkrijgbaar met MR-spectroscopie (MRS). Nadeel is dat het een kostbaar onderzoek is. Patiënten bij wie om de een of andere reden echocardiografie niet goed mogelijk is (overgewicht, COPD), zouden hiervoor in aanmerking kunnen komen.

Conclusie
CMR is een veelbelovende, zij het prijzige techniek, waarbij nog afspraken moeten worden gemaakt wanneer men spreekt van diastolisch disfunctie. CMR speelt ook een rol bij het zoeken naar de oorzaak voor hartfalen.

3.4.3 Inspanningstests

Voor de diagnostiek van hartfalen heeft een inspanningstest een beperkte waarde. Wel betekent een normale inspanningstest bij een patiënt die geen medicatie voor hartfalen heeft, dat er geen sprake is van hartfalen. De test heeft dus wel een negatief voorspellende waarde.

Inspanningstests worden echter eerder gebruikt om de functionele capaciteit of het effect van behandeling te bepalen en om prognostische redenen (bepalen van de ernst van het hartfalen). Men kan dus een inspanningstest overwegen:
- in geval er twijfel bestaat aan de relatie tussen de ventrikeldisfunctie en symptomen;
- als hulpmiddel bij de selectie van patiënten die in aanmerking komen voor harttransplantatie;
- om de reactie op therapie te objectiveren;
- om myocardischemie aan te tonen.

Een probleem hierbij is dat het rust-ECG bij hartfalenpatiënten vaak afwijkt en dat dit de interpretatie van het inspannings-ECG belemmert.

De resultaten bij inspanningsonderzoek komen slecht overeen met de LVEF[1,2]. Er zijn verschillende inspanningstests mogelijk, waaronder de treadmill, de fietstest en de zesminutenlooptest. Deze tests kunnen gecombineerd worden met meting van de maximale zuurstofopname. Door bepaling van de zuurstofopname is een onderscheid te maken in een hoog prognostisch risico (piek VO_2 < 10 ml/kg/min) en een laag prognostisch risico (piek VO_2 > 18 ml/kg/min)[13]. Zonder zuurstofmeting kan men de zesminutenlooptest gebruiken om prognostische informatie te verkrijgen[1].

Conclusie
Inspanningstests spelen een rol bij het verkrijgen van een functioneel beeld en zodoende bij de beoordeling van de ernst van het hartfalen, zeker indien uitgevoerd in combinatie met meting van de maximale zuurstofopname.

3.4.4 Coronaire angiografie

Coronaire angiografie (CAG) wordt verricht indien men overweegt om een revascularisatie uit te voeren dan wel klepchirurgie te verrichten. Naast CAG, dat een anatomisch beeld geeft van de epicardiale coronairarteriën (15 % van het totale coronaire vaatbed), kan een CAT- of PET-scan (niet-invasief) nuttig(er) zijn, omdat hiermee meer functionele beelden met flowmeting van het myocard te verkrijgen zijn. CAG, gevolgd door re-vascularisatie indien nodig, moet worden overwogen in geval van acuut gedecompenseerd chronisch hartfalen en bij patiënten met ernstig acuut hartfalen (shock, acuut pulmonaal oedeem) die niet reageren op initiële therapie. Daarnaast moet men CAG overwegen bij patiënten met (chronisch) hartfalen en tevens angina pectoris of andere aanwijzingen voor ischemie, indien ze onvoldoende reageren op anti-ischemische behandeling. CAG kan ook gebruikt worden om coronaire hartziekte als oorzaak uit te sluiten wanneer er gedacht wordt aan idiopathische gedilateerde cardiomyopathie. Verder kan CAG worden overwogen bij patiënten bij wie de oorzaak van het hartfalen onduidelijk is of die niet adequaat op de ingestelde therapie reageren, en bij patiënten met ernstige mitralisinsufficiëntie of aortaklepinsufficiëntie of -stenose. Revascularisatie is niet duidelijk zinvol als er niet tevens angina pectoris bestaat en waarschijnlijk wel zinvol als dit wel aanwezig is[2,14]. CAG wordt afgeraden bij patiënten die in de eindfase van hartfalen verkeren, dan wel anderszins niet geschikt zijn voor revascularisatie of klepchirurgie.

Conclusie
- Hartkatheterisatie is niet nodig om hartfalen te diagnosticeren, maar kan van belang zijn om de oorzaak van het hartfalen te achterhalen of om prognostische informatie te verschaffen.
- Patiënten met angina pectoris en een matige tot ernstige systolische LV-disfunctie dienen coronaire angiografie te ondergaan en vervolgens een coronaire revascularisatie (CABG of PTCA) indien er belangrijke coronaire vernauwing(en) wordt aangetoond.

3.4.5 Onderzoeken die alleen in zeldzame gevallen nodig zijn

- Bepaling van de cardiale output en atriumdrukken door middel van een swan-ganzkatheter en endocardiale biopsie. Bepaling van de cardiale output met een swan-ganzkatheter is alleen zinvol in speciale situaties: wanneer bepaling van vullingsparameters noodzakelijk is voor het handhaven van een adequate cardiale output, bijvoorbeeld bij acuut hartfalen of een ernstige mitralisklepinsufficiëntie. Ook als de patiënt niet reageert op de ingestelde therapie, kan rechtskatheterisatie worden verricht, met metingen van de drukken in het rechteratrium, de rechterventrikel en de pulmonaalarteriën (met bepaling van de capillaire 'wedgedruk'), eventueel samen met saturatiemetingen.
Endocardbiopsie kan bij geselecteerde patiënten met onverklaard hartfalen van nut zijn om een (vooral infiltratieve en inflammatoire) oorzaak te achterhalen[2].
- Holterelektrocardiografie. Voor de diagnostiek van hartfalen in engere zin speelt diagnostiek naar ritmestoornissen geen rol, ook al komen deze (zowel supraventriculaire als ventriculaire) frequent voor bij hartfalen, vooral atriumfibrilleren, en is er sprake van een verhoogd risico voor plotse (hart)dood bij patiënten met hartfalen[2].
- Hartfrequentievariabiliteit bij hartfalen. Dit is een maat voor de balans in het autonome zenuwstelsel en deze variabiliteit is verminderd bij hartfalen. Er is zowel een diagnostische als een prognostische waarde. Het bepalen van deze variabiliteit lijkt niet van nut in de dagelijkse praktijk.
- Stressechocardiografie bij hartfalen. Inspannings- of farmacologische stressechocardiografie is vooral van nut om ischemie aan te tonen als mogelijke oorzaak van ventriculaire disfunctie, om de 'viabiliteit' van akinetisch myocard te bepalen, en of er sprake is van 'hibernation'. Het onderzoek kan worden overwogen als een normaal inspanningsonderzoek niet mogelijk is (niet kunnen inspannen, afwijkend rust-ECG). De PET-scan wordt vooralsnog als referentietest gezien om de doorbloeding van het myocard te kunnen bepalen.
- Longfunctieonderzoek bij (vermoeden van) hartfalen. Epidemiologische studies wijzen in de richting van een sterke associatie tussen COPD, ischemische hartziekte en hartfalen[8,15]. Het is verder van belang te weten dat als gevolg van hartfalen de geforceerde uitademing in één seconde (FEV_1) meer daalt dan de FVC (*forced vital capacity*) wanneer

de patiënt pulmonaal overvuld is; hierdoor is een misdiagnose van COPD mogelijk [16]. Spirometrie moet worden gedaan bij stabiele patiënten met hartfalen, als ze euvolemisch zijn [16]. Spirometrie kan helpen:
- differentiëren tussen pulmonale problematiek (vooral COPD) en hartfalen;
- het aandeel pulmonale problematiek te bepalen indien er bij een patiënt sprake is van zowel hartfalen als longlijden;
- de ernst van het longlijden bij COPD te bepalen.

3.5 Samenvatting diagnostiek

Een 'klinische diagnose' (gebaseerd op anamnese mét voorgeschiedenis en lichamelijk onderzoek) is meestal onvoldoende zeker om de diagnose hartfalen te stellen. Aanvullend onderzoek met echocardiografie is nodig om (objectief) cardiale disfunctie te kunnen vaststellen, om een eventueel behandelbare oorzaken voor het hartfalen te vinden en om te bepalen of het hartfalen met een behouden of een verminderde LVEF betreft.

Literatuur

1. CBO. Multidisciplinaire richtlijn Hartfalen; 2010. Beschikbaar via: ▶ https://www.nvvc.nl/media/richtlijn/96/MDR_Hartfalen_definitieve_versie_7juni2010.pdf.
2. McMurray JJ, Adamopoulos S, Anker SD, et al. ESC guidelines for the diagnosis and treatment of acute and chronic heart failure 2012: The Task Force for the Diagnosis and Treatment of Acute and Chronic Heart Failure 2012 of the European Society of Cardiology. Developed in collaboration with the Heart Failure Association (HFA) of the ESC. Eur J Heart Fail. 2012;14(8):803–69.
3. Kelder JC, Cramer MJ, Rutten FH, et al. The furosemide diagnostic test in suspected slow-onset heart failure: popular but not useful. Eur J Heart Fail. 2011;13(5):513–7.
4. Paulus WJ, Tschöpe C, Sanderson JE, et al. How to diagnose diastolic heart failure: a consensus statement on the diagnosis of heart failure with normal left ventricular ejection fraction by the Heart Failure and Echocardiography Associations of the European Society of Cardiology. Eur Heart J. 2007;28(20):2539–50.
5. Bertens LC, Broekhuizen BD, Naaktgeboren CA, et al. Use of expert panels to define the reference standard in diagnostic research: a systematic review of published methods and reporting. PLos Med. 2013;10(10):e1001531.
6. Rutten FH, Moons KG, Cramers MJ, et al. Recognising heart failure in elderly patients with stable chronic obstructive pulmonary disease in primary care: cross sectional diagnostic study. BMJ. 2005;331:1379.
7. Kelder JC, Cramer MJ, van Wijngaarden J, et al. The diagnostic value of physical examination and additional testing in primary care patients with suspected heart failure. Circulation. 2011;124:2865–73.
8. Rutten FH, Cramer MJ, Lammers JW, et al. Heart failure and chronic obstructive pulmonary disease: An ignored combination? Eur J Heart Fail. 2006;8:706–11.
9. Drazner MH, Rame JE, Stevenson LW, et al. Prognostic importance of elevated jugular venous pressure and a third heart sound in patients with heart failure. N Engl J Med. 2001;345:574–81.
10. Kelder JC, Cowie MR, McDonagh TA, et al. Quantifying the added value of BNP in suspected heart failure in general practice: an individual patient data meta-analysis. Heart. 2011;97:959–63.
11. Zaphiriou A, Robb S, Murray-Thomas T, et al. The diagnostic accuracy of plasma BNP and NTproBNP in patients referred from primary care with suspected heart failure: results of the UK natriuretic peptide study. Eur J Heart Fail. 2005;7:537–41.
12. Working Group on Cardiac Rehabilitation and Exercise Physiology and Working Group on Heart Failure of the European Society of Cardiology. Recommendations for exercise training in chronic heart failure patients. Eur Heart J. 2001;22:125–35.
13. Velazquez EJ, Lee KL, Deja MA, et al.; STICH Investigators. Coronary-artery bypass surgery in patients with left ventricular dysfunction. N Engl J Med. 2011;364(17):1607–16.
14. Rutten FH, Cramer MJ, Grobbee DE, et al. Unrecognized heart failure in elderly patients with stable chronic obstructive pulmonary disease. Eur Heart J. 2005;26:1887–94.
15. Brenner S, Güder G, Berliner D, et al. Airway obstruction in systolic heart failure-COPD or congestion? Int J Cardiol. 2013;168:1910–6.

Medicatie bij hartfalen

Gerard Linssen

4.1	**Inleiding** – 55	
4.2	**Algemene principes** – 55	
4.2.1	Doel van de behandeling – 55	
4.2.2	De praktijkrichtlijnen voor hartfalen – 56	
4.2.3	Overzicht van hartfalenmedicatie – 56	
4.3	**Diuretica** – 57	
4.3.1	Keuze van het diureticum – 58	
4.3.2	Bijwerkingen en interacties – 60	
4.3.3	Preventie en behandeling van jicht door diuretica – 61	
4.3.4	Diureticaresistentie – 61	
4.3.5	Aanbevelingen – 62	
4.3.6	Dosering – 62	
4.4	**ACE-remmers** – 62	
4.4.1	Bijwerkingen – 64	
4.4.2	Aanbevelingen – 64	
4.4.3	Dosering – 64	
4.5	**Bètablokkers** – 64	
4.5.1	Aanbevelingen – 66	
4.5.2	Dosering – 66	
4.6	**Aldosteronantagonisten** – 67	
4.6.1	Aanbevelingen – 67	
4.6.2	Dosering – 68	
4.7	**Angiotensine-II-receptorantagonisten** – 68	
4.7.1	Aanbevelingen – 69	
4.7.2	Dosering – 70	
4.8	**Digoxine** – 70	
4.8.1	Bijwerkingen – 70	
4.8.2	Aanbevelingen – 71	
4.8.3	Dosering – 71	

4.9	**Nitraten en hydralazine – 71**
4.9.1	Aanbevelingen – 72
4.9.2	Dosering – 72

4.10	**Ivabradine – 72**
4.10.1	Aanbevelingen – 73

4.11	**Antitrombotische therapie – 73**
4.11.1	Aanbevelingen – 73

4.12	**Overige medicamenten – 74**
4.12.1	Calciumantagonisten – 74
4.12.2	Renineremmers – 74
4.12.3	Meervoudig onverzadigde vetzuren – 74

4.13	**Medicatie bij 'diastolisch' hartfalen – 74**
4.13.1	Aanbevelingen – 74

4.14	**Medicatie die wordt afgeraden – 75**

4.15	**Acuut hartfalen – 75**
4.15.1	Asthma cardiale – 75
4.15.2	Cardiogene shock – 76

4.16	**Hartfalen en atriumfibrilleren – 76**
4.16.1	Aanbevelingen – 76

4.17	**Comorbiditeit – 77**
4.17.1	Angina pectoris en myocardinfarct – 77
4.17.2	Nierfunctiestoornis – 77
4.17.3	Anemie en ijzerdeficiëntie – 77
4.17.4	Depressie en angst – 78

4.18	**Adviezen bij oudere patiënten – 78**
4.18.1	Aanbevelingen – 78

4.19	**Biomarkergeleide behandeling – 79**

4.20	**Nieuwe ontwikkelingen – 79**

4.21	**Conclusies – 80**

Literatuur – 80

> **Casus**
>
> Meneer Raatjes is een 68-jarige man die sinds vier jaar bekend is met stabiele angina pectoris NYHA-klasse II. Hij wordt opgenomen met sinds enkele dagen aanhoudende, drukkende pijn op de borst, uitstralend naar de armen en gepaard gaande met geringe kortademigheid. In de voorgaande weken heeft hij bij fietsen enkele malen pijn op de borst ervaren. De diagnose is recent ontstaan hartfalen op basis van een subacuut groot voorwandinfarct en verder hypertensie en obesitas. Het echocardiogram laat het beeld zien van een groot gebied van hypo- tot akinesie van apex en anteroseptale segmenten van de linkerventrikel (LV) (linkerventrikelejectiefractie (LVEF) 30 %) en verder geringe mitralisinsufficiëntie. De medicamenteuze behandeling in het ziekenhuis bestaat uit eenmalige toediening van 100 mg furosemide intraveneus (later oraal 40 mg), instelling op ramipril 5 mg, spironolacton 25 mg en orale antistolling. De bètablokker metoprololsuccinaat 100 mg en pravastatine 40 mg eenmaal daags worden voortgezet. Bij ontslag een week na opname is hij nauwelijks kortademig meer (NYHA-klasse II).

4.1 Inleiding

Hartfalen gaat ondanks grote medische vooruitgang in de afgelopen decennia nog steeds gepaard met een hoge ziektelast, frequente ziekenhuis(her)opnames en een grote kans op vroegtijdig overlijden[1,2]. Bij de behandeling van patiënten met hartfalen dient te worden gestreefd naar een oorzakelijke aanpak. Als er geen specifieke, corrigeerbare oorzaken zijn, bestaat de standaardbehandeling van chronisch hartfalen uit leefregels en medicijnen. Het inzicht in de pathofysiologie en behandeling van hartfalen is de laatste jaren ingrijpend veranderd[3,4,5]. Er is een indrukwekkende vooruitgang geboekt op het gebied van de farmacologische therapie geënt op beïnvloeding van het neurohormonale systeem (zie ▶ H. 2). Door zo optimaal mogelijk toegepaste en ingestelde medicamenteuze behandeling kunnen de ernst van de klachten, de kwaliteit van leven en de levensverwachting van veel hartfalenpatiënten aanmerkelijk verbeteren. Tevens kan het aantal ziekenhuis(her)opnames van patiënten met gedecompenseerd hartfalen afnemen. Het verlenen van optimale hartfalenzorg is de taak van het multidisciplinaire behandelteam in samenwerking met de eerstelijns zorgprofessionals.

In dit hoofdstuk worden de inzichten en adviezen voor de praktische toepassing van medicatie bij acuut en chronisch hartfalen uitvoerig beschreven.

4.2 Algemene principes

4.2.1 Doel van de behandeling

Doelen van de medicamenteuze behandeling zijn het verlichten van de klachten en het verbeteren van de inspanningstolerantie, de kwaliteit van leven en de levensverwachting van de patiënt. Bij *acuut hartfalen* is de behandeling gericht op snelle afname van longstuwing onder invloed van intraveneuze diuretica en vaatverwijders, en daarnaast op toediening van zuurstof, gevolgd door ziekenhuisopname.

De therapie van *chronisch hartfalen* beoogt vermindering van klachten en verbetering van inspanningstolerantie en prognose. Toename van de kwaliteit van leven van de patiënt, onder andere door reductie van het aantal ziekenhuis(her)opnames, kan de resultante zijn van de medicamenteuze afremming van het ziekteproces. Om de genoemde doelen te bereiken dient de vaak complexe medicatie optimaal te worden ingesteld, rekening houdend met de individuele patiënt.

De therapeutische effecten van medicamenten zijn afhankelijk van allerlei farmacologische factoren. Globaal betreft het de absorptie, de verdeling, de stofwisseling, de klaring (farmacokinetiek) en de effecten van het geneesmiddel in het lichaam (farmacodynamiek). Tevens zijn leeftijd, lichaamsgewicht, water- en zouthuishouding, circulerend volume en hart-, nieren leverfunctie van de patiënt medebepalend. Deze veelheid van factoren verklaart de vaak moeilijke instelling van medicatie bij chronische patiënten met meer ziektebeelden tegelijk, de zogenoemde comorbiditeit.

4.2.2 De praktijkrichtlijnen voor hartfalen

Praktijkrichtlijnen zijn bedoeld om goed en verantwoord zorgverlenend handelen te bevorderen, met aandacht voor de kwaliteit en de continuïteit van het zorgproces.

De *Multidisciplinaire richtlijn Hartfalen 2010* bevat belangrijk aanbevelingen voor de therapiekeuze[6]. Het document is gebaseerd op resultaten van wetenschappelijk onderzoek (*evidence-based medicine*) en aansluitende meningsvorming. Transmurale afspraken en lokale protocollen bevorderen de implementatie van deze richtlijn.

De Europese richtlijn met betrekking tot hartfalen (*ESC Guidelines for the diagnosis and treatment of acute and chronic heart failure 2012*) is overgenomen door de betrokken Nederlandse beroepsgroepen[7]. De Amerikaanse richtlijn werd in 2013 gepubliceerd[8].

Men dient zich te realiseren dat in de grote hartfalenonderzoeken vrouwen, ouderen, patiënten met ernstig hartfalen (NYHA-klasse IV) en patiënten met belangrijke andere ziekten minder goed vertegenwoordigd waren in vergelijking met de dagelijkse praktijk. Dit betekent dat het in veel gevallen niet goed mogelijk is om de resultaten van deze studies zonder meer te vertalen naar de behandeling van de individuele patiënt. In de komende jaren worden meer gegevens verwacht over de effecten van de medicamenteuze therapie van oudere hartfalenpatiënten, de relatie met comorbiditeit en de factoren die de individuele respons op therapie beïnvloeden.

In dit hoofdstuk zijn de overwegingen en adviezen opgenomen van de landelijke werkgroep rond de *Multidisciplinaire richtlijn Hartfalen 2010*, aangevuld met recente adviezen voortvloeiend uit de Europese richtlijn van 2012 en nadien gepubliceerd klinisch onderzoek tot eind 2014.

De aanbevelingen gelden voor patiënten met een verminderde systolische LV-functie (LVEF ≤ 40 %: hartfalen met een verminderde ejectiefractie, HFrEF). Op dit moment is er weinig bewijs voor de medicamenteuze behandeling van hartfalen met een normale of relatief behouden systolische functie, LVEF > 40 % (diastolisch hartfalen; hartfalen met een behouden ejectiefractie, HFpEF), zie ▶ par. 4.13.

4.2.3 Overzicht van hartfalenmedicatie

In ◘ fig. 4.1 en ◘ tab. 4.1 zijn de werkingsmechanismen weergegeven van de verschillende farmaca die worden toegepast bij acuut en chronisch hartfalen. Neurohormonale en hemodynamische (en cardiale) aangrijpingspunten en effecten worden onderscheiden[9]. Vooral

4.3 · Diuretica

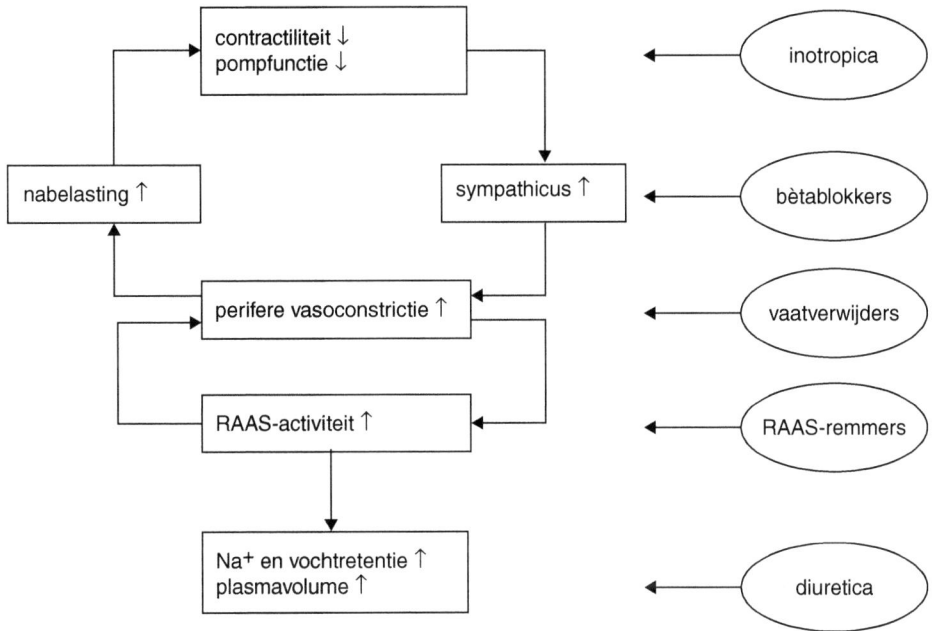

Figuur 4.1 De werkingsmechanismen van de farmaca die worden toegepast bij hartfalen. RAAS: renine-angiotensine-aldosteronsysteem. De groep RAAS-remmers bestaat uit: ACE-remmers, Angiotensine-II-receptor-blokkers (ARB's), MRA's en renineremmers.

de angiotensineconverterende enzymremmers (ACE-remmers) en de bètablokkers vormen de hoeksteen van de standaardbehandeling van hartfalen. De progressie van ongunstige LV-dilatatie (remodeling) en -hypertrofie wordt hierdoor afgeremd. Acute of chronische tekenen van overvulling kunnen meestal goed worden bestreden met diuretica en vaatverwijders, aangevuld met MRA's.

In fig. 4.2 is de aanbevolen medicamenteuze therapie van systolisch hartfalen (LVEF ≤ 40 %, NYHA-klasse II–IV) schematisch weergegeven[6,7].

In de volgende paragrafen worden de praktische toepassingen van de verschillende farmaca uitgebreid beschreven. Deze medicamenten zijn in Nederland verkrijgbaar en geregistreerd voor de indicatie hartfalen, tenzij anders vermeld. Er is voor gekozen om alleen stofnamen (generieke namen) te noemen. Natuurlijk kunnen resultaten van lopende en toekomstige onderzoeken evenals voortschrijdend inzicht leiden tot wijzigingen bij bepaalde categorieën van patiënten.

4.3 Diuretica

Diuretica doen de water- en zoutuitscheiding door de nier toenemen. Het plasmavolume zal daardoor afnemen. Daarentegen verhogen ze de renineconcentratie, waardoor het RAAS verder wordt geactiveerd (zie ► H. 2). Dit laatste is een ongunstig effect van diuretica op hartfalen. Diuretica zijn doorgaans zeer effectief om stuwingsverschijnselen bij zowel acute als chronische vormen van hartfalen te bestrijden of te voorkomen.

Tabel 4.1 Werkingsmechanismen en effecten van hartfalenmedicatie.

geneesmiddel	neurohormonaal	hemodynamisch
diuretica	neveneffect: stijging van renine	veneuze ontlasting van het hart
ACE-remmers	afname van angiotensine en aldosteron	voornamelijk arteriële en in geringe mate veneuze dilatatie
AII-antagonisten	AII-receptorblokker	idem
mineralocorticoïden-antagonisten	aldosteronreceptorblokker	veneuze ontlasting van het hart
bètablokkers	afname sympathische activiteit	verlaging hartfrequentie
hydralazine		vrijwel alleen arteriële dilatatie
nitraten		vrijwel alleen veneuze dilatatie
digoxine	toename vagale tonus en afname sympathische activiteit	geringe verbetering van de pompfunctie
ivabradine		selectieve verlaging van de hartfrequentie bij sinusritme
dobutamine	stimulatie bètareceptoren en alfa-1-receptoren	bij lage dosis arteriële vasodilatatie en bij hoge dosis verbetering pompfunctie en verhoging hartfrequentie
dopamine	activatie van bètareceptoren en dopaminerge receptoren	bij lage dosis: perifeer arteriële en renale vasodilatatie en natriuretisch effect; bij hoge dosis: verbetering pompfunctie en verhoging hartfrequentie
fosfodiësteraseremmers (milrinon en enoximon)		perifeer arteriële vasodilatatie en verbetering pompfunctie
noradrenaline		vasopressor

Bij een asthma cardiale vermindert de longstuwing onder invloed van intraveneuze lisdiuretica (snelle werking, geen resorptieproblemen) zodanig, dat ook de hartwerking gunstig wordt beïnvloed. Intermitterende toediening is goed mogelijk. Afhankelijk van de hydratietoestand kan de dosis worden verhoogd of verlaagd. De gunstige resultaten hiervan werden vastgesteld in talloze kleine onderzoeken. De invloed van diuretica op de lange termijn, met betrekking tot de mortaliteit en de prognose van de patiënt met hartfalen, is onbekend[7].

4.3.1 Keuze van het diureticum

De mate van vochtretentie en de ernst van het hartfalen bepalen in de praktijk de keuze (tab. 4.2). Bij milde manifestaties zijn thiaziden (werkzaam op de distale niertubulus) toereikend en even effectief als lisdiuretica. De laatste zijn krachtiger en leiden tot snelle, royale diurese, wat voor de patiënt hinderlijk kan zijn. Door toediening aan het einde van de middag (om 17.00 uur) wordt de nachtelijke piekdiurese vermeden en de maximale ontwatering op het moment van slapen gaan bereikt. Als piekdiurese moet worden vermeden, zoals bij prostaat-

4.3 · Diuretica

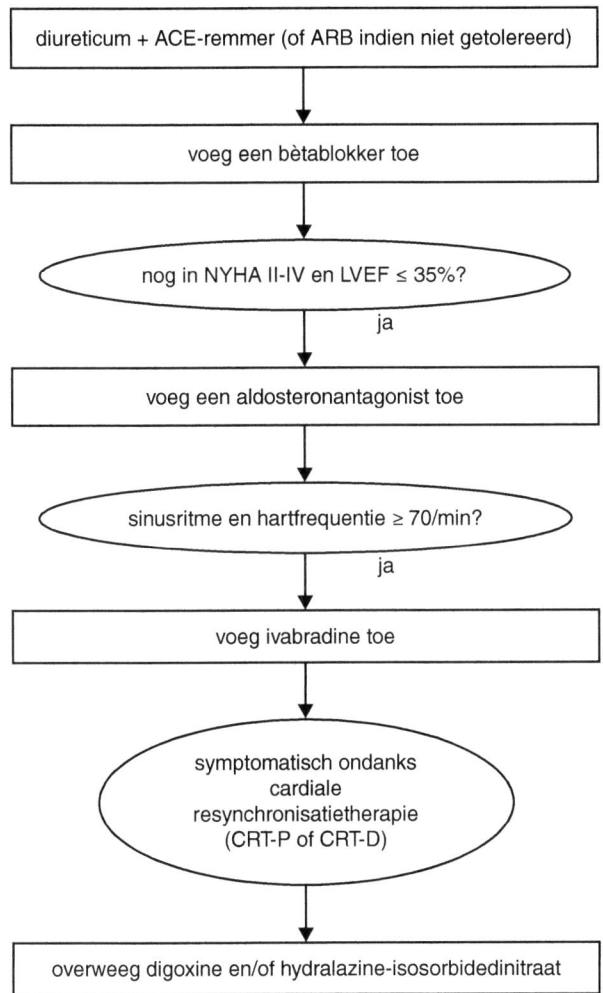

Figuur 4.2 Schematische weergave van de medicamenteuze therapie van chronisch systolisch hartfalen (LVEF ≤ 40 %, NYHA-klasse II–IV).

vergroting, wordt uitgeweken naar thiaziden. Bij vergevorderde stadia van hartfalen dienen lisdiuretica te worden gegeven, eventueel intraveneus, als bolus of als continu infuus (gedurende uren tot dagen). Voorzichtigheid is geboden met kaliumsparende diuretica (triamtereen en amiloride) in combinatie met ACE-remmers, ARB's of MRA's. De toepassing van de MRA's spironolacton en eplerenon wordt apart beschreven in ▶ par. 4.6.

Opmerkingen:
- het effect van 1 mg bumetanide komt overeen met dat van 40 mg furosemide;
- bij chronische stuwingsverschijnselen van het maag-darmstelsel heeft, in geval van orale behandeling met diuretica, bumetanide waarschijnlijk de voorkeur boven furosemide;
- hydrochloorthiazide (HCT) 12,5 en 25 mg is ook verkrijgbaar als combinatiepreparaat met enkele bètablokkers, ACE-remmers, AII-antagonisten en triamtereen (laatstgenoemde alleen met 25 mg HCT);
- 2,5 mg amiloride is alleen verkrijgbaar als combinatiepreparaat met 25 mg HCT, en 5 mg amiloride met 50 mg HCT.

◘ **Tabel 4.2** Overzicht van diuretica bij hartfalen.

type en preparaat	toedieningsvorm	dosering
thiazidediuretica		
– hydrochloorthiazide	tablet 25 mg	12,5–50 mg 1 dd
– chloortalidon	tablet 25 mg	12,5–50 mg 1 dd
lisdiuretica		
– furosemide	tablet 20, 40 mg	20–240 mg 1–2 dd
	ampul 40 en 100 mg	40–240 mg i.v. als bolus of infuus/24 uur
– bumetanide	tablet 1, 2, 5 mg	0,5–5 mg 1–4 dd
	ampul 2, 5 mg	1–5 mg i.v. als bolus of infuus 5–20 mg/24 uur
kaliumsparende diuretica		
– triamtereen	tablet 50 mg	50–100 mg 1 dd
– amiloride	tablet 2,5–5 mg	2,5–20 mg 1 dd
– spironolacton	tablet 25, 50, 100 mg	25–100 mg 1 dd
– eplerenon	tablet 25, 50 mg	25–50 mg 1 dd

4.3.2 Bijwerkingen en interacties

Thiaziden
Hypokaliëmie (bij chloortalidon relatief meer dan bij HCT), eventueel hyponatriëmie, hypomagnesiëmie en hypercalciëmie; hyperurikemie (kans op jicht), verminderde glucosetolerantie en bij hoge doses potentieel ongunstige beïnvloeding van plasmalipiden. Allergische reacties en overgevoeligheid zijn zeldzaam.

Lisdiuretica
Vergelijkbaar met thiaziden. Door snelle en krachtige ontwatering kan dehydratie optreden. In hun invloed op de calcium- en magnesiumhuishouding verschillen ze enigszins van de thiaziden.

N.B.: onder invloed van hypokaliëmie wordt de toxiciteit van digoxine verhoogd.

In combinatie met corticosteroïden kan ernstig kaliumverlies optreden. Kaliumsuppletie dient in beginsel tijdelijk te zijn, bijvoorbeeld één week 3 gram per dag. Aanpassing van diuretica in combinatie met ACE-remmers of AII-antagonisten kan leiden tot handhaving van een normaal kalium.

Bij hyponatriëmie
Vochtbeperking, zo mogelijk lagere doses thiaziden en lisdiuretica, behandeling met ACE-remmers.

Verder verminderen lisdiuretica de excretie van lithium (gebruikt bij manisch-depressieve stoornissen). Het effect van orale antidiabetica kan soms worden verzwakt. Gehoorstoornissen worden alleen waargenomen bij zeer hoge doseringen van lisdiuretica.

Kaliumsparende diuretica
Het is belangrijk waakzaam te blijven voor het optreden van hyperkaliëmie, vooral bij nierinsufficiëntie, gelijktijdig gebruik van ACE-remmers, ARB's, directe renineremmers of kaliumzouten.

N.B.: bij de volgende comedicatie met sterke CYP3A4-remmers is eplerenon gecontraindiceerd: ketoconazol, itraconazol, claritromycine, enkele antidepressiva en hiv-proteaseremmers. Bij comedicatie met zwakke tot matige CYP3A4-remmers zoals amiodaron, diltiazem, verapamil, erytromycine en fluconazol dient de dosering van eplerenon niet hoger te zijn dan 25 mg per dag.

4.3.3 Preventie en behandeling van jicht door diuretica

Bij patiënten die chronisch diuretica gebruiken, is jicht ten gevolge van een secundaire verhoging van het urinezuurgehalte in het plasma een veelvoorkomende klacht. Uraatkristallen kunnen neerslaan in gewrichten en leiden tot aanvalsgewijze pijnklachten. Colchicine (0,5 mg 2-3 dd, afbouwen op geleide van pijnafname), eventueel aangevuld met corticosteroïden, is zeer effectief om jichtaanvallen te behandelen. De bijwerkingen (braken en diarree) zijn echter niet alleen belastend, maar beïnvloeden ook de vochthuishouding en de effecten van de hartfalenmedicatie. Er kan een metabole alkalose met hypokaliëmie ontstaan. Pijnbehandeling met 'niet-steroïde anti-inflammatoire geneesmiddelen' (NSAID's of prostaglandinesynthetaseremmers) dient te worden vermeden. Paracetamol, hoewel minder effectief, heeft duidelijk de voorkeur. Jicht kan voorkómen worden door dieetmaatregelen (vermijd alcohol en bepaalde voeding, zie ► H. 8). Het tijdig verlagen van de dosering van de diuretica valt te overwegen indien de klinische toestand dit toelaat. Allopurinol (100-300 mg 1-2 dd) remt het enzym xanthineoxidase en gaat daardoor de vorming van urinezuur tegen. Allopurinol kan worden overwogen in geval van meerdere jichtaanvallen per jaar. Tijdens jichtaanvallen dient het medicament te worden gestopt en pas na één maand herstart. De patiënt dient goed geïnstrueerd te worden over jicht en de te nemen acties. In moeilijke gevallen kan een reumatoloog geconsulteerd worden.

4.3.4 Diureticaresistentie

Wanneer er bij een patiënt meer dan 250 mg furosemide per dag nodig is om vochtretentie te vermijden, kan men spreken van diureticaresistentie. Er zijn diverse oorzaken aan te geven:
- onvoldoende therapietrouw;
- nierfunctievermindering;
- interactie met comedicatie zoals NSAID's en corticosteroïden;
- slechte resorptie als gevolg van oedeem van het darmslijmvlies;
- hyponatriëmie;
- hypoalbuminemie;
- invloeden van het RAAS.

Acties om diureticaresistentie te doorbreken zijn, afhankelijk van de oorzaak:
- voorlichting en educatie van de patiënt;
- vocht- en zoutbeperking;
- lage doses ACE-remmers;
- intermitterend hoge doses oraal of intraveneus lisdiuretica;
- intraveneuze infusie van lisdiuretica;
- combinatie van lisdiuretica en thiaziden;
- combinatie van lisdiuretica met hoge doses spironolacton;
- toevoeging van een dobutamine-infuus gedurende enkele dagen (klinisch) en/of
- toevoeging van een lage dosis dopamine-infuus.

4.3.5 Aanbevelingen

- Diuretica zijn geïndiceerd bij patiënten met hartfalen en tekenen van vochtretentie.
- Bij patiënten met geleidelijk ontstaan nieuw hartfalen met tekenen van vochtretentie, een diureticum starten in combinatie met een ACE-remmer.
- Bij ernstiger vormen (NYHA III-IV) en bij patiënten met een nierfunctiestoornis (creatinineklaring < 30 ml/min) zijn hoge doses lisdiuretica aangewezen.

4.3.6 Dosering

- Controleer vooraf de nierfunctie en natrium en kalium in het bloed.
- Controleer bovengenoemde parameters na 1–2 weken behandeling.
- Combinatie van een lisdiureticum en een thiazide is zeer effectief, maar het is raadzaam om bedacht te zijn op hypovolemie en elektrolytenstoornissen (vooral hyponatriëmie en hypokaliëmie).
- Vanwege het kaliumsparende effect van ACE-remmers, AII-antagonisten en aldosteronantagonisten worden de kaliumsparende diuretica triamtereen en amiloride, ontraden.
- Bij toepassing van de combinatie van aldosteronantagonisten en gelijktijdig gebruik van ACE-remmers of AII-antagonisten dient rekening te worden gehouden met ernstige hyperkaliëmie.
- In een warm en/of vochtig klimaat dienen in verband met de kans op extra vochtverlies de vochtbeperking en de dosering diuretica en/of vaatverwijders te worden aangepast.
- Pogingen tot dosisvermindering van diuretica bij stabiele patiënten die geen vochtretentie hebben, dient te gebeuren onder zorgvuldige controle van symptomen en gewicht. Alternatief is intermitterend gebruik bij tekenen van vochtretentie.
- Het dagelijks wegen en het geven van voorlichting over tekenen van verslechtering en hoe daarbij te handelen, bijvoorbeeld door aanpassingen in leefwijze en diureticumdosis, dragen bij aan zelfzorg.

4.4 ACE-remmers

In het verleden bestond de standaardbehandeling van patiënten met hartfalen uit diuretica en digoxine. Op basis van de resultaten van uitvoerig klinisch wetenschappelijk onderzoek vormen ACE-remmers tegenwoordig de hoeksteen van de farmacotherapie van hartfalen[6-9].

4.4 · ACE-remmers

Tabel 4.3 Dosering van ACE-remmers (in alfabetische volgorde) bij hartfalen. Bron: *Farmacotherapeutisch Kompas*, 2014.

medicament	begindosering	onderhoudsdosering
benazepril	1 dd 2,5 mg	2 dd 5–10 mg
captopril	3 dd 6,25 mg	3 dd 25–50 mg
cilazapril	1 dd 0,5 mg	1 dd 1–2,5 mg
enalapril	2 dd 2,5 mg	2 dd 10 mg
fosinopril	1 dd 10 mg	1 dd 20–40 mg
lisinopril	1 dd 2,5 mg	1 dd 5–20 mg
perindopril	1 dd 2 mg	1 dd 4 mg
quinapril	1 dd 2,5–5 mg	1 dd 40 mg of 2 dd 20 mg
ramipril	2 dd 2,5 mg	2 dd 5 mg
trandolapril	1 dd 1 mg	1 dd 4 mg
zofenopril	2 dd 7,5 mg	2 dd 30 mg

Remming van het overgeactiveerde RAAS bij hartfalen leidt onder meer tot vaatverwijding, afname van water- en zoutretentie, afname van myocardhypertrofie en minder LV-remodeling. Behandeling met ACE-remmers kan de levensverwachting verbeteren, klachten doen afnemen en de kans op ziekenhuis(her)opname voor gedecompenseerd hartfalen verminderen. Patiënten in alle functionele klassen (NYHA I-IV) van systolisch hartfalen en patiënten met een asymptomatische systolische LV-disfunctie na een myocardinfarct hebben baat bij behandeling met een ACE-remmer in een zo hoog mogelijke dosering, doorgaans in combinatie met een diureticum. Indien er geen infarct is als oorzaak van asymptomatische LV-functie, kan behandeling met een ACE-remmer resulteren in een lager risico op het ontstaan van hartfalen. Bij de ernstige vormen van hartfalen (NYHA III-IV) berust de daling van de mortaliteit vooral op een afname van verergering van hartfalen. Daarentegen is de risicoreductie met betrekking tot plotse hartdood het meest prominent in de groep met mild hartfalen (NYHA I-II). Er zijn geen significante verschillen tussen de verschillende ACE-remmers waarmee de klinische onderzoeken destijds werden uitgevoerd. Dit wordt geduid als een klasse-effect van ACE-remming.

In tab. 4.3 zijn de in Nederland geregistreerde ACE-remmers weergegeven met hun start- en streefdoseringen, op basis van het beschikbare wetenschappelijke bewijs en de richtlijnen.

Er kan geen voorkeur worden aangegeven voor een bepaalde ACE-remmer. Ervaring en gebruiksgemak kunnen een rol spelen bij het maken van een keuze voor de individuele patiënt. Bij de instelling van een ACE-remmer wordt geadviseerd om met een lage dosering te beginnen. Als de begindosering zoals vermeld in de tabel niet wordt verdragen, kan worden gestart met de halve doses. Dit wordt ook aanbevolen bij ernstig hartfalen (NYHA III en IV) en/of bij een al vrij lage bloeddruk en/of een bestaande nierfunctiestoornis bij aanvang van de therapie. Bij ambulante patiënten kan met intervallen van een à twee weken de dosering stapsgewijs worden opgebouwd tot de optimale dosis is bereikt of totdat bijwerkingen verdere verhoging belemmeren. Bij patiënten die in het ziekenhuis zijn opgenomen met hartfalen of met asymptomatische systolische LV-disfunctie na een myocardinfarct kunnen de titratie-intervallen doorgaans korter zijn, namelijk een tot drie dagen. In het algemeen geldt dat controle van bloeddruk, nierfunctie, natrium en kalium nodig is.

4.4.1 Bijwerkingen

Ongeveer 5 à 10% van de patiënten verdraagt de ACE-remmer niet. De meest voorkomende bijwerking is prikkelhoest. Ook hypotensie, nierfunctiestoornissen en hyperkaliëmie kunnen optreden, vooral bij ondervulling en polyfarmacie. Een (meestal tijdelijke) stijging van de serumcreatinineconcentratie wordt als inherent beschouwd aan de toepassing van ACE-remmers; zelfs tot 50% is aanvaardbaar. Wanneer echter in de beginfase van de behandeling een ernstige verslechtering van de nierfunctie optreedt, kan dit wijzen op de aanwezigheid van (een tweezijdige) nierarteriestenose.

Soms wordt angioneurotisch oedeem gerapporteerd (<1%).

4.4.2 Aanbevelingen

- ACE-remmers zijn geïndiceerd bij alle patiënten met systolisch hartfalen, meestal in combinatie met een diureticum, en bij patiënten met asymptomatische systolische LV-disfunctie.
- Grote voorzichtigheid is geboden bij ernstige aortaklepstenose.
- ACE-remmers zijn gecontra-indiceerd bij angio-oedeem in de voorgeschiedenis, (bilaterale) nierarteriestenose, serumkalium >5 mmol/l, creatinineklaring <10 ml/min (dosis-aanpassing bij <30 ml/min) en tijdens de zwangerschap.

4.4.3 Dosering

- Controleer vooraf de nierfunctie en het natrium en kalium in het bloed.
- Controleer bovengenoemde parameters 1-2 weken na start van de behandeling.
- Bij risico op hypotensieve reacties dient men met een zeer lage dosis te beginnen.
- Stapsgewijze verhoging met verdubbeling per 2-4 weken (sneller kan, mits nauwgezet), tot de optimale dosering is bereikt of totdat bijwerkingen verdere verhoging onmogelijk maken; dit alles onder controle van bloeddruk, nierfunctie, natrium en kalium.
- Na het bereiken van de onderhoudsdosis dienen deze parameters na 1, 2, 3 en 6 maanden en vervolgens halfjaarlijks gecontroleerd te worden.

4.5 Bètablokkers

In het verleden waren bètablokkers (competitieve antagonisten van adrenerge bètareceptoren) gecontra-indiceerd bij hartfalen vanwege de negatief inotrope werking. Eind jaren negentig leverden grote studies het bewijs dat de morbiditeit (onder andere klachten en ziekenhuisopnames) en de mortaliteit afnemen (30-35%) door toevoeging van bètablokkers aan de destijds geldende standaardtherapie van hartfalen (ACE-remmer of diureticum met of zonder digoxine)[10-14]. Verklarende mechanismen zijn een afname van de chronische sympathische oversti-

4.5 · Bètablokkers

Tabel 4.4 Het effect van bètablokkers op de mortaliteit in vier grote hartfalenstudies.

studie	NYHA-klasse	LVEF (gemiddeld)	bètablokker	gemiddelde dagdosis	relatieve afname sterfte
CIBIS-II[10]	III-IV	≤35% (?)	bisoprolol	onbekend	34%
MERIT-HF[11]	II-IV	≤40% (28%)	metoprolol cr/xl	159 mg	34%
US-Carvedilol[12]	II-IV	≤35% (23%)	carvedilol	onbekend	65%
COPERNICUS[13]	III-IV	≤25% (20%)	carvedilol	45 mg	35%
SENIORS[14] (≥ 70 jaar)	II-IV	≤35% of HF-opname (36%)	nebivolol	7,7 mg	14%

mulatie en een verandering in bètareceptordichtheid en -gevoeligheid. Ook is er geen negatief effect van bètablokkers op de nierfunctie, behalve in geval van (het optreden van) hypotensie.

In Nederland zijn de volgende bètablokkers geregistreerd voor hartfalen: bisoprolol, carvedilol, metoprolol en nebivolol (zie tab. 4.4).

Toevoeging van carvedilol aan een ACE-remmer is ook effectief bij patiënten met systolische LV-disfunctie (LVEF ≤ 40%) na een recent hartinfarct[15]. De CARMEN-studie toonde aan dat patiënten met mild hartfalen ook baat hebben bij toevoeging van een bètablokker[16]. Bisoprolol en metoprolol zijn cardioselectief (bèta-1-sympathicolytisch). Carvedilol is niet-selectief (blokkeert zowel bèta-1- als bèta-2-receptoren) en leidt tevens tot een zwakke blokkade van alfa-1-receptoren (geeft vaatverwijding). Nebivolol is bèta-1-selectief en heeft eveneens vaatverwijdende eigenschappen door beïnvloeding van de endotheelfunctie.

In de COMET-studie bij patiënten met symptomatisch chronisch hartfalen werden carvedilol en metoprolol(tartraat) vergeleken. De sterfte (alle oorzaken) op lange termijn (al vanaf een half jaar) was lager in de carvedilolgroep in vergelijking met de metoprololgroep[17].

Het effect van een bètablokker als eerste therapie bij hartfalen in plaats van 'bovenop ACE-remmer' is onderzocht (CIBIS III)[10]. De argumenten voor een dergelijke aanpak zijn:
- gelijktijdig gebruik van ACE-remmers en bètablokkers vermindert waarschijnlijk het risico op verslechtering van de nierfunctie (door afname van renine onder invloed van bètablokkers);
- bètablokkers kunnen myocardischemie effectief verminderen;
- verlaging van het risico op plotse hartdood;
- afname van de progressie van hartfalen door onderdrukking van het sympathische zenuwstelsel;
- bètablokkers onderdrukken de concentratie van de krachtige vaatvernauwer angiotensine II bij hartfalen meer dan ACE-remmers.

Uit deze CIBIS III-studie bleek dat er bij patiënten met recent ontstaan, gestabiliseerd, symptomatisch systolisch hartfalen geen verschil in morbiditeit en mortaliteit op de middellange termijn was tussen eerst enalapril en daarna bisoprolol versus de omgekeerde volgorde[18].

De startdosering dient laag te zijn en de titratie langzaam ('start low, go slow') (zie tab. 4.5). Klachten, bloeddruk, hartfrequentie en klinische verschijnselen van hartfalen (let op lichaamsgewicht) dienen te worden gevolgd. De intervallen voor controle en titratie, eveneens op basis van de studieprotocollen, zijn een à twee weken. In het begin kan een verslechtering van de patiënt worden waargenomen. Vochtretentie kan worden bestreden door het tijdelijk ophogen

◘ **Tabel 4.5** Dosering van bètablokkers (in alfabetische volgorde) bij chronisch stabiel hartfalen. Bron: *Farmacotherapeutisch Kompas*, 2014.

medicament	begindosering	onderhoudsdosering
bisoprolol	1 dd 1,25 mg	1 dd 10 mg
carvedilol	2 dd 3,125 mg	2 dd 25 mg (2 dd 50 mg bij gewicht > 85 kg)
metoprololsuccinaat	1 dd 12,5–25 mg	1 dd 200 mg
metoprololtartraat	2 dd 5 mg	3 dd 50 mg
nebivolol	1 dd 1,25 mg	1 dd 10 mg

van de dosering van het diureticum. Het kan tot wel drie maanden duren voordat verbetering onder invloed van de bètablokker optreedt. Bij patiënten in de NYHA-klasse III en IV is extra oplettendheid geboden in verband met een verhoogde kans op hypotensie, vochtretentie en soms verslechtering van de nierfunctie. Men dient alert te zijn op het optreden van bradycardieën en atrioventriculaire (AV-)geleidingsstoornissen ('bèta-1-bijwerking'). Typische 'bèta-2-bijwerkingen' zijn: bronchoconstrictie, perifere vasoconstrictie (met als klacht koude handen en voeten) en hypoglykemie. Centrale bijwerkingen zijn vooral slaapstoornissen en onaangenaam dromen. Ook impotentie bij de man lijkt vrij frequent voor te komen. Nebivolol en carvedilol hebben vaatverwijdende eigenschappen en kunnen eventueel gekozen worden bij klachten van koude handen en voeten en erectiestoornissen.

Bètablokkers, vooral de niet-selectieve, hebben een ongunstig, hoewel zwak, effect op het plasmalipidenprofiel, namelijk verhoging van de triglyceriden en verlaging van het HDL-cholesterol.

De instelling van een zo hoog mogelijke dosering bètablokkers vergt dus veel tijd en geduld, zowel van de patiënt als van de behandelaar. Goede motivatie en therapietrouw van de patiënt zijn essentieel voor het verantwoord toepassen van een dergelijke strategie. Doorgaans kan het instellen op bètablokkers goed plaatsvinden binnen de hartfalenpolikliniek.

4.5.1 Aanbevelingen

– Bètablokkers zijn geïndiceerd bij alle patiënten met chronisch hartfalen met aangetoonde systolische LV-disfunctie die door behandeling met diuretica en ACE-remmers in een stabiele fase verkeren, ongeacht de ernst van de symptomen.
– Hierbij zijn bisoprolol, carvedilol, metoprolol en nebivolol de middelen van keuze, zonder dat een voorkeur kan worden uitgesproken.

4.5.2 Dosering

– Start met een lage dosering en titreer langzaam (elke 2–4 weken) en gecontroleerd op tot de streefdosis of de maximale nog verdragen dosis is bereikt.
– Contra-indicaties zijn een tweede- of derdegraads AV-blok, 'sick sinus syndrome' zonder pacemaker, sinusbradycardie (<50/min).

- Bij patiënten met astma en COPD en bij gebruik van bèta-agonisten is extra voorzichtigheid vereist vanwege de kans op bronchospasmen.
- Bij exacerbaties van hartfalen kan het nodig zijn de dosis tijdelijk te verlagen. In ernstige gevallen wordt tijdelijk stoppen geadviseerd.

4.6 Aldosteronantagonisten

De aldosteronantagonisten (MRA's) spironolacton en eplerenon remmen de uitwisseling van natrium in de niertubulusvloeistof en kaliumionen uit de tubuluscellen. Hierdoor worden natriumionen versterkt door de nieren uitgescheiden terwijl de excretie van kaliumionen afneemt. De diuretische werking is zwak en langzaam en als monotherapie bij hypertensie of hartfalen niet zinvol. Toevoeging van spironolacton aan thiaziden en lisdiuretica kan het kaliumverlies tegengaan. Naast hemodynamische effecten leidt aldosteronremming onder meer tot vermindering van myocardfibrose. Bij (matig) ernstig hartfalen (NYHA III-IV) toonde het RALES-onderzoek aan dat toevoeging van spironolacton in een lage dosering (25 mg eenmaal daags) aan diuretica, ACE-remmers en digoxine een sterftereducerend effect sorteert[19]. Tevens verminderde het de kans op ziekenhuisopname. In dit onderzoek werd spironolacton goed verdragen; de belangrijkste bijwerking was gynaecomastie bij 8–9% van de mannen. Andere bekende bijwerkingen zijn: mastopathie en menstruatiestoornissen bij de vrouw, libidoverlies bij de man en kans op hyperkaliëmie, vooral bij een verminderde nierfunctie en bij diarree.

Contra-indicaties voor het gebruik van spironolacton in het RALES-onderzoek waren een serumcreatinine hoger dan 221 µmol/l en kalium > 5,0 mmol/l[18].

De selectieve aldosteronantagonist eplerenon, die geen oestrogeenagonistische bijwerkingen heeft, is onderzocht in het gerandomiseerde, placebo-gecontroleerde EPHESUS-onderzoek bij patiënten met een acuut hartinfarct gecompliceerd door hartfalen[20]. De met eplerenon behandelde groep liet een lagere sterfte en minder ziekenhuis(her)opnames op de middellange termijn zien in vergelijking met placebo.

In het EMPHASIS-HF-onderzoek bij stabiele hartfalenpatiënten in NYHA-klasse II-IV en met een LVEF van hooguit 35%, werden bij gebruik van eplerenon 25–50 mg dd in vergelijking met placebo een lagere sterfte en minder ziekenhuis(her)opnames gerapporteerd[21]. Het effect is groter dan gerapporteerd in het CHARM-Added-onderzoek (candesartan).

Spironolacton (25 mg per dag) verbeterde in de Aldo-DHF-studie ($n=422$) de diastolische functie bij hartfalenpatiënten met een echocardiografisch aangetoonde diastolische LV-disfunctie[22]. Daarentegen werd in het TOPCAT-onderzoek bij 3445 patiënten met een relatief behouden systolische LV-functie geen significant verschil op harde eindpunten gepresenteerd tussen behandeling met spironolacton versus placebo[23].

4.6.1 Aanbevelingen

- Aldosteronantagonisten (MRA's) worden geadviseerd bij alle patiënten met hartfalen en een LVEF ≤ 35% die ondanks behandeling met diuretica en adequate instelling van ACE-remmers en bètablokkers klachten hebben (NYHA II–IV).
- Contra-indicaties zijn hyperkaliëmie, ernstige nierinsufficiëntie, gelijktijdig gebruik van kaliumsparende diuretica, kaliumsupplementen, combinatie met een ACE-remmer en een AII-antagonist.

4.6.2 Dosering

- Controleer de nierfunctie, het natrium en het kalium bij aanvang en nogmaals 1 en 4 weken na start.
- Start met spironolacton 1 dd 25 mg of eplerenon 1 dd 25 mg.
- Indien kalium ≤ 5 mmol/l: dosis continueren (eventueel verdubbelen bij onvoldoende effect met na één week opnieuw controle kalium).
- Indien boven 5,5 mmol/l: dosis halveren.
- Indien ≥ 6,0 mmol/l: spironolacton/eplerenon stoppen.
- Overweeg na 4–8 weken verhoging van de dosis tot 50 mg in geval van progressief hartfalen, tenzij de nierfunctie verslechtert en hyperkaliëmie optreedt.
- In de onderhoudsfase regelmatige controle van nierfunctie, natrium en kalium (1, 2, 3 en 6 maanden en vervolgens halfjaarlijks).
- Bij nierfunctieverslechtering (creatinineklaring < 30 ml/min) dosis halveren en bij een klaring < 20 ml/min stoppen met spironolacton of eplerenon.

4.7 Angiotensine-II-receptorantagonisten

Angiotensine-II-receptorblokkers (ARB's) werken net als ACE-remmers vaatverwijdend, antihypertensief en antiproliferatief[9]. Combinatie met andere antihypertensiva is goed mogelijk. Het bijwerkingenprofiel is gunstig. Anders dan bij de ACE-remmers treedt prikkelhoest als bijwerking niet op.

Een directe vergelijking van een ACE-remmer (captopril) en een AII-antagonist (losartan) bij oudere patiënten (≥ 65 jaar) (n = 722) met chronisch symptomatisch hartfalen vond voor het eerst plaats in het ELITE-onderzoek[24]. Deze studie was primair opgezet om het effect op de nierfunctie te evalueren. Als nevenbevinding bleek dat de mortaliteit in de patiëntengroep die behandeld was met losartan, 46 % lager was dan in de captoprilgroep in de vervolgperiode van 48 weken (p < 0,05). De hierna uitgevoerde mortaliteitsstudie (ELITE-II) bij 3152 oudere hartfalenpatiënten (gemiddelde follow-up van 555 dagen) kon de nevenresultaten van het ELITE-onderzoek niet bevestigen[25]. Losartan werd evenwel beter verdragen dan captopril; vooral was er minder prikkelhoest. Er dient opgemerkt te worden dat de dosering van losartan (1 dd 50 mg) wellicht niet hoog genoeg was in vergelijking met die van captopril (maximaal tot 3 dd 50 mg). In het OPTIMAAL-onderzoek werd evenmin een significant verschil in de totale mortaliteit waargenomen tussen losartan (in de lage dosering van 50 mg) en captopril (maximaal 3 dd 50 mg) bij patiënten met hartfalen ten gevolge van een acuut hartinfarct. De cardiovasculaire mortaliteit was zelfs hoger in de losartangroep[26].

De HEAAL-studie (n = 3846, NYHA II-IV, LVEF < 40 %, intolerant voor ACE-remmer) vergeleek behandeling met een lage (50 mg/dag) en een hoge dosering (150 mg/dag) van losartan, gedurende bijna vijf jaar[27]. De hoge dosering gaf een relatieve risicoreductie van 10 % op sterfte of ziekenhuisopname voor hartfalen.

In de V-HeFT-studie bleek dat toevoeging van de AII-antagonist valsartan (in vergelijking met placebo) aan een ACE-remmer geen effect had op het primaire eindpunt mortaliteit[28]. Wel gaf valsartan een afname van het gecombineerd eindpunt van mortaliteit en morbiditeit (ziekenhuisopnames, plotse hartdood of behandeling met een intraveneus inotropicum).

In het zeer grote VALIANT-onderzoek, in totaal bijna 15.000 patiënten met een acuut myocardinfarct en tekenen van hartfalen of systolische LV-disfunctie, werden drie behandelgroepen met elkaar vergeleken[29]. Valsartan (streefdosis 320 mg/dag) bleek equivalent aan

4.7 · Angiotensine-II-receptorantagonisten

Tabel 4.6 Dosering van AII-receptorantagonisten die geregistreerd zijn voor de indicatie hartfalen. (Bron: *Farmacotherapeutisch Kompas 2014*)

medicament	begindosering	onderhoudsdosering
candesartan	4–8 mg	16–32 mg
losartan	12,5–25 mg	50–150 mg
valsartan	2 dd 40 mg	2 dd 80–160 mg

captopril (streefdosis 150 mg/dag). Ook was er geen meerwaarde van de combinatie van captopril (streefdosis eveneens 150 mg/dag) en valsartan (streefdosis 160 mg/dag) wat mortaliteit betrof na gemiddeld twee jaar follow-up. In de vroege fase van het myocardinfarct is er dus geen plaats voor de combinatie van een ACE-remmer en een AII-antagonist. (Zie voor de doseringen tab. 4.6)

Het CHARM-onderzoeksprogramma onderzocht in drie studies de effecten van candesartan (streefdosis 1 dd 32 mg) op cardiovasculaire mortaliteit en op hospitalisatie voor hartfalen. Het primaire eindpunt bij in de totaal 7599 patiënten met stabiel chronisch hartfalen was totale mortaliteit[30].

- In *CHARM-Alternative* ($n = 2028$, LVEF ≤ 40 %, intolerantie voor ACE-remmer), met randomisatie naar candesartan of placebo, bleek na drie jaar follow-up dat de cardiale sterfte in de candesartangroep 15 % en de hospitalisatie voor hartfalen 32 % lager was dan in de placebogroep[31].
- *CHARM-Added* ($n = 2548$, LVEF ≤ 40 %, gebruik van ACE-remmer), met randomisatie naar candesartan of placebo, resulteerde in 15 % minder optreden van het gecombineerde eindpunt. Zelfs het gelijktijdig gebruik van een bètablokker liet een trend zien naar een toegenomen gunstig effect van candesartan[32].
- *CHARM-Preserved* ($n = 3023$, LVEF > 40 %, andere hartfalenmedicatie toegestaan), eveneens met randomisatie naar candesartan en placebo, liet geen significant effect zien op het primaire eindpunt; wel was er een reductie van 15 % in het aantal ziekenhuisopnames voor hartfalen[33].

CHARM-Overall resulteerde tot slot in een afname met 9 % van de totale sterfte onder invloed van candesartan versus placebo ($p = 0{,}055$)[30]. Wel was er een significante afname van de cardiovasculaire mortaliteit en van het aantal ziekenhuisopnames voor hartfalen.

De I-PRESERVE-studie, met irbesartan (75–300 mg/dag) versus placebo bij 4128 gerandomiseerde hartfalenpatiënten met een relatief behouden LV-functie (LVEF ≥ 45 %), leverde geen verschillen op in harde klinische eindpunten[34].

4.7.1 Aanbevelingen

- ARB's worden geadviseerd in plaats van ACE-remmers bij patiënten die hinderlijke bijwerkingen ondervinden van ACE-remmers. Kies dan een equivalente dosis van de ARB.
- Bij patiënten die niet klachtenvrij zijn (NYHA-klasse II-IV) op diuretica, ACE-remmers en/of bètablokkers in optimale doses, kan het toevoegen van een ARB worden overwogen als alternatief voor een aldosteronantagonist.
- Grote voorzichtigheid is geboden bij ernstige aortaklepstenose.

- Contra-indicaties zijn, net als bij ACE-remmers (behalve angio-oedeem), ernstige nierinsufficiëntie en hyperkaliëmie.
- Bijwerkingen zoals verslechtering van de nierfunctie, hyperkaliëmie en hypotensie zijn vergelijkbaar met die van ACE-remmers. Prikkelhoest is geen bijwerking van ARB's.

4.7.2 Dosering

- Controleer vooraf de nierfunctie en het natrium en kalium in het bloed.
- Controleer bovengenoemde parameters 1–2 weken na start van de behandeling.
- Bij een risico op hypotensieve reacties dient men met een zeer lage dosis te beginnen.
- Stapsgewijze verhoging met verdubbeling per 2–4 weken (sneller kan, mits nauwgezet), tot de optimale dosering is bereikt of bijwerkingen verdere verhoging onmogelijk maken; dit alles onder controle van bloeddruk, nierfunctie, natrium en kalium.
- Na het bereiken van de onderhoudsdosis dienen deze parameters na 1, 2, 3 en 6 maanden en vervolgens halfjaarlijks gecontroleerd te worden.

4.8 Digoxine

Digoxine werkt zwak positief inotroop door verhoging van de intracellulaire calciumconcentratie. Andere effecten van digoxine zijn negatieve chronotropie, vertraging van de prikkelgeleiding en onderdrukking van de perifere sympathische activiteit, die meestal verhoogd is bij hartfalen. Deze neuro-endocriene effecten van digoxine kunnen als nuttig worden beschouwd bij de aanpak van hartfalen. De smalle therapeutische breedte (bloedconcentratie van digoxine: 0,6–1,2 mmol/l) vergroot echter de kans op bijwerkingen.

Digoxine wordt ook in het huidige tijdperk van ACE-remmers en bètablokkers nog veelvuldig toegepast bij patiënten met hartfalen, meestal bij atriumfibrilleren. Het effect op de ventrikelfrequentie bij inspanning of bij een hoge sympathicotonus is echter gering. Omstreden is het gebruik bij hartfalenpatiënten met sinusritme. Uit het DIG-onderzoek bleek dat toevoeging van digoxine niet leidde tot een betere (of slechtere) overleving[35]. Wel werd er een geringe afname van de symptomen en van het aantal ziekenhuisheropnames waargenomen[36].

4.8.1 Bijwerkingen

De meeste bijwerkingen zijn tekenen van overdosering, die mede verklaard wordt door de smalle therapeutische breedte.
- Cardiaal (vooral onder invloed van hypokaliëmie): hartritmestoornissen (in het bijzonder ventriculaire extrasystolen en nodale tachycardie) en verschillende gradaties van AV-blok.
- Gastro-intestinaal: een opgeblazen gevoel, anorexia, misselijkheid, braken en buikpijn.
- Neurologisch: moeheid, depressie, visusstoornissen, fotofobie en, bij intoxicatie, kleursensaties.

4.8.2 Aanbevelingen

- Initieel kan digoxine bij gedecompenseerd systolisch hartfalen en daarbij aanwezig boezemfibrilleren gebruikt worden om de ventrikelfrequentie te verlagen. Na stabilisatie heeft een bètablokker de voorkeur. Digoxine kan zo nodig worden toegevoegd indien de ventrikelfrequentie in rust >80/min of bij inspanning >110/min is, ondanks een optimale bètablokkerdosis.
- Ook kan digoxine worden ingezet bij patiënten met systolisch hartfalen en sinusritme zonder atriumfibrilleren indien de patiënt nog klachten houdt (NYHA-klasse II–IV) ondanks behandeling met een ACE-remmer, een diureticum, een bètablokker, een ARB of een aldosteronantagonist.
- Contra-indicaties: tweede- of derdegraads AV-blok zonder pacemaker. Voorzichtigheid is geboden bij 'sick sinus syndrome', hyper- of hypokaliëmie, pre-excitatiesyndromen of eerdere aanwijzingen voor digoxine-intoxicatie.
- Denk aan interacties met amiodaron, diltiazem, verapamil, kinidine, sommige antibiotica en beïnvloeding van de effecten van coumarinederivaten.

4.8.3 Dosering

Startdosering digoxine
- Opladen: intraveneus (N.B.: in klinische setting onder ritmebewaking) 0,25–0,50 mg in één dosis, gevolgd door 0,25 mg elke 4–8 uur, zo nodig tot een totaal van 1 mg. Na 24 uur overgaan op een orale onderhoudsdosis. Oraal: qua dosering gelijk.
- In geval van sinusritme en stabiel hartfalen is een oplaaddosis niet zinvol.

Onderhoudsdosering digoxine
- Meestal een tablet à 0,25 mg eenmaal daags. Bij ouderen en patiënten met nierinsufficiëntie 0,125 mg, soms een lagere dagdosis (0,0625 mg).
- Algemeen: hogere leeftijd, laag lichaamsgewicht, nierinsufficiëntie en hypokaliëmie (gebruik van thiaziden en lisdiuretica) verhogen de kans op toxiciteit van digoxine. Dosisaanpassingen (halvering volstaat meestal) kunnen dit voorkomen.

4.9 Nitraten en hydralazine

Nitraten hebben een direct vaatverwijdend effect op de veneuze bloedvaten en voornamelijk bij hogere doseringen een arteriolaire vaatverwijdende werking. Tevens verwijden ze de coronairvaten.

Het snelle effect bij sublinguale toediening maakt nitraten bijzonder geschikt om aanvallen van angina pectoris en ook acute longstuwing te behandelen. Het is (nog) niet bekend of nitraten als monotherapie de prognose verbeteren bij hartfalen. Alleen in combinatie met hydralazine (arteriële vaatverwijder) is een mortaliteitsreductie aangetoond ten opzichte van placebo. Deze reductie was echter geringer dan bij enalapril.

Bij negroïde patiënten kan de combinatie hydralazine-isosorbidedinitraat (H-ISDN) toegevoegd aan ACE-remmer, bètablokker en diureticum, leiden tot een betere overleving en minder kans op ziekenhuisopname wegens gedecompenseerd hartfalen (A-HeFT-studie)[37].

De doseringen zijn bij hartfalen doorgaans hoger dan bij angina pectoris. Nitraattolerantie van het vaatstelsel kan in de meeste gevallen worden voorkomen door per etmaal een nitraatvrije periode van acht tot twaalf uur te hanteren. De meest voorkomende bijwerking is hoofdpijn, vooral in het begin van de behandeling. Verder kunnen duizeligheid, vermoeidheid, misselijkheid, hartkloppingen en (orthostatische) hypotensie voorkomen. Deze klachten nemen veelal af door verlaging van de dosering en in een aantal gevallen ook bij voortzetting van de behandeling.

Nitroglycerine kan in het ziekenhuis intraveneus worden toegediend om symptomen van longstuwing te verlichten. De begindosering is 0,5 µg/kg per minuut, op geleide van symptomen en hemodynamische gegevens op te voeren tot maximaal 3,5 µg/kg per minuut, doorgaans gedurende hooguit enkele dagen.

4.9.1 Aanbevelingen

- De combinatie van nitraten met hydralazine is alleen aangewezen in uitzonderlijke situaties, bijvoorbeeld bij ACE- en ARB-intolerantie.
- Bij aanhoudende klachten van systolisch hartfalen, toegevoegd aan ACE-remmer, bètablokker en diureticum, indien ARB en MRA niet verdragen worden.
- Toevoeging van nitraten gecombineerd met hydralazine kan worden overwogen bij patiënten van Afrikaanse afkomst die klachten blijven houden ondanks gebruik van ACE-remmer, diureticum, bètablokker en MRA of ARB.
- Contra-indicaties van nitraten met hydralazine zijn symptomatische hypotensie, systemische lupus erythematodes (SLE) en ernstige nierinsufficiëntie.
- Bijwerkingen van nitraten met hydralazine zijn (orthostatische) hypotensie, spier- en gewrichtsklachten, huiduitslag of koorts (denk dan aan geneesmiddelgeïnduceerd SLE-syndroom).

4.9.2 Dosering

- Startdosis: hydralazine 3 dd 40 mg + isosorbidedinitraat (ISDN) (met vertraagde afgifte) 3 dd 20 mg.
- Overweeg dosisverhoging na 2–4 weken, zo mogelijk tot streefdosis hydralazine 3 dd 75 mg + ISDN (met vertraagde afgifte) 3 dd 40 mg.

4.10 Ivabradine

Ivabradine is het eerste medicament uit een nieuwe klasse geneesmiddelen die de sinusknoopfrequentie verlagen door selectieve remming van het zogenoemde I_f-ionkanaal.

In de SHIFT-studie bij 6588 patiënten met chronisch systolisch hartfalen leidde de toevoeging van ivabradine (tot 2 dd 7,5 mg) gedurende twee jaar in vergelijking met placebo tot afname van de cardiovasculaire sterfte en het aantal ziekenhuisopnames voor hartfalen (gecombineerde eindpunt: relatieve risicoreductie van 18 %, $p < 0.0001$)[38]. De sinusfrequentie diende bij aanvang van de studie meer dan 70 per minuut te zijn, onder optimale standaardmedicatie (inclusief bètablokker).

Bijwerkingen kunnen zijn: bradycardie (bij 5%) en ongecontroleerde bloeddruk, tijdelijke waarneming van bepaalde lichtverschijnselen (zogenoemde fosfenen, bij 3%), wazig zien, hoofdpijn en duizeligheid.

4.10.1 Aanbevelingen

- Op basis van de SHIFT-studie staat in de Europese richtlijn van 2012 dat het gebruik van ivabradine kan worden overwogen bij stabiel symptomatisch hartfalen (NYHA-klasse II-IV), LVEF ≤ 35% en een sinusritme met een hartfrequentie van ≥ 70 per minuut ondanks behandeling met een bewezen effectieve dosering bètablokker (of maximaal verdragen dosis), een ACE-remmer (of ARB) en een aldosteronantagonist (of ARB).
- Gestreefd wordt naar een hartfrequentie van 60 slagen per minuut.
- In geval van atriumfibrilleren remt ivabradine de ventrikelfrequentie niet.
- De startdosering is 2 dd 5 mg gedurende twee weken; de aanbevolen dosis is 2 dd 7,5 mg.

4.11 Antitrombotische therapie

Patiënten met hartfalen hebben in theorie een grotere kans op trombo-emboliëen, ook indien sinusritme bestaat. De verklaring is gelegen in de aangetoonde verhoogde stollingsneiging, trage bloedstroomsnelheden, stase van bloed in gedilateerde hypokinetische ventrikels en perifere vaten, endocardiale beschadiging en dynamische krachten. In het grote WARCEF-onderzoek bij patiënten met stabiel systolisch hartfalen (en sinusritme) bleek echter geen voordeel van behandeling met coumarines op het gecombineerde primaire eindpunt in vergelijking met aspirine[39]. Wel hadden met coumarines behandelde patiënten een lager risico op beroerte, maar dat werd tenietgedaan door een hoger risico op ernstige bloedingen.

Hartfalenpatiënten met atriumfibrilleren, kunstkleppen of een aangetoonde intracardiale trombi hebben in ieder geval een indicatie voor orale antistolling. Men dient bedacht te zijn op bloedingen en maag-darmstoornissen.

De nieuwe, directe orale anticoagulantia (NOAC's), zoals dabigatran, rivaroxaban en apixaban) kunnen gebruikt worden als alternatief voor coumarinederivaten bij hartfalenpatiënten met atriumfibrilleren[40]. Ernstige nierinsufficiëntie (creatinineklaring < 30 ml/min) is een contra-indicatie.

4.11.1 Aanbevelingen

- Antitrombotische behandeling met coumarines is aangewezen bij patiënten met atriumfibrilleren en hartfalen.
- Voor patiënten met coronaire hartziekten is er een indicatie voor acetylsalicylzuur of carbasalaatcalcium.
- Routinematig gebruik van orale antistolling bij patiënten met hartfalen *en* sinusritme is niet aangewezen.

4.12 Overige medicamenten

4.12.1 Calciumantagonisten

De calciumantagonisten verapamil, diltiazem en dihydropyridine geven op korte termijn geen verbetering van de klachten of het inspanningsvermogen. Alleen de langwerkende dihydropyridinen (amlodipine en felodipine) kunnen worden ingezet wanneer onvoldoende controle van de bloeddruk of van angina pectoris wordt bereikt door bètablokker, ACE-remmer en/of ARB.

4.12.2 Renineremmers

De eerste renineremmer (aliskiren), geregistreerd voor de behandeling van hypertensie, is onderwerp van lopende gerandomiseerde onderzoeken bij chronisch hartfalen. In dat kader wordt het in de praktijk van de hartfalenzorg niet aanbevolen als vervanger van een ACE-remmer of ARB.

4.12.3 Meervoudig onverzadigde vetzuren

In de algemene voedingsadviezen worden meervoudig onverzadigde vetzuren aanbevolen en wordt voeding met een groot aandeel verzadigde vetzuren als ongezond beschouwd.

In het GISSI-HF-onderzoek bij 6975 patiënten met chronisch hartfalen is gebleken dat het toevoegen van omega-3-vetzuren (één capsule van 1 gram per dag) aan de standaardbehandeling, de levensverwachting gering verbetert en de kans op ziekenhuisopname wegens cardiovasculaire ziekten enigszins verkleint[41]. Dit kan belangrijk zijn voor patiënten die geen vette vis kunnen of willen inpassen in hun voeding.

4.13 Medicatie bij 'diastolisch' hartfalen

Er zijn weinig evidence-based gegevens over de medicamenteuze behandeling van patiënten met een (relatief) behouden systolische LV-functie. Een interessante bevinding in het SENIORS-onderzoek was dat de gunstige effecten van de bètablokker nebivolol zowel werden gezien bij de hartfalenpatiënten met een lage LVEF als bij hen met een relatief behouden LVEF[42].

Van ACE-remmers, ARB's en MRA's werden op pathofysiologische gronden gunstige effecten op de ziektelast en de levensverwachting verwacht. Grote placebogecontroleerde klinische studies toonden deze effecten echter niet aan[43,44]. Toch worden deze medicamenten in de praktijk frequent toegepast bij diastolisch hartfalen. Indien een patiënt met hartfalen zowel systolische als diastolische LV-disfunctie heeft, wordt dit beschouwd als systolisch hartfalen en dient het als zodanig te worden behandeld.

4.13.1 Aanbevelingen

- Diuretica zijn geïndiceerd in geval van vochtretentie en kortademigheid door longstuwing.
- Hypertensie moet adequaat behandeld worden.

- Behandel patiënten met een doorgemaakt hartinfarct volgens de geldende richtlijnen.
- Optimaliseer de hartfrequentie bij patiënten met atriumfibrilleren.

4.14 Medicatie die wordt afgeraden

De volgende groepen medicamenten (of combinaties) worden volgens de Europese richtlijn van 2012 afgeraden bij patiënten met symptomatisch systolisch hartfalen wegens het risico op schadelijke effecten[7].

- Thiazolidinedionen (glitazonen), behorend tot de orale antidiabetica, kunnen hartfalen verergeren en de kans op ziekenhuisopname voor gedecompenseerd hartfalen vergroten.
- De calciumantagonisten verapamil en diltiazem kunnen door negatief inotrope effecten systolisch hartfalen verergeren.
- NSAID's en cyclo-oxygenase-2-remmers (COX-2-remmers) dienen zo mogelijk te worden vermeden. Deze medicamenten kunnen leiden tot meer vocht- en zoutretentie en verslechtering van de nierfunctie en zodoende hartfalen verergeren. Ook kunnen NSAID's leiden tot een verminderde werking van diuretica en ACE-remmers. Men dient alert te zijn op het gebruik ervan; een andere behandelaar kan ze hebben voorgeschreven. Verder kan de patiënt zelf zonder recept NSAID's hebben aangeschaft bij apotheek, drogist of supermarkt.
- Toevoeging van een ARB (of renineremmer) aan de combinatie van een ACE-remmer en een aldosteronantagonist wordt niet aangeraden vanwege het grotere risico op nierinsufficiëntie en hyperkaliëmie.

4.15 Acuut hartfalen

4.15.1 Asthma cardiale

Acuut hartfalen is gedefinieerd als een snel begin of een snelle toename van verschijnselen van hartfalen, waarbij spoedeisend handelen noodzakelijk is. Acuut hartfalen heeft een slechte prognose in de hospitalisatiefase en wordt gekenmerkt door een verhoogd risico op recidiverende ontregelingen nadien. Ondanks het beschikbaar komen van nieuwe farmaca, leverden de meeste klinische studies teleurstellende resultaten op.

Parallel aan de diagnostiek in de acute fase wordt de patiënt alvast behandeld om de klachten te verlichten, de hemodynamische toestand te stabiliseren en orgaanschade te voorkomen.

De standaardbehandeling van acuut ontstaan longoedeem ('asthma cardiale') is de laatste jaren niet wezenlijk veranderd, namelijk gebruik van intraveneuze lisdiuretica, sublinguale nitroglycerine en zuurstof. Zo nodig kan 2,5–5 mg morfine intraveneus de kortademigheid, onrust, angst en pijn op de borst verlichten (N.B. ademhaling monitoren).

In het ziekenhuis kunnen vaatverwijders, vooral intraveneuze nitroglycerine (of nitroprusside), worden toegevoegd op geleide van de klinische en hemodynamische toestand.

Een hooggedoseerde bolus van een intraveneus lisdiureticum kan leiden tot een snellere afname van kortademigheid dan een laaggedoseerde bolus; wel is er een grotere kans op nierinsufficiëntie. De toediening van het lisdiureticum via een continu infuus heeft geen duidelijke meerwaarde in vergelijking met tweemaal daagse bolusschema's.

In de praktijk worden regelmatig continue (lage dosis: 2–3 µg/kg/min) dopamine-infusies toegepast om de nierdoorbloeding en de diurese te bevorderen, hoewel in de ROSE-AHF-studie een neutraal effect bleek van een lage dosis dopamine bij acute hartfalenpatiënten die in het ziekenhuis diuretisch werden behandeld[45].

4.15.2 Cardiogene shock

Acuut longoedeem in combinatie met een lage bloeddruk ten gevolge van pompfalen heeft een aanmerkelijk slechtere prognose dan asthma cardiale met een normale of verhoogde bloeddruk. Met betrekking tot de medicamenteuze therapie kan toediening van hoge doses positieve inotropica of vasopressoren via continue infusie nodig zijn.

De volgende farmaca kunnen hiervoor in aanmerking komen:
- bèta-adrenerge agonisten, zoals dobutamine en dopamine;
- fosfodiësteraseremmers, zoals milrinon en enoximon;
- de 'calcium sensitiser' levosimendan, die tevens vaatverwijdende eigenschappen heeft;
- vasopressoren, zoals noradrenaline, in geval van ernstige hypotensie ondanks adequate vullingsdrukken in het hart;
- digoxine; dit heeft een licht positief inotrope en vaatverwijdende eigenschappen; verlaging van de ventrikelfrequentie bij atriumfibrilleren kan zinvol zijn.

Na stabilisatie dient de patiënt naast een diureticum zo snel mogelijk, al tijdens opname, ingesteld te worden op een ACE-remmer of ARB, bètablokker, MRA en eventueel digoxine en is optitreren nodig, voort te zetten na ontslag uit het ziekenhuis.

4.16 Hartfalen en atriumfibrilleren

Atriumfibrilleren komt veel voor bij patiënten met hartfalen. In de stabilisatiefase wordt digoxine geadviseerd. Daarna is een bètablokker in de meeste gevallen te verkiezen.

De Nederlandse en de Europese richtlijn bevatten concrete adviezen voor behandeling, zoals hieronder kort samengevat[6,7].

4.16.1 Aanbevelingen

- Bij atriumfibrilleren en hartfalen dient eerst het hartfalen zo goed mogelijk te worden bestreden. Daarna kan worden overwogen het sinusritme te herstellen.
- Indien de patiënt niet in aanmerking komt voor cardioversie of wanneer cardioversie niet slaagt, dient te worden gestreefd naar adequate 'frequentiecontrole' (hartfrequentie in rust <80/min en <110/min bij inspanning, zoals de zesminutenlooptest). Hiervoor komen in aanmerking: digoxine, een bètablokker, de combinatie van deze twee, of amiodaron (eventueel in combinatie met een bètablokker of digoxine).
- Bij patiënten met stabiel hartfalen en een relatief behouden LVEF kan verapamil gebruikt worden ter 'frequentiecontrole'.
- In de acute fase van hartfalen kan intraveneus digoxine of amiodaron gebruikt worden om een hoge ventrikelfrequentie bij atriumfibrilleren te verlagen, tenzij er een extra AV-verbinding is.

4.17 Comorbiditeit

De aanwezigheid van andere ziekten bij patiënten met hartfalen heeft een ongunstig effect op klachten, functioneren en levensverwachting[46]. De instelling op bewezen effectieve hartfalenmedicatie kan worden belemmerd door relevante comorbiditeit. Enkele ziekten worden in de onderstaande paragrafen toegelicht.

4.17.1 Angina pectoris en myocardinfarct

De behandeling van coronaire hartziekten bij symptomatisch hartfalen zal deels hetzelfde zijn als bij patiënten zonder hartfalen. Bètablokkers, nitraten en ACE-remmers evenals de toepassing van cholesterolsyntheseremmers ('statines') zijn hierbij zinvol. Toevoeging van een statine aan de behandeling van oudere patiënten met ischemisch hartfalen, ongeacht de cholesterolwaarden, is onderzocht in de CORONA-studie[47]. Er bleek een neutraal effect op harde eindpunten bij toevoeging van 10 mg rosuvastatine aan de hartfalentherapie. Dat bleek eveneens in het GISSI-HF-onderzoek bij chronisch (ischemisch of niet-ischemisch) hartfalen[48]. Statines maken geen deel uit van de standaardbehandeling van hartfalen.

Er is een beperkte plaats voor calciumantagonisten, namelijk alleen voor de behandeling van angina pectoris.

4.17.2 Nierfunctiestoornis

De nierfunctie is een gevoelige en prognostische parameter bij hartfalen. De aanwezigheid van nierinsufficiëntie of het blijvend verslechteren van de nierfunctie heeft een negatief effect op de levensverwachting van hartfalenpatiënten[49]. Het voorkomen of tijdig herkennen van nierinsufficiëntie en ook van eiwitverlies in de urine door zorgvuldige behandeling van het hartfalen is van wezenlijk belang. Het effect van hartfalenmedicatie op de nierfunctie dient bij de individuele patiënt nauwkeurig te worden gevolgd. Diuretica, ACE-remmers en ARB's kunnen de nierfunctie (tijdelijk) verslechteren door een verminderde nierperfusie. Er is weinig bewijs dat deze middelen effectief zijn op klinische eindpunten in geval van ernstig nierfalen[50]. Als de berekende creatinineklaring daalt tot < 30 ml/min, is het aan te bevelen nefrologische supervisie in te schakelen.

Bij ouderen en bij volumedepletie kan de nierfunctie relatief meer verslechteren. Het gebruik van prostaglandinesynthetaseremmers (NSAID's) dient in dit kader zeker te worden vermeden.

De term 'cardiorenaal syndroom' wordt gebruikt om het verband tussen en het optreden van hartfalen, nierfalen en anemie aan te duiden. Er zijn verschillende stadia te onderscheiden die van invloed zijn op de medicamenteuze behandeling van hartfalen.

4.17.3 Anemie en ijzerdeficiëntie

In de praktijk heeft ongeveer 5–20 % van de patiënten met chronisch hartfalen anemie. Dit kan leiden tot relatief meer klachten en een afgenomen inspanningstolerantie en levensverwachting. Er zijn velerlei onderliggende oorzaken van chronische anemie bij hartfalen. Na uitsluiting van specifieke oorzaken zoals bloedverlies, een bloedziekte, maligniteit en ernstige nierinsufficiëntie heeft behandeling van een vastgestelde ijzerdeficiëntie een gunstig effect op symptomen, functionele klasse (zesminutenlooptest) en kwaliteit van leven. Bij voorkeur wordt dan (intermitterende) behandeld met een intraveneus ijzerhoudend preparaat (ijzercarboxymaltose)[52]. Dat geldt ook voor hartfalenpatiënten met ijzerdeficiëntie zonder anemie. Er is nog weinig bekend over de langetermijneffecten.

De behandeling van milde tot matige anemie bij hartfalen met darbepoëtine (EPO-analogon) heeft geen meerwaarde en wordt niet geadviseerd[52].

4.17.4 Depressie en angst

Depressieve symptomen, depressie en angst komen voor bij ongeveer een kwart tot de helft van de patiënten met chronisch hartfalen[53]. Onderliggende persoonlijkheid, pre-existente psychische klachten en de ernst van het hartfalen zijn geassocieerd met depressie en angststoornissen. Aanwezigheid hiervan kan leiden tot een afgenomen kwaliteit van leven en een lagere levensverwachting. Met betrekking tot de medicamenteuze therapie van een klinisch relevante depressie is er bij deze groep enig bewijs voor het gebruik van selectieve serotonineheropnameremmers (SSRI's) zoals citalopram en sertraline[54,55].

4.18 Adviezen bij oudere patiënten

Het merendeel van de patiënten met chronisch hartfalen is ouder dan 65 jaar. Patiënten ouder dan 75 jaar werden veelal uitgesloten van deelname aan de grote studies vanwege comorbiditeit of een leeftijdsgrens. Het is echter aannemelijk dat de prognose ook bij ouderen kan verbeteren onder invloed van optimale farmacotherapie. Het medicamenteuze arsenaal bij oudere patiënten wordt ten gevolge van aanwezige comorbiditeiten gekenmerkt door polyfarmacie en ingewikkelde toedieningsschema's. Deze factoren belemmeren een goede therapietrouw, zeker als ook cognitieve stoornissen en verwardheid aanwezig zijn. Het risico op onvoldoende of juist overmatige therapie en ongewenste bijwerkingen en geneesmiddeleninteracties is dan hoog.

4.18.1 Aanbevelingen

- Bepaal doelen en prioriteiten in het behandelplan van de oudere patiënt.
- Houd rekening met comorbiditeit en comedicatie.
- Pas zo nodig de dosering aan van de ACE-remmer, ARB, aldosteronantagonist, bètablokker en digoxine.
- Gebruik zo eenvoudig mogelijke medicatie- en doseringsschema's.
- Maak gebruik van medicatiepaspoorten en medicatiebaxters via de apotheek.
- Betrek naasten en mantelzorgers bij de hartfalenzorg.
- Vermijd overbehandeling, maar ook onderbehandeling.
- Een lage startdosis is gewenst, maar streef in beginsel naar dezelfde doses als bij jongere patiënten. De kans op een sterker effect op bloeddruk en hartfrequentie en het daarmee gepaard gaande valrisico is hoger bij oudere dan bij jongere patiënten.
- Verlaag waar mogelijk de dosering van diuretica.
- Houd rekening met een symptoomarme en atypische presentatie van bijwerkingen.

- Denk bij acute verwardheid aan bijwerkingen of interacties van medicamenten en schrijf de klachten niet bij voorbaat toe aan de leeftijd.
- Wees alert op cognitieve stoornissen bij fouten in het medicatiegebruik of het niet opvolgen van andere adviezen.

4.19 Biomarkergeleide behandeling

De bepaling van de bloedconcentratie van brein-type natriuretische peptiden (BNP en NT-proBNP) is de laatste jaren zinvol gebleken bij patiënten met (verdenking op) hartfalen[56,57]. Talloze wetenschappelijke studies hebben aangetoond dat de meting van deze peptiden van belang is in alle stadia van hartfalen.

(NT-pro)BNP-geleide medicamenteuze behandeling van hartfalen is in de afgelopen jaren onderzocht in klinische studies, weliswaar met heterogene patiëntenpopulaties. Uit een meta-analyse van deze kleine studies, met in meerderheid neutrale uitkomsten, bleken wel minder sterfte en (her)opnames voor hartfalen in de groep waarbij de behandeling werd bijgestuurd op basis van (NT-pro)BNP-metingen tijdens follow-up, in vergelijking met de gebruikelijke poliklinische zorgverlening[58]. Bij nadere beschouwing bleek dat de winst van de biomarkergeleide behandeling geboekt werd bij de hartfalenpatiënten die jonger waren dan 75 jaar. Enkele verklaringen hiervoor zijn: een betere instelling op medicatie en therapietrouw, minder intoleranties, meer ICD/CRT-therapie en minder comorbiditeit dan bij oudere patiënten.

In de praktijk kan het regelmatig bepalen van (NT-pro)BNP op individuele basis bijdragen aan het objectiveren van de therapierespons en van eventuele verslechtering en aan het leveren van prognostische informatie. Het hanteren van individuele streefwaarden bij hartfalenpatiënten kan de alertheid op het optimaliseren van effectieve therapieën vergroten.

4.20 Nieuwe ontwikkelingen

Allerlei nieuwe stoffen verkeren in verschillende fasen van klinisch onderzoek. Farmacologische beïnvloeding van de neuro-endocriene cascade en de cardiorenale as en nieuwe klassen vaatverwijders streven naar een prominente plaats in het behandelarsenaal. Tevens wordt veel onderzoek verricht op het gebied van preventie van hartfalen, cardiogenetische en systeembiologische benaderingen en myocardregeneratie[59].

Enkele veelbelovende medicamenten in gevorderde stadia van klinisch onderzoek worden hierna besproken.

Serelaxine, een recombinante vorm van het natuurlijk voorkomende menselijke hormoon relaxine-2, heeft vaatverwijdende en antifibrotische effecten en is verhoogd tijdens de zwangerschap. Hierdoor is het lichaam in staat grote hoeveelheden bloed in de circulatie te verwerken. In de RELAX-AHF-studie bij patiënten met acuut hartfalen bleek een gunstig effect van serelaxine op klachten en duur van de ziekenhuisopname. Daarbij liet het een lagere mortaliteit na zes maanden zien in vergelijking met placebo[60]. Er loopt een groot morbiditeits- en mortaliteitsonderzoek naar de effectiviteit van serelaxine, gedurende 48 uur toegediend in de vroege ziekenhuisfase bij acuut hartfalen. Het vroeg starten met het medicament en het vermijden van hypotensie worden daarbij als essentieel beschouwd.

Omecamtiv, een cardiale myosineactivator met positief inotrope werking, had weinig effect bij acuut hartfalen en wordt onderzocht in de chronische fase van hartfalen.

Op het terrein van acuut hartfalen loopt er een klinische studie met het renale natriuretisch peptide *ularitide* (TRUE-AHF).

Een combinatie van valsartan en een remmer van het enzym dat natriuretische peptiden (ANP en BNP) afbreekt (LCZ696, een angiotensinereceptor-neprilysine-inhibitor (ARNI), had een gunstig klinisch profiel bij hartfalen met behouden LVEF en wordt momenteel onderzocht in grotere gerandomiseerde onderzoeken[61]. In de PARADIGM-HF-studie bij 8442 patiënten met chronisch systolisch hartfalen was in de met LCZ696 (2 dd 200 mg) behandelde groep de cardiovasculaire sterfte tijdens follow-up 20 % lager dan in de met de ACE-remmer (enalapril 2 dd 10 mg) behandelde groep[62], en er was 21 % minder ziekenhuisheropname voor hartfalen in de met LCZ696 behandelde groep. LCZ696 had minder bijwerkingen dan enalapril. Na formele registratie van dit nieuwe medicament zullen richtlijnen en de praktijk moeten uitwijzen of het de plaats zal innemen van ACE-remmers en ARB's bij systolisch hartfalen.

In 2014 is een vergelijkbaar onderzoek met LCZ696 gestart bij patiënten met hartfalen en relatief behouden LV-functie (HFpEF), de PARAGON-HF-studie.

Bij chronisch systolisch hartfalen (en tevens diabetes en/of nierfalen) bleek in een fase 2-onderzoek de specifieke mineralocorticoïde stof *finerenon* (BAY 94-8862) minstens zo veilig en effectief als spironolacton[63].

Interessant kan de toepassing zijn van kaliumbinders bij met RAAS-remmers behandelde hartfalenpatiënten (PEARL-HF-studie)[64].

4.21 Conclusies

De ontwikkelingen op het gebied van de pathofysiologie en daaruit voortvloeiende medicamenteuze therapie van hartfalen hebben een grote bijdrage geleverd aan de verlichting van klachten, de verbetering van de kwaliteit van leven en de levensverwachting van een grote groep chronische patiënten[65]. Centraal in de pathofysiologie van hartfalen staat de overcompensatie van het renine-angiotensine-aldosteronsysteem (RAAS) en van het sympathische zenuwstelsel. De biologische reacties zijn overmatige vaatconstrictie, afname van de nierdoorbloeding en diurese en een hoge hartslag. Bij de medicamenteuze standaardbehandeling worden diuretica, antagonisten van dit RAAS en van de sympathicus geadviseerd, in combinatie met leefregels. Het aantal in te nemen medicamenten en de specifieke doseringsschema's, in combinatie met een noodzakelijke aanpassing van de leefgewoonten, zijn echter vooral voor oudere patiënten ingrijpend. Praktijkondersteuning en coördinatie door hartfalenverpleegkundigen kunnen de zorgverlening aanmerkelijk verbeteren.

Literatuur

1. Hoeymans N, Gijsen R, Slobbe LCJ. 59 belangrijke volksgezondheidsproblemen. Een selectie van ziekten voor het monitoren van de volksgezondheid. Ned Tijdschr Geneeskd. 2013;157:A5994.
2. Hart- en vaatziekten in Nederland 2013. Cijfers over leefstijl, risicofactoren, ziekte en sterfte. Hartstichting, Den Haag, 2013.
3. Voors AA, Boer RA de. Hartfalen: klinische aspecten, diagnostiek en behandeling. In: Wall EE van de, Werf F van de, Zijlstra F, editors. Cardiologie. Tweede, herziene druk. Houten: Bohn Stafleu van Loghum; 2008, 219–27.
4. Veldhuisen DJ van, Pitt B. Focus on cardiovascular diseases: chronic heart failure. Amsterdam: Benecke; 2002.
5. Camm AJ, Lüscher TF, Serruys PW, editors. The ESC Textbook of Cardiovascular Medicine. Second edition. New York: Oxford University Press Inc.; 2009.

Literatuur

6. CBO. Multidisciplinaire richtlijn Hartfalen, 2010. Beschikbaar via: ► https://www.nvvc.nl/media/richtlijn/96/MDR_Hartfalen_definitieve_versie_7juni2010.pdf.
7. McMurray JJV, Adamopoulos S, Anker SD, et al. ESC Guidelines for the diagnosis and treatment of acute and chronic heart failure 2012: The task force for the diagnosis and treatment of acute and chronic heart failure 2012 of the European Society of Cardiology. Developed in collaboration with the Heart Failure Association (HFA) of the ESC. Eur Heart J. 2012;33:1787–847.
8. Yancy CW, Jessup M, Bozkurt B, et al. 2013 ACCF/AHA guideline for the management of heart failure: executive summary: a report of the American College of Cardiology Foundation/American Heart Association Task Force on practice guidelines. Circulation. 2013;128:1810–52.
9. Farmacotherapeutisch Kompas 2014. ► www.fk.cvz.nl.
10. CIBIS-II Investigators and Committees. The Cardiac Insufficiency Bisoprolol Study II (CIBIS-II): a randomised trial. Lancet. 1999;353:9–13.
11. MERIT-HF Study Group. Effect of metoprolol CR/XL in chronic heart failure. Metoprolol CR/XL Randomised Intervention Trial in congestive Heart Failure. Lancet. 1999;353:2001–7.
12. Packer M, Bristow MR, Cohn JN, et al. (1996). The effect of carvedilol on morbidity and mortality in patients with chronic heart failure. US Carvedilol Heart Failure Study Group. N Engl J Med. 1996;334:1349–55.
13. Packer M, Coats AJ, Fowler MB, et al, for the COPERNICUS Study Group (2001). Effect of carvedilol on survival in severe chronic heart failure. N Engl J Med. 2001;344:1651–8.
14. Flather MD, Shibata MC, Coats AJ, et al. Randomized trial to determine the effect of nebivolol on mortality and cardiovascular hospital admission in elderly patients with heart failure (SENIORS). Eur Heart J. 2005;26:215–25.
15. The CAPRICON Investigators. Effect of carvedilol on outcome after acute myocardial infarction in patients with left-ventricular dysfunction: the CAPRICON randomised trial. Lancet. 2001;357:1385–90.
16. Remme WJ, Riegger G, Hildebrandt P, et al. The benefits of early combination treatment of carvedilol and an ACE-inhibitor in mild heart failure and left ventricular systolic dysfunction. Cardiovasc Drug Ther. 2004;18:57–66.
17. The COMET Study Group. Comparison of carvedilol and metoprolol on clinical outcomes in patients with chronic heart failure in the Carvedilol Or Metoprolol European Trial (COMET): randomised controlled trial. Lancet. 2003;362:7–13.
18. Willenheimer R, Veldhuisen DJ van, Silke B, et al. Effect on survival and hospitalization of initiating treatment for chronic heart failure with bisoprolol followed by enalapril, as compared with the opposite sequence: results of the randomized Cardiac Insufficiency Bisoprolol Study (CIBIS) III. Circulation. 2005;112:2426–35.
19. Pitt B, Zannad F, Remme WJ, et al. The effect of spironolactone on morbidity and mortality in patients with severe heart failure. N Engl J Med. 1999;341:709–17.
20. Pitt B, Remme W, Zannad F, et al. Eplerenone, a selective aldosterone blocker, in patients with left ventricular dysfunction after myocardial infarction. N Engl J Med. 2003;348:1309–21.
21. Zannad F, McMurray JJ, Krum H, et al. Eplerenone in patients with systolic heart failure and mild symptoms. N Engl J Med. 2011;364:11–21.
22. Edelmann F, Wachter R, Schmidt AG, et al. Effect of spironolactone on diastolic function and exercise capacity in patients with heart failure with preserved ejection fraction: the Aldo-DHF randomized controlled trial. JAMA. 2013;309:781–91.
23. Pitt B, Pfeffer MA, Assmann SF, et al. Spironolactone for heart failure with preserved ejection fraction. N Engl J Med. 2014;370:1383–92.
24. Pitt B, Segal R, Martinez FA, et al. Randomized trial of losartan versus captopril in patients over 65 with heart failure (Evaluation of Losartan in the Elderly Study, ELITE). Lancet. 1997;349:747–52.
25. Pitt B, Poole-Wilson PA, Segal R, et al. Effect of losartan compared with captopril on mortality in patients with symptomatic heart failure: randomised trial - the Losartan Heart Failure Survival Study ELITE II. Lancet. 2000;355:1582–7.
26. Dickstein K, Kjekshus J, the OPTIMAAL Steering Committee. Effects of losartan and captopril on mortality and morbidity in high-risk patients after acute myocardial infarction: the OPTIMAAL randomised trial. Lancet. 2002;360:752–60.
27. Konstam MA, Neaton JD, Dickstein K, et al. Effects of high-dose versus low-dose losartan on clinical outcomes in patients with heart failure (HEAAL study): a randomised, double-blind trial. Lancet. 2009;374:1840–8.
28. Cohn JN, Tognoni G, for the Valsartan Heart Failure Trial Investigators. A randomised trial of the angiotensin-receptor blocker valsartan in chronic heart failure. N Engl J Med. 2001;345:1667–75.

29. Pfeffer MA, McMurray JJ, Velazquez EJ, et al. Valsartan, captopril, or both in myocardial infarction complicated by heart failure, left ventricular dysfunction, or both. N Engl J Med. 2003;349:1893–906.
30. Pfeffer MA, Swedberg K, Granger CB, et al. Effects of candesartan on mortality and morbidity in patients with chronic heart failure: the CHARM-Overall programme. Lancet. 2003;362:759–66.
31. Granger CB, McMurray JJ, Yusuf S, et al. Effects of candesartan in patients with chronic heart failure and reduced left-ventricular systolic function intolerant to angiotensin-converting-enzyme inhibitors: the CHARM-Alternative trial. Lancet. 2003;362:772–6.
32. McMurray JJ, Ostergren J, Swedberg K, et al. Effects of candesartan in patients with chronic heart failure and reduced left-ventricular systolic function taking angiotensin-converting-enzyme inhibitors: the CHARM-Added trial. Lancet. 2003;362:767–71.
33. Yusuf S, Pfeffer MA, Swedberg K, et al. Effects of candesartan in patients with chronic heart failure and preserved left-ventricular ejection fraction: the CHARM-Preserved Trial. Lancet. 2003;362:777–81.
34. Massie BM, Carson PE, McMurray JJ, et al. Irbesartan in patients with heart failure and preserved ejection fraction. N Engl J Med. 2008;359:2456–67.
35. The Digitalis Investigation Group. The effect of digoxin therapy on mortality and morbidity in patients with heart failure. N Engl J Med. 1997;336:525–33.
36. Ambrosy AP, Butler J, Ahmed A, et al. The use of digoxin in patients with worsening heart failure reconsidering an old drug to reduce hospital admissions. J Am Coll Cardiol. 2014;63:1823–32.
37. Taylor AL, Ziesche S, Yancy C, et al. Combination of isosorbide dinitrate and hydralazine in blacks with heart failure. N Engl J Med. 2004;351:2049–57.
38. Swedberg K, Komajda M, Bohm M, et al. Ivabradine and outcomes in chronic heart failure (SHIFT): a randomised placebo-controlled study. Lancet. 2010;376:875–85.
39. Homma S, Thompson JL, Pullicino PM, et al. Warfarin and aspirin in patients with heart failure and sinus rhythm. N Engl J Med. 2012;366:1859–69.
40. McMurray JJV, Ezkowitz JA, Lewis BS, et al. Left ventricular systolic dysfunction, heart failure, and the risk of stroke and systemic embolism in patients with atrial fibrillation: Insights form the ARISTOTLE trial. Circ Heart Fail. 2013;6:451–60.
41. Tavazzi L, Maggioni AP, Marchioli R, et al. Effect of n-3 polyunsaturated fatty acids in patients with chronic heart failure (the GISSI-HF trial): a randomised, double-blind, placebo-controlled trial. Lancet. 2008;372:1223–30.
42. Veldhuisen DJ van, Cohen-Solal A, Böhm M, et al. Beta-blockade with nebivolol in elderly heart failure patients with impaired and preserved ejection fraction: Data from SENIORS. J Am Coll Cardiol. 2009;53:2150–8.
43. Cleland JG, Tendera M, Adamus J, et al. The perindopril in elderly people with chronic heart failure (PEP-CHF) study. Eur Heart J. 2006;27:2338–45.
44. Paulus WJ, Ballegoij JJM van. Treatment of heart failure with normal ejection fraction. An inconvenient truth! J Am Coll Cardiol. 2010;55:526–37.
45. Chen HH, Anstrom KJ, Givertz MM, et al. Low-dose dopamine or low-dose nesiritide in acute heart failure with renal dysfunction: the ROSE acute heart failure randomized trial. JAMA. 2013;310:2533–43.
46. Deursen VM van, Urso R, Laroche C, et al. Co-morbidities in patients with heart failure: an analysis of the European Heart Failure Pilot Survey. Eur J Heart Fail. 2014;16:103–11.
47. Kjekshus J, Apetrei E, Barrios V, et al. Rosuvastatin in older patients with systolic heart failure. N Engl J Med. 2007;357:2248–61.
48. Tavazzi L, Maggioni AP, Marchioli R, et al. Effect of rosuvastatin in patients with chronic heart failure (the GISSI-HF trial): a randomised, double-blind, placebo-controlled trial. Lancet. 2008;372:1231–9.
49. Damman K, Valente MAE, Voors AA, et al. Renal impairment, worsening renal function, and outcome in patients with heart failure: an updated meta-analysis. Eur Heart J. 2014; 35:455–69.
50. Damman K, Wilson Tang WH, Felker GM, et al. Current evidence on treatment of patients with chronic systolic heart failure and renal insufficiency: practical considerations from published data. J Am Coll Cardiol. 2014;63:853–71.
51. Anker SD, Comin Colet J, Filippatos G, et al. Ferric carboxymaltose in patients with heart failure and iron deficiency. N Engl J Med. 2009;361:2436–48.
52. Swedberg K, Young JB, Anand IS, et al. Treatment of anemia with darbepoetin alfa in systolic heart failure. N Engl J Med. 2013;368:1210–9.
53. Lesman-Leegte I, Veldhuisen DJ van, Hillege HL, et al. Depressive symptoms and outcomes in patients with heart failure: data from the COACH study. Eur J Heart Fail. 2009;11:1202–7.
54. Gottlieb SS, Kop WJ, Thomas SA, et al. A double-blind placebo-controlled pilot study of controlled-release paroxetine on depression and quality of life in chronic heart failure. Am Heart J. 2007;153:868–73.

Literatuur

55. Parissis J, Fountoulaki K, Paraskevaidis I, et al. Sertraline for the treatment of depression in coronary artery disease and heart failure. Expert Opin Pharmacother. 2007;8:1529–37.
56. Linssen GCM. BNP and NT-proBNP in cardiovascular disease [dissertatie]. Groningen: Rijksuniversiteit Groningen; 2011.
57. Veldhuisen DJ van, Linssen GCM, Jaarsma T, et al. B-type natriuretic peptide and prognosis in heart failure patients with preserved and reduced ejection fraction. J Am Coll Cardiol. 2013;61:1498–506.
58. Troughton R, Felker GM, Januzzi Jr JL. Natriuretic peptide-guided heart failure management. Eur Heart J. 2014;35:16–24.
59. O'Donnell CJ, Nabel EG. Genomics of cardiovascular disease. N Engl J Med. 2011;365:2098–109.
60. Teerlink JR, Cotter G, Davison BA. Serelaxin, recombinant human relaxine-2, for treatment of acute heart failure (RELAX-AHF): a randomised placebo-controlled trial. Lancet. 2013;381:29–39.
61. Solomon SD, Zile M, Pieske B, et al. The angiotensin receptor neprilysin inhibitor LCZ696 in heart failure with preserved ejection fraction: a phase 2 double-blind randomised controlled trial. Lancet. 2012;380:1387–95.
62. McMurray JJV, Packer M, Desai AS, et al. Angiotensin-neprilysin inhibition versus enalapril in heart failure (PARADIGM-HF). New Engl J Med. 2014;371:993–1004.
63. Pitt B, Kober L, Ponikowski P, et al. Safety and tolerability of the novel non-steroidal mineralocorticoid receptor antagonist bay 94-8862 in patients with chronic heart failure and mild or moderate chronic kidney disease: a randomized, double-blind trial. Eur Heart J. 2013;34:2453–63.
64. Pitt B, Anker SD, Bushinsky DA, et al. Evaluation of the efficacy and safety of RLY5016, a polymeric potassium binder, in a double-blind, placebo-controlled study in patients with chronic heart failure (the PEARL-HF) trial. Eur Heart J. 2011;32:820–8.
65. Fonarow GC, Albert NM, Curtis AB, et al. Improving evidence-based care for heart failure in outpatient cardiology practices: primary results of the Registry to Improve the Use of Evidence-Based Heart Failure Therapies in the Outpatient Setting (IMPROVE-HF). Circulation. 2010;122:585–96.

Aanbevolen literatuur

Wall EE van de, Werf F van de, Zijlstra F. Cardiologie. Tweede, herziene druk. Houten: Bohn Stafleu van Loghum; 2008.

CBO. Multidisciplinaire richtlijn Hartfalen, 2010. Beschikbaar via: ▶ https://www.nvvc.nl/media/richtlijn/96/MDR_Hartfalen_definitieve_versie_7juni2010.pdf.

Voors AA, Walma EP, Twickler TB, et al. Multidisciplinaire richtlijn 'Hartfalen 2010'. Ned Tijdschr Geneeskd. 2011;155:A2957.

McMurray JJV, Adamopoulos S, Anker SD, et al. ESC Guidelines for the diagnosis and treatment of acute and chronic heart failure 2012: The Task Force for the Diagnosis and Treatment of Acute and Chronic Heart Failure 2012 of the European Society of Cardiology. Developed in collaboration with the Heart Failure Association (HFA) of the ESC. Eur Heart J. 2012;33:1787–847.

Aanbevolen websites

▶ www.nvvc.nl (Nederlandse Vereniging voor Cardiologie).
▶ www.nhg.org (Nederlands Huisartsen Genootschap).
▶ www.internisten.nl (Nederlandsche Internisten Vereeniging).
▶ www.nvhvv.nl (Nederlandse Vereniging voor Hart- en Vaat Verpleegkundigen).
▶ www.cbo.nl (Kwaliteitsinstituut voor de gezondheidszorg).
▶ www.fk.cvz.nl (Farmacotherapeutisch Kompas).
▶ www.hartstichting.nl (Nederlandse Hartstichting).
▶ www.dehartenvaatgroep.nl (De Hart & Vaatgroep).
▶ www.escardio.org (Europese vereniging voor cardiologie: ESC).
▶ www.escardio.org/HFA (Heart Failure Association, HFA van de ESC).
▶ www.heartfailurematters.org (patiënteninformatie van de HFA van de ESC).

Implanteerbare devices bij hartfalen

Alexander Maass

5.1 Inleiding – 86

5.2 Diagnostische (implanteerbare) devices – 87

5.3 Pacemakers en ICD's – 87
5.3.1 Conventionele pacemakers – 87
5.3.2 Biventriculaire stimulatie – 88
5.3.3 Implanteerbare cardioverter-defibrillatoren – 90

5.4 Telemonitoring – 93

5.5 Left ventricular assist devices – 93

5.6 Nieuwe indicaties voor bestaande behandelingen? – 95

5.7 Nieuwe en experimentele devices – 95

5.8 Devices in de terminale fase – 96

5.9 Toekomst – 97

5.10 Conclusie – 97

Literatuur – 97

> **Casus**
>
> De heer Mulder, 63 jaar oud, presenteert zich op de spoedeisende hulp met decompensatio cordis. Na recompensatie met intraveneuze diuretica en start van hartfalenmedicatie worden echocardiografisch een slechte linkerventrikelfunctie (LV-functie) bij dilatatie en matige mitralisklepinsufficiëntie gezien. Het coronairangiogram toont een significante stenose in een coronairarterie, de ramus circumflexus, die wordt behandeld door percutane interventie met een zogeheten *drug-eluting stent*. Na ontslag wordt de patiënt vervolgd op de hartfalenpoli en wordt zijn medicatie opgetitreerd en geoptimaliseerd.
>
> Drie maanden later komt de heer Mulder bij zijn behandelend cardioloog; hij heeft dan in het dagelijkse leven geen klachten. Er wordt een echocardiogram gemaakt, dat een gedilateerde LV toont met een ejectiefractie van 20% en een matige mitralisklepinsufficiëntie. Elektrocardiografisch is er sprake van een compleet linkerbundeltakblok. Om een doorgemaakt myocardinfarct als onderliggende oorzaak uit te sluiten, wordt een cardiale MRI-scan gemaakt, waarbij geen gebieden van late aankleuring als teken van infarctlittekenvorming worden gezien. Omdat er twijfels zijn over de objectieve inspanningsbeperking en de daadwerkelijke NYHA-klasse, wordt er een spiro-ergometrie verricht. Deze laat een VO_2max zien van 15 ml/min/kg, wat overeenkomt met 60% van de verwachte waarde. De verminderde inspanningstolerantie wordt geduid als een symptoom van hartfalen en met de patiënt wordt de mogelijkheid van implantatie van een biventriculaire pacemaker met ICD-functie besproken. Na afweging van de risico's en het mogelijke profijt van deze ingreep geeft de heer Mulder toestemming en wordt er een biventriculaire ICD geïmplanteerd.
>
> Twee maanden na de ingreep komt meneer voor controle; hij geeft aan zich beter te voelen dan hij in jaren heeft gedaan. Het diureticum wordt gestaakt en de overige medicatie wordt ongewijzigd gecontinueerd. Zes maanden na de ingreep wordt er een echocardiogram gemaakt. Hierbij wordt een duidelijke afname gezien van de LV-dimensies, met een ejectiefractie van 45% en geringe mitralisklepinsufficiëntie.

5.1 Inleiding

Devicetherapie is een van de hoekstenen van de behandeling van hartfalen[1]. Het aantal geïmplanteerde devices neemt steeds verder toe[2]. Hierbij gaat het om devices die de ziekte zelf gunstig beïnvloeden, maar ook om devices die de medicamenteuze en niet-medicamenteuze therapie ondersteunen. Verder zijn er ook devices die niet de kwaliteit maar wel de kwantiteit van leven bij patiënten met hartfalen kunnen verbeteren. Dit hoofdstuk geeft een overzicht van deze drie varianten van devicetherapie en vervolgens wordt telemonitoring als nieuwe vorm van diagnostiek op afstand besproken. Telemonitoring krijgt vooral in landen waar de reisafstand tussen patiënten en zorgverleners groot is een steeds belangrijker rol, maar zal ook in Nederland in toenemende mate gebruikt worden. Dit hoofdstuk geeft inzicht in toekomstige ontwikkelingen en sluit af met overwegingen rondom devicetherapie bij patiënten met terminaal hartfalen.

5.2 Diagnostische (implanteerbare) devices

In de dagelijkse praktijk speelt het meten van bepaalde parameters, zoals gewicht of bloeddruk, een belangrijke rol. Deze en andere metingen kunnen helpen therapietrouw te monitoren of een klinische achteruitgang op tijd op te sporen. Het automatisch meten van bepaalde klinische parameters heeft het voordeel dat dit op de achtergrond kan gebeuren, zonder van de patiënt benodigde actie.

Implanteerbare looprecorders zijn ontworpen om bijvoorbeeld het hartritme in de gaten te houden bij patiënten met recidiverende syncopes (collapsen). Deze devices spelen echter bij hartfalen nauwelijks een rol. Het is voorstelbaar dat bij patiënten die bij atriumfibrilleren snel achteruitgaan, deze devices op tijd alarm zouden kunnen slaan.

Het enige puur diagnostisch device waarvoor er op dit moment enig bewijs is, is een pulmonaal-arteriële drukmeter[3]. Dit kleine device wordt transveneus via de lies in de pulmonaalarterie geplaatst waarna de seriële drukmetingen buiten het lichaam kunnen worden afgelezen. Er kan gealarmeerd worden op stijging van de druk boven een bepaalde drempel. Voor dit device is echter intracardiale plaatsing nodig, wat voor een puur diagnostisch device behoorlijk invasief is. In de toekomst zou dit wellicht gecombineerd kunnen worden in een implanteerbare cardioverter-defibrillator (ICD). Later in dit hoofdstuk wordt dieper ingegaan op diagnostische functies die in huidige pacemakers of ICD's zijn geïncorporeerd en die via hoorbare alarmen of *remote monitoring* kunnen waarschuwen bij bepaalde meetbare afwijkingen.

5.3 Pacemakers en ICD's

5.3.1 Conventionele pacemakers

Hartfalensymptomen kunnen zijn veroorzaakt door bradycardie, bijvoorbeeld door atrioventriculaire (AV-)geleidingsstoornissen of sinusknoopdisfunctie. In deze gevallen is pacemakerbehandeling curatief en is dit een behandelbare oorzaak van hartfalen. Bij patiënten met chronisch hartfalen hebben conventionele pacemakers verder beperkte waarde maar het is uiteraard belangrijk om bij de behandeling van deze patiënten te letten op een adequate hartfrequentiestijging bij inspanning. De standaardmedicatie bij hartfalen is gericht op verlaging van de hartfrequentie maar er moet enige chronotrope respons behouden worden om een stijging van de cardiac output bij inspanning te waarborgen. Hiervoor gelden geen strikte afkapwaarden, maar een kleine groep patiënten met hartfalen zou gebaat kunnen zijn bij conventionele pacemakerbehandeling[4]. Dit betreft dus vooral patiënten met een zieke of erg afgeremde sinusknoop. Het zo veel mogelijk verlagen van de rusthartfrequentie is uiteraard het gewenste effect van bètablokkers en ivabradine. Gebruik van deze medicijnen laat in de meeste gevallen wel een fysiologische stijging van de hartfrequentie toe. Het ziekteproces van hartfalen zelf veroorzaakt echter vaak ook ziekte in de atria, die gepaard gaat met abnormale functie van de sinusknoop[5]. Vooral bij diastolisch hartfalen zijn de atria vaak erg ziek en een mogelijke target voor devicebehandeling (zie ◘ fig. 5.1). Of en hoe dat moet gebeuren zal nog verder moeten worden uitgezocht. Welke patiënten mogelijk baat zullen hebben bij deze behandeling wordt later in dit hoofdstuk uitgebreider besproken.

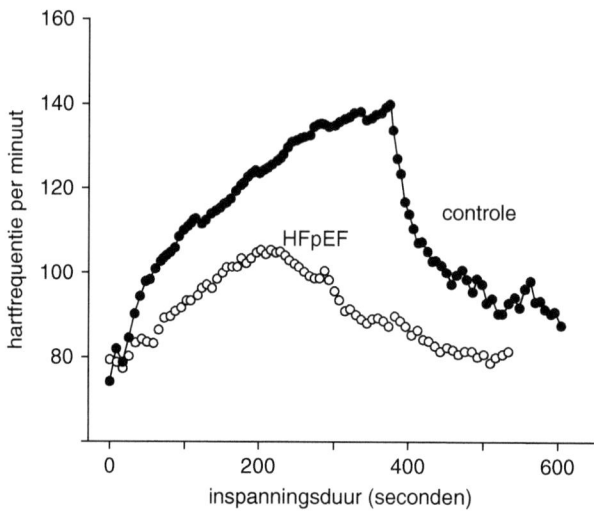

 Figuur 5.1 Hartfrequentiebeloop bij chronotrope incompetentie bij patiënten met hartfalen met behouden ventrikelfunctie (HFpEF) versus controlepatiënten.

5.3.2 Biventriculaire stimulatie

De cardiale resynchronisatietherapie (CRT) heeft de behandeling van patiënten met systolisch hartfalen en intraventriculaire geleidingsstoornissen revolutionair veranderd. In het begin was deze therapie gereserveerd voor patiënten met ernstige hartfalenklachten omdat de onderzoeken alleen patiënten uit NYHA-klasse III en IV includeerden[6,7]. Door het succes van deze behandeling zijn er daarna ook onderzoeken gedaan bij patiënten met milde of nauwelijks meetbare klachten. Deze hebben aangetoond dat ook in deze patiëntengroep klachten kunnen worden verbeterd en dat de mortaliteit daalt[8,9].

Het principe van CRT is de resynchronisatie van de linkerventrikelfunctie maar ook van de linker- en rechterventrikel en van atria en ventrikels. Bij patiënten met een linkerbundeltakblok worden via de rechterbundel eerst het septum en de rechterventrikel geactiveerd en pas later langzamaan de rest van de linkerventrikel via de apex naar het posterolaterale basale gebied. Hierbij worden drie elektroden ingezet: 1) een atriale elektrode voor het waarnemen van sinusritme of zo nodig atriale stimulatie, 2) een rechterventrikelelektrode ter stimulatie van het septum en de rechterventrikel en 3) een linkerventrikelelektrode ter stimulatie van het posterolaterale basale gedeelte van de linkerventrikel (zie fig. 5.2). Dit wordt in de meeste gevallen bereikt door endocardiale plaatsing van rechteratrium- en rechterventrikelelektroden en epicardiale plaatsing van een linkerventrikelelektrode via een zijtak van de sinus coronarius die via het rechteratrium kan worden bereikt. In gevallen waar deze techniek niet mogelijk is, bijvoorbeeld door afwijkende anatomie van de sinus coronarius of te dicht contact met de linker n. phrenicus kan ook een andere manier gekozen worden voor het plaatsen van de linkerventrikelelektrode, bijvoorbeeld thoraxchirurgisch door minimaal-invasieve thoracoscopie.

Helaas respondeert maar ongeveer 60% van de patiënten op deze behandelingsvorm. De laatste jaren is gebleken dat functionele klasse minder belangrijk is voor de indicatiestelling en dat ook andere factoren belangrijk zijn voor het succes van CRT. In principe helpt deze behandeling alleen maar bij een linkerbundeltakblok. Patiënten met een aspecifieke intraventriculaire geleidingsvertraging of een rechterbundeltakblok hebben geringe kans op verbetering.

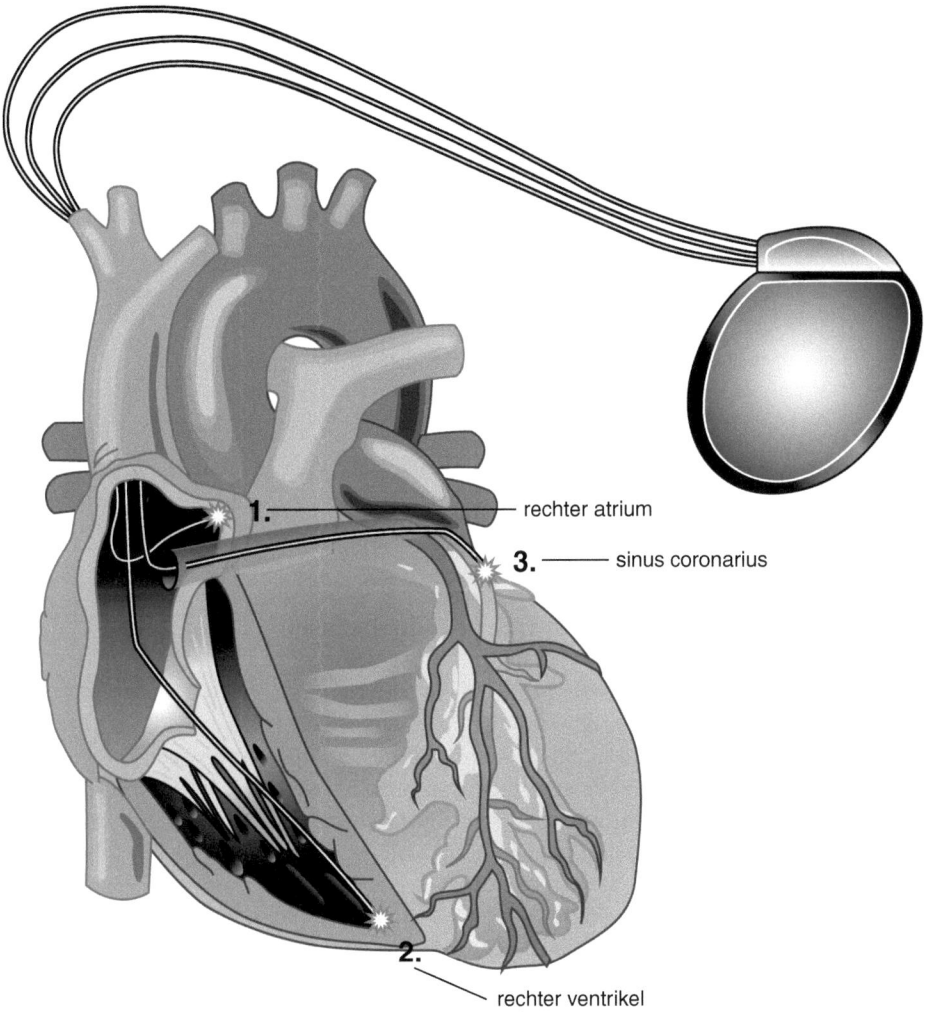

Figuur 5.2 Cardiale resynchronisatie pacemaker met 3 elektroden.

Verder is de kans op respons beter bij non-ischemisch hartfalen en treedt bij vrouwen vaker verbetering op dan bij mannen. We weten verder dat het optimaal plaatsen van de linkerventrikelelektrode in belangrijke mate de respons voorspelt (zie tab. 5.1).

Wat kunnen patiënten van CRT verwachten? Wanneer de indicatie goed is gesteld en de implantatie is technisch goed geslaagd, dan gaat de LVEF gemiddeld met >5–10% omhoog, de NYHA-klasse daalt met meer dan een punt en de mortaliteit door alle oorzaken wordt gehalveerd. Dit effect komt bovenop het effect dat al gehaald is door optimalisatie van de medicamenteuze behandeling, dat een van de voorwaarden is voor de toepassing van CRT.

Er zijn zelfs mensen bij wie de dyssynchronie door een linkerbundeltakblok causaal is voor het ontstaan van hartfalen. Dit wordt dan ook een dyssynchronopathie genoemd[10]. Ook al betreft dit maar een klein deel van de hartfalenpatiënten, het is altijd een groot succes wanneer de linkerventrikelfunctie bij een patiënt normaliseert na een aantal maanden CRT.

◘ Tabel 5.1 Succesfactoren CRT.

hoge succeskans	lagere succeskans	geen indicatie
vrouwen	mannen	
non-ischemisch hartfalen	ischemisch hartfalen	
LBTB	non-LBTB	RBTB
QRS >150 msec	QRS 120–150 msec	QRS <120 msec
leadpositie basaal of mid-posterolateraal of lateraal	leadpositie apicaal of anterolateraal	leadpositie anterior

LBTB: linkerbundeltakblok; RBTB: rechterbundeltakblok; duur van het QRS complex

Het is te verwachten dat we in de toekomst nog beter kunnen voorspellen wie de beste kans heeft om te verbeteren op CRT en dat we nog beter kunnen kiezen wie voor deze dure en ingewikkelde therapie in aanmerking komt.

5.3.3 Implanteerbare cardioverter-defibrillatoren

Patiënten met systolisch hartfalen, vooral indien veroorzaakt door een doorgemaakt transmuraal myocardinfarct, hebben een verhoogd risico om plots te overlijden door het optreden van snelle ventrikeltachycardieën, die in ventrikelfibrilleren kunnen overgaan. Dit risico kan duidelijk verlaagd worden door de implantatie van een ICD. We maken bij de indicatiestelling onderscheid tussen mensen die nog geen gevaarlijke ritmestoornis hebben gehad maar risico hierop lopen (primaire preventie van plotse hartdood) en patiënten die een levensbedreigende hartritmestoornis hebben overleefd (secundaire preventie). In beide groepen kan het overleven significant verlengd worden (zie ◘ tab. 5.2).

ICD's kunnen op verschillende manieren snelle ventriculaire ritmestoornissen beëindigen (zie ◘ fig. 5.3): door shocktherapie maar ook door antitachycardiepacing (ATP). ATP is voor patiënten vaak niet voelbaar en daarmee een mooiere (zachtere) manier om ventriculaire tachycardieën te behandelen. Het afgeven van therapie heeft ook consequenties voor de patiënt. Shocktherapie wordt door veel patiënten als onaangenaam of angstig ervaren en heeft vaak een afname van de kwaliteit van leven tot gevolg. Verder geldt na elke shock (terecht of onterecht) twee maanden rijontzegging.

In tegenstelling tot de eerdergenoemde CRT-devices verbetert een conventionele ICD de kwaliteit van leven van patiënten met hartfalen niet! Bij veel patiënten, vooral degenen met complicaties zoals het optreden van (onterechte) shocks, daalt zelfs de kwaliteit van leven. Verder heeft de rijontzegging van twee maanden na implantatie en na elke shock een behoorlijke impact op patiënten, vooral als ze buiten de grote steden wonen. De implantatie van een ICD dient dus altijd goed met de patiënt te worden besproken en na uitvoerige voorlichting moet een weloverwogen besluit worden genomen. Hierbij is een belangrijke rol weggelegd voor een speciaal voorlichtingsspreekuur door een geschoolde medewerker, bijvoorbeeld een gespecialiseerde verpleegkundige/verpleegkundig specialist/*physician assistant*.

Een ICD kan uiteraard gecombineerd worden met de eerdergenoemde therapieën zoals pacemaker of CRT. Voor het grootste deel van de patiënten met systolisch hartfalen is dit echter niet nodig. Daarom kennen we sinds een aantal jaren verschillende vormen van ICD's.

5.3 · Pacemakers en ICD's

◘ Tabel 5.2 Indicaties voor ICD.	
primaire preventie	**secundaire preventie**
(hoog risico voor optreden van levensbedreigende ventriculaire ritmestoornissen maar nog niet opgetreden)	(eerder reanimatie overleefd of levensbedreigende ventrikeltachycardie gehad)
ischemisch of non-ischemisch hartfalen	**niet** rondom een acuut transmuraal myocardinfarct
LVEF <35%	**niet** bij behandelbare oorzaak
levensverwachting met goede kwaliteit van leven >1 jaar	levensverwachting met goede kwaliteit van leven >1 jaar

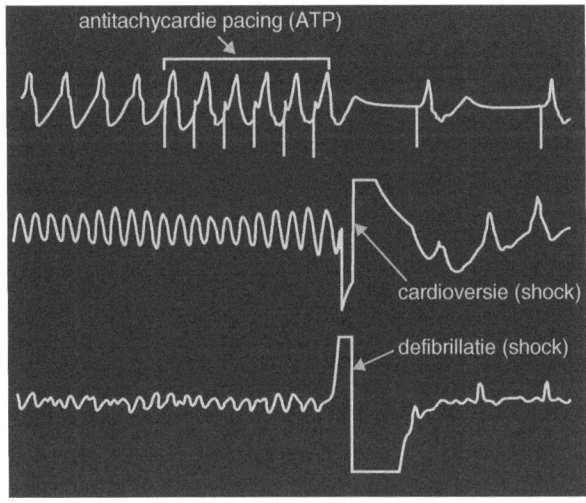

◘ Figuur 5.3 Mogelijke functies van ICD's bij de behandeling van ventriculaire ritmestoornissen.

De standaard ICD wordt transveneus ingebracht met een elektrode in de rechterventrikel en, alleen als pacemakertherapie of CRT gewenst is, ook nog een atriale dan wel linkerventrikelelektrode. Aan deze methode kleven ook nadelen, zoals de kans op complicaties tijdens implantatie, bijvoorbeeld pneumothorax en cor perforatie (perforatie van de hartwand), en op lange termijn problemen zoals infectie of draadbreuk met het optreden van onterechte ICD-shocks. Om deze reden werd een nieuwe, totaal subcutane ICD (S-ICD) ontwikkeld (zie ◘ fig. 5.4). Deze wordt niet transveneus maar alleen subcutaan geïmplanteerd en kent daardoor een deel van de acute complicaties niet. Het zo nodig verwijderen van het systeem bij disfunctioneren van de elektrode of infectie is ook vele malen gemakkelijker. Nadelen van de S-ICD zijn een grotere afmeting van het device en de afwezigheid van een pacemakerfunctie. Hierdoor kan het device ook geen ATP afgeven en kan het in geval van ventriculaire tachycardieën (VT's) alleen shocks afgeven. Transveneuze ICD's kunnen daarentegen bij vaak voorkomende VT's ook op een voor de patiënt zachte manier (met het afgeven van pacemakerpulsen) een VT termineren, zoals eerder beschreven.

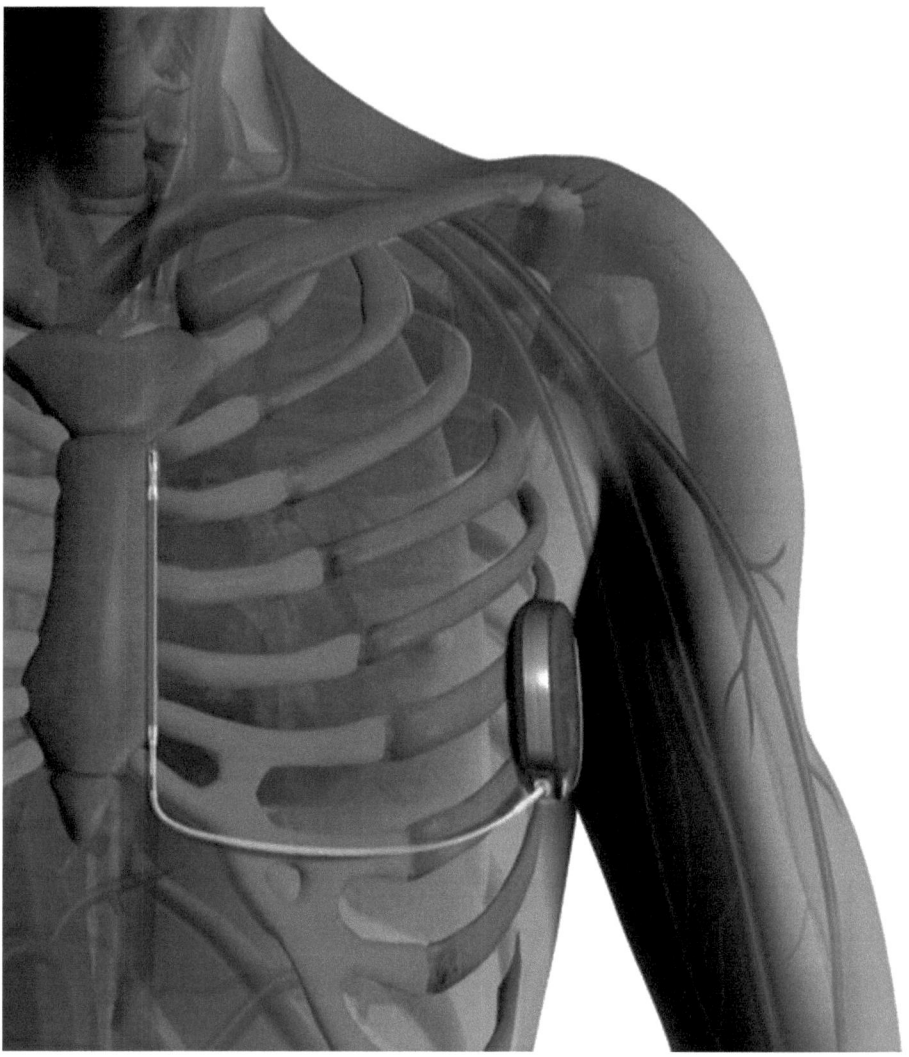

■ Figuur 5.4 Anatomie van plaatsing van een totaal subcutane ICD (S-ICD).

ICD-therapie is echter niet onschuldig, maar kan gepaard gaan met ernstige complicaties. Dit betreft niet alleen perioperatieve problemen zoals pneumothorax, perforatie, infectie of elektrodendislocaties. Ook op de langere termijn kunnen problemen optreden, bijvoorbeeld onterechte shocks door supraventriculaire tachycardieën zoals atriumfibrilleren met snelle ventriculaire geleiding, maar ook door stoorsignalen of elektrodenbreuk. De levensduur van ICD-elektroden, maar vooral ook die van ICD-batterijen, is vaak korter dan die van de patient en dit maakt elektroden en/of generatorvervangingen nodig, die vaak een hoger risico op complicaties met zich meebrengen.

Ondanks deze mogelijke complicaties blijft ICD-therapie essentieel voor levensverlenging bij patiënten met ernstig systolisch hartfalen. De NYHA-klasse is hierbij van minder belang. Vooral patiënten met een goede functionele status ondanks slechte systolische functie hebben een zeer hoog risico op plotse hartdood, dat door anti-aritmische medicatie niet kan worden verlaagd. Vooral patiënten met familiaire hartziekten en frequent voorkomen van plotse hartdood in de familie zijn vaak bang en onzeker. Bij deze patiënten kan een ICD ook wel de kwaliteit van leven verhogen door hen het gevoel te geven dat ze goed beschermd zijn, zodat ze zich weer durven inspannen of alleen durven zijn.

5.4 Telemonitoring

Steeds meer moderne devices zijn uitgerust met de mogelijkheid tot controle op afstand (telemonitoring of *remote monitoring*). Bij telemonitoring kunnen alle devicegegevens, zoals batterijstatus, meetwaarden van de elektroden maar ook episoden van ritmestoornissen, doorgestuurd worden. Dit is vooral in landen met grote reisafstanden tussen patiënt en zorgverleners (zoals in de VS) van toegevoegde waarde voor de standaardtherapie van patiënten met pacemakers en ICD's. Zoals gezegd kunnen deze devices steeds meer informatie verzamelen, die artsen en verpleegkundigen kunnen gebruiken om vroegtijdig de behandeling van patiënten aan te passen. Sommige devices zijn te koppelen aan de metingen van gewicht of bloeddruk. Verder wordt de mogelijkheid onderzocht om via impedantiemetingen van de ICD het longvochtgehalte te meten. Deze meting is redelijk sensitief maar helaas weinig specifiek. In een groot onderzoek is daarnaast aangetoond dat het aantal vals-positieve alarmen groot is, wat onnodige zorg en dus onrust veroorzaakt en extra kosten met zich meebrengt[11]. De gepubliceerde onderzoeken naar het gebruik van remote monitoring verschillen significant in de onderzochte parameters en uitkomsten en zijn dus lastig te vergelijken. Een brandende vraag is ook die naar de kosteneffectiviteit van remote monitoring. Hierbij moet rekening worden gehouden met de kosten van de technische apparatuur en de tijd die nodig is voor extra controles, maar ook met de kosten van onnodige extra bezoeken aan een zorgverlener door vals-positieve alarmen. Slim gebruik van remote monitoring via een geïmplanteerd device kon in een gerandomiseerde studie de mortaliteit duidelijk verminderen[12]. De toekomst zal dus zeker een bredere toepassing van deze techniek laten zien.

5.5 Left ventricular assist devices

Het tekort aan hartdonoren in Nederland maar ook in andere landen heeft geleid tot intensief onderzoek naar kunstharten. Terwijl een volledig artificieel hart nog steeds erg lastig is om te construeren, heeft deze zoektocht toch geleid tot zeer effectieve *assist devices* ter ondersteuning van de linkerventrikel (en bij uitzondering ook de rechterventrikel). De ontwikkeling van deze apparaten heeft een hoge vlucht genomen in de laatste tien jaar door nieuwe inzichten in de ziekte.

Terwijl aanvankelijk werd gedacht dat deze devices vooral een pompende werking (pulsatile-flow) moeten hebben, blijkt uit onderzoek dat een continu draaiende pomp evengoed de cardiale functie kan ondersteunen[13]. Deze *continuous-flow devices* (zie ◘ fig. 5.5) hebben een simpeler opbouw en zijn hierdoor mechanisch minder kwetsbaar. Vergelijking tussen continous-flow en *pulsatile-flow* LVAD's hebben laten zien dat de prognose van patiënten met de eerste variant duidelijk is verbeterd.

Terwijl in Nederland de implantatie van een LVAD voorlopig is gereserveerd voor patiënten op de wachtlijst voor harttransplantatie (als *bridge to transplantation*), wordt er nagedacht over

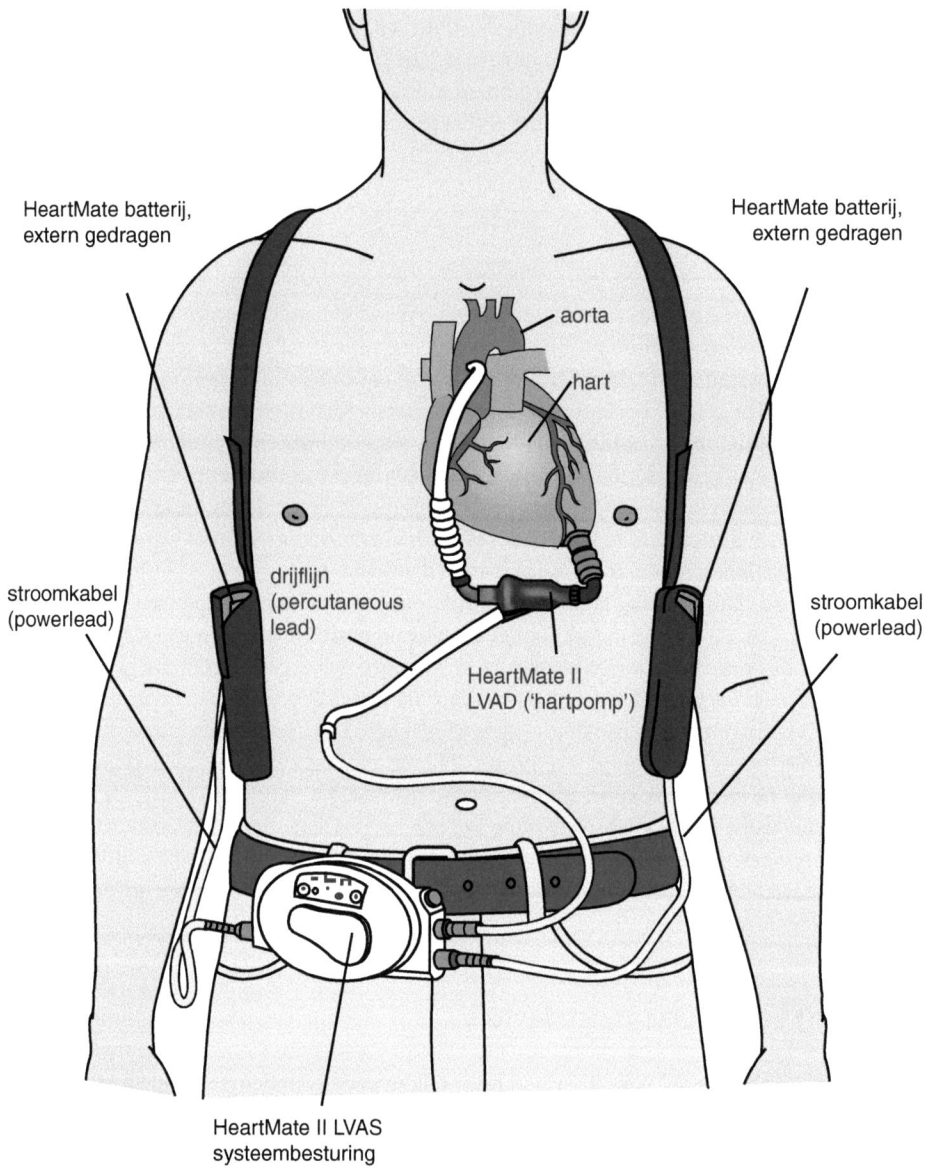

◘ **Figuur 5.5** Left ventricular assist device (LVAD).

de verruiming van de indicatie naar patiënten die om verschillende redenen niet voor transplantatie in aanmerking komen (*destination therapy*). Een andere indicatie is die voor patiënten met een zeer acuut ontstaan hartfalen, bijvoorbeeld bij een fulminante myocarditis. Deze patiënten kunnen weer herstellen na een periode van mechanische ondersteuning (*bridge to recovery*), maar wanneer er geen herstel van de LV-functie optreedt, kunnen ze indien mogelijk alsnog in aanmerking komen voor harttransplantatie.

5.6 Nieuwe indicaties voor bestaande behandelingen?

Devicetherapie voor de behandeling van systolisch hartfalen is de afgelopen decennia door grote multicenterstudies geobjectiveerd. Dit betreft vooral ICD's, maar ook biventriculaire stimulatie zoals eerder in dit hoofdstuk uitgebreid is besproken. De mogelijke rol van deze devices bij hartfalen met behouden LV-functie (HFpEF) is niet bewezen. Dit geldt helaas ook voor de medicamenteuze therapie. Omdat voor patiënten met HFpEF nog geen geneesmiddel is gevonden dat een bewezen gunstig effect heeft, moeten we op zoek gaan naar nieuwe behandelingen. De hypothese is dat in een subgroep van patiënten met HFpEF devicetherapie gunstige effecten kan hebben.

Patiënten met HFpEF zijn wat de prognose betreft niet duidelijk beter af dan patiënten met systolisch hartfalen. Een significant deel van deze patiënten komt te overlijden door plotse hartdood. Het is mogelijk dat ook in deze groep patiënten ICD-therapie effectief kan zijn. Onderzoek moet echter uitwijzen welke patiënten met HFpEF in bijzondere mate bedreigd zijn door plotse hartdood om de effectiviteit van ICD's in deze groep te toetsen.

Een deel van de mensen met HFpEF heeft een trage hartfrequentieopbouw bij inspanning (chronotrope incompetentie). Dit kan veroorzaakt zijn door medicamenteuze therapie maar ook door structurele afwijkingen in de atria, bijvoorbeeld door langdurig bestaande hypertensie. Dit kan leiden tot vermindering van de sinusknoopfunctie maar ook verhoogde kans geven op atriumfibrilleren. Conventionele pacemakers kunnen effectief zijn in de verbetering van hartfrequentieopbouw bij inspanning. Atriale dyssynchronie biedt een goede ingang voor een behandeling met biatriale pacemakers die experimenteel worden toegepast voor atriale resynchronisatietherapie bij HFpEF.

Tot slot is het maar de vraag of een asynchroon contraherende LV niet ook een probleem kan zijn voor HFpEF. Asynchrone contracties kunnen ook leiden tot asynchrone relaxatie met vermindering van de diastolische vulling. Eerste onderzoeken laten zien dat CRT ook effectief kan zijn bij patiënten met een relatief behouden LV-functie, mits er sprake is van een verbreed QRS-complex en een typisch inkerbundeltakblok op het ECG.

5.7 Nieuwe en experimentele devices

De ontwikkeling van nieuwe geneesmiddelen gaat door, ook al hebben de afgelopen jaren weinig doorbraken gebracht voor patiënten met hartfalen. Hetzelfde geldt voor devices. Er zijn echter veelbelovende technieken die wellicht hun weg kunnen vinden naar de standaardbehandeling. Een overzicht van behandelingsstrategieën is weergegeven in ◘ fig. 5.6.

Neurohumorale stimulatie is een bekend pathofysiologisch mechanisme en wordt gebruikt voor diagnostiek (bijvoorbeeld meten van nt-proBNP) maar ook therapie (bijvoorbeeld bètablokker). Het is denkbaar dat technische beïnvloeding van deze systemen gunstige effecten kan hebben voor hartfalen. Actief onderzoek wordt gedaan naar de effecten van vagusstimulatie via een speciaal pacemakersysteem. Verder wordt de mogelijke rol van renale denervatiebehandeling door middel van ablatie onderzocht, niet alleen voor de behandeling van therapieresistente hypertensie maar ook voor de behandeling van systolisch en diastolisch hartfalen. Bij deze therapie worden de ganglia (zenuwknopen) die rondom de nierarteriën liggen met hoogfrequente stroom vernietigd. Dit gebeurt door katheterisatie via de lies door een interventiecardioloog of interventieradioloog.

Al een aantal jaren wordt een techniek onderzocht die *cardiac contractility modulation* (CCM) wordt genoemd. Hierbij worden door een gespecialiseerde pacemaker tijdens de ab-

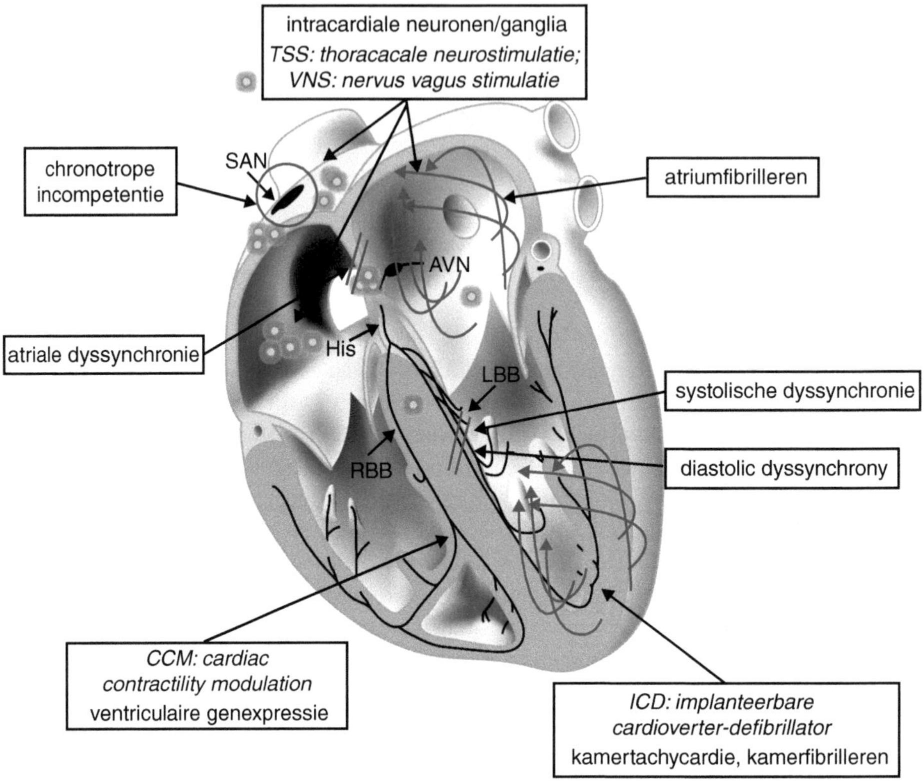

Figuur 5.6 Overzicht behandelingsstrategieën.

solute refractaire periode van de ventrikels (dus heel kort na het QRS-complex van het ECG) pulsen afgegeven die door een nog niet geheel begrepen mechanisme de contractiliteit en de energie-efficiëntie kunnen verbeteren bij patiënten met systolisch hartfalen. Anders dan bij biventriculaire stimulatie is de intraventriculaire geleiding hierbij niet belangrijk voor effectiviteit en daardoor is de patiëntenpopulatie die hiervoor potentieel in aanmerking komt veel groter.

5.8 Devices in de terminale fase

Hartfalen is, ondanks alle behandeling, vaak een progressieve ziekte en er komt een moment dat de kwaliteit van leven verdere verlenging van het leven niet meer wenselijk maakt. Verder zijn er additionele aandoeningen zoals kanker of ernstig longlijden die levensverlengende therapieën onwenselijk maken. Het is dus uiterst belangrijk op tijd (idealiter vóór de implantatie) met patiënten te bespreken dat er mogelijkheden zijn om devicetherapie te beëindigen. Dit betreft dan vooral het tijdig deactiveren van de ICD-functie. ICD-therapieën kunnen het overlijdensproces onnodig verlengen maar ook behoorlijk verstoren (zowel voor de patiënt als voor de familie). Over dit onderwerp is een brochure met patiënteninformatie gemaakt. Een link naar deze brochure staat aan het eind van dit hoofdstuk vermeld. (zie ook ▶ H. 10) Het is uiterst belangrijk om aan de patiënt en zijn familie uit te leggen dat het uitschakelen van de ICD geen acute consequenties heeft. Veelal wordt gedacht dat dit leidt tot acuut overlijden. In de meeste gevallen zal door het uitschakelen van de ICD-functie het leven niet wezenlijk worden verkort. Anders is het bij het uitschakelen van de pacemakerfunctie. Bij een biventriculair device zal dit in de meeste gevallen niet acuut maar wel in de loop der tijd leiden tot een toename van hartfalenklachten. Het is dus meestal onwenselijk om biventriculaire stimulatie uit te schakelen. Bij pacemakerafhankelijke patiënten kan uitschakelen van de pacemakerfunctie acuut overlijden van de patiënt tot gevolg hebben. Ook al is dit geen euthanasie en is er geen euthanasieprocedure voor nodig, dient dit wel begeleid te worden door een arts geschoold in de palliatieve zorg, vaak gecombineerd met palliatieve sedatie (zie ▶ H. 10).

5.9 Toekomst

Het valt te verwachten dat steeds meer patiënten met hartfalen zullen worden behandeld met implanteerbare devices. Dit is het gevolg van vergrijzing van de populatie met een toename van de prevalentie van hartfalen, maar ook van verruiming van de indicaties voor devicetherapie. Deze groei vraagt in toenemende mate om geschoold personeel en er is ook een belangrijke kostenfactor. Onderzoek moet gericht zijn op het identificeren van die patiënten die de meeste baat hebben bij een bepaalde devicebehandeling; deze moet niet meer ongeselecteerd plaatsvinden op basis van gelimiteerde parameters. Dit is vooral voor biventriculaire stimulatie het geval geweest en het aantal non-responders daalt langzaam. Voor ICD's moeten we naast de LV-functie nog andere parameters definiëren om patiënten te identificeren met een hoger risico op plotse hartdood.

De grotere vraag naar devices en verlenging van het leven zal ook meer langetermijncomplicaties opleveren. Hierbij valt vooral te denken aan draadgerelateerde problemen en infecties die extractie van het gehele systeem noodzakelijk maken. Extractie van jaren geleden geïmplanteerde pacemaker- of ICD-elektroden is een taak voor speciaal geschoolde cardiologen en thoraxchirurgen en blijft een ingreep met risico op levensgevaarlijke complicaties.

De vraag naar nieuwe therapieën is groot, vooral voor diastolisch hartfalen. Het is te verwachten dat devicebehandeling dit veld zal gaan veranderen en dat we ook nieuwe behandelingen gaan zien die vooral gericht zijn op modulatie van de perifere en centrale neuronale as.

5.10 Conclusie

Devices zijn een hoeksteen van de behandeling van hartfalen. Ze zijn gericht op kwantiteit (ICD) maar ook kwaliteit van leven (CRT). De toekomst zal een uitbreiding laten zien van het arsenaal van devicebehandelingen door nieuwe attractieve therapieconcepten. Terminaal hartfalen zal in de toekomst vaker behandeld worden met een LVAD. Groeiende problemen zijn echter devicegerelateerde complicaties en de vraag hoe om te gaan met devicetherapie in de laatste levensfase.

Literatuur

1. Maass AH, Veldhuisen DJ van. Contemporary use of devices in heart failure. Clin Pharmacol Ther. 2013;94:433–5. PubMed PMID: 24048237.
2. Veldhuisen DJ van, Maass AH, Priori SG, et al. Implementation of device therapy (cardiac resynchronization therapy and implantable cardioverter defibrillator) for patients with heart failure in Europe: changes from 2004 to 2008. Eur J Heart Fail. 2009;11:1143–51.

3. Krahnke JS, Abraham WT, Adamson PB, et al. Heart failure and respiratory hospitalizations are reduced in heart failure subjects with chronic obstructive pulmonary disease using an implantable pulmonary artery pressure monitoring device. J Card Fail. 2015;21(3):240–9.
4. Brignole M, Auricchio A, Baron-Esquivias G, et al. 2013 ESC Guidelines on cardiac pacing and cardiac resynchronization therapy: the Task Force on cardiac pacing and resynchronization therapy of the European Society of Cardiology (ESC). Developed in collaboration with the European Heart Rhythm Association (EHRA). Eur Heart J. 2013;34:2281–329.
5. Borlaug BA, Melenovsky V, Russell SD, et al. Impaired chronotropic and vasodilator reserves limit exercise capacity in patients with heart failure and a preserved ejection fraction. Circulation. 2006;114:2138–47.
6. Cleland JG, Daubert JC, Erdmann E, et al. The effect of cardiac resynchronization on morbidity and mortality in heart failure. N Engl J Med. 2005;352:1539–49.
7. Bristow MR, Saxon LA, Boehmer J, et al. Cardiac-resynchronization therapy with or without an implantable defibrillator in advanced chronic heart failure. N Engl J Med. 2004;350:2140–50.
8. Moss AJ, Hall WJ, Cannom DS, et al. Cardiac-resynchronization therapy for the prevention of heart-failure events. N Engl J Med. 2009;361:1329–38.
9. Tang AS, Wells GA, Talajic M, et al. Cardiac-resynchronization therapy for mild-to-moderate heart failure. N Engl J Med. 2010;363:2385–95.
10. Vernooy K, Cornelussen RN, Verbeek XA, et al. Cardiac resynchronization therapy cures dyssynchronopathy in canine left bundle-branch block hearts. Eur Heart J. 2007;28:2148–55.
11. van Veldhuisen DJ, Braunschweig F, Conraads V, et al. Intrathoracic impedance monitoring, audible patient alerts, and outcome in patients with heart failure. Circulation. 2011;124:1719–26.
12. Hindricks G, Taborsky M, Glikson M, et al. Implant-based multiparameter telemonitoring of patients with heart failure (IN-TIME): a randomised controlled trial. Lancet. 2014;384:583–90.
13. Slaughter MS, Rogers JG, Milano CA, et al. Advanced heart failure treated with continuous-flow left ventricular assist device. N Engl J Med. 2009;361:2241–51.

Aanbevolen websites

▶ www.stin.nl (patiëntenvereniging ICD-dragers Nederland).
▶ www.s-icd.eu (informatie voor zorgverleners en patiënten over de totale subcutane ICD).
▶ www.nvvc.nl (richtlijnen over devicetherapie en de laatste levensfase).

Verpleegproblemen en verpleegkundige interventies bij patiënten met hartfalen

Martje van der Wal, Tiny Jaarsma

6.1 Inleiding – 101

6.2 Gezondheidsbeleving- en instandhouding – 102
6.2.1 Therapieontrouw – 102
6.2.2 Ineffectief gezondheidsonderhoud (problemen bij het herkennen van symptomen van hartfalen) – 105
6.2.3 Verhoogd infectierisico – 108
6.2.4 Ongezond gedrag: roken – 108

6.3 Voeding – 110
6.3.1 Voedingsteveel – 110
6.3.2 Ongewenst gewichtsverlies/ondergewicht/cardiale cachexie – 111
6.3.3 Verminderde eetlust – 112
6.3.4 Dreigend vochttekort (of ontoereikende vochtbalans/ondervulling/uitdroging) – 113
6.3.5 Overvulling – 114

6.4 Uitscheiding – 115
6.4.1 Obstipatie – 115
6.4.2 Diarree – 116

6.5 Activiteit en rust – 116
6.5.1 Vermoeidheid – 116
6.5.2 Kortademigheid (chronisch) – 117
6.5.3 Zelfzorgtekort rond lichamelijke verzorging (wassen, aankleden e.d.) – 118
6.5.4 Verminderd activiteitsvermogen – 119

6.6 Slaap-rust – 119
6.6.1 Verstoord slaappatroon – 119

6.7 Cognitie en waarneming – 121
6.7.1 Geheugenstoornis – 121
6.7.2 Acute verwardheid (delier) – 122

6.8 Zelfperceptie – 123
6.8.1 Angst – 123
6.8.2 Sombere stemming en depressie – 124

6.9 Rollen en relatie – 125
6.9.1 Eenzaamheid, sociaal isolement – 125
6.9.2 Overbelasting van de mantelzorger – 126

6.10 Seksualiteit – 126
6.10.1 Problemen op het gebied van de seksualiteit – 126

6.11 Stressverwerking – 128
6.11.1 Problemen met acceptatie van de ziekte – 128

6.12 Waarden en levensovertuiging – 129
6.12.1 (Dreigende) geestelijke nood – 129

Literatuur – 131

> **Casus**
>
> Gerrit de Boer (58 jaar) is weer opgenomen op de afdeling cardiologie van het ziekenhuis. Gedurende het afgelopen jaar is hij zes keer terug geweest met een asthma cardiale. Vlak voor deze laatste opname is hij 5 kilo aangekomen in twee weken tijd. In een gesprek met de heer De Boer blijkt dat hij zich dagelijks weegt en dit noteert in het 'Dagboek hartfalen' dat hij bij een eerdere opname heeft gekregen. Hij vindt het erg vervelend dat hij zo vaak moet plassen na inname van de plastablet. 'Vooral op de dagen dat ik geen klachten heb en eropuit ga, de dagen dat ik dus geen plaspillen neem, denk ik bij mezelf: een goede dag, genieten Gerrit! Ik probeer toch zo gezond mogelijke te leven en die chemische troep zo veel mogelijk te laten staan.'
> De verpleegkundige signaleert dat hier sprake is van 'therapieontrouw met betrekking tot medicatie'.

6.1 Inleiding

Patiënten met hartfalen worden geconfronteerd met veel problemen die te maken hebben met de ziekte en maar ook met de behandeling. Vaak zijn dit problemen waarbij verpleegkundigen hulp kunnen bieden. Daarnaast kunnen verpleegkundigen deze patiënten ondersteunen bij het leren omgaan met hartfalen en de gevolgen daarvan voor het dagelijks leven.

In dit hoofdstuk wordt ingegaan op verpleegproblemen en verpleegkundige interventies bij patiënten met hartfalen. Het gaat daarbij om verpleegproblemen die (direct of indirect) gerelateerd zijn aan het hartfalen. Algemene verpleegproblemen (zoals koorts of risico op decubitus) die wel kunnen voorkomen bij patiënten met hartfalen maar geen directe relatie hebben met het hartfalen, zijn niet opgenomen in dit overzicht en zijn te vinden in algemene verpleegkundeboeken.

Een overzicht van verpleegproblemen met de bijbehorende interventies is op de volgende manier tot stand gekomen:
- onderzoek van literatuur op het gebied van verpleegproblemen bij patiënten met hartfalen;
- inventarisatie van specifieke verpleegproblemen bij patiënten met hartfalen in 2003 bij leden van de werkgroep 'Verpleegkundigen en hartfalen' van de Nederlandse Vereniging voor Hart- en VaatVerpleegkundigen (NVHVV);
- beoordelen van de relevantie van verpleegproblemen voor patiënten met hartfalen door deskundigen op het gebied van zorg en hartfalen;
- inventarisatie van verpleegkundige interventies bij patiënten met hartfalen door middel van literatuuronderzoek.

Per verpleegprobleem wordt de definitie van het probleem gegeven en worden etiologie, symptomen en doelen van de verpleegkundige zorg beschreven. Voor zover mogelijk en relevant zijn de verpleegproblemen geformuleerd binnen het kader van de NANDA-diagnoses[1,2]. Vanwege de overzichtelijkheid en uit praktische overwegingen is daarbij gebruikgemaakt van de ordening volgens de elf gezondheidspatronen van Gordon[3].

In de volgende paragrafen worden verpleegkundige interventies behorend bij specifieke verpleegproblemen besproken[4].

6.2 Gezondheidsbeleving- en instandhouding

6.2.1 Therapieontrouw

Definitie

Onder therapieontrouw wordt gedrag van de patiënt verstaan dat niet overeenstemt met een van tevoren in overleg tussen hulpverlener en patiënt opgesteld behandelingsplan. De patiënt houdt zich niet of slechts gedeeltelijk aan het overeengekomen behandelingsplan waardoor dit ineffectief kan zijn. Het kan daarbij bijvoorbeeld gaan om medicatie, het dagelijks wegen of zich moeten houden aan een voorgeschreven vochtbeperking.

Achtergrond

Veel van de informatie die een patiënt met hartfalen krijgt, betreft het leren omgaan met leefregels. Denk daarbij bijvoorbeeld aan het omgaan met medicijnen, het volgen van een dieet of het opvolgen van adviezen met betrekking tot activiteit en rust.

Dit betekent voor veel mensen een andere manier van leven, waarbij het vaak gaat om veranderen van gedrag. Voor oudere patiënten geldt dat sommige ingesleten gedragspatronen en gewoontes moeilijk te veranderen zijn, terwijl het voor jongeren vaak moeilijk is anders te moeten leven dan de meeste leeftijdgenoten.

Vaak is het moeilijk alle nieuwe leefregels goed vol te houden, vooral ook omdat ze levenslang gelden en niet leiden tot genezing. Wel is het zo dat patiënten door het opvolgen ervan minder klachten kunnen ondervinden van het hartfalen.

Therapieontrouw kan ertoe leiden dat de klachten van hartfalen toenemen. Dit kan uiteindelijk tot gevolg hebben dat de patiënt moet worden opgenomen in het ziekenhuis. Uit onderzoek blijkt dat therapieontrouw een veelvoorkomende reden van heropname is bij patiënten met hartfalen en ook het aantal opnamedagen kan vergroten[5,6]. Het is echter niet altijd een bewuste keuze van de patiënt om zich niet aan bepaalde voorschriften te houden. Het kan ook het gevolg zijn van misverstanden, fouten van anderen of andere omstandigheden (zie mogelijke oorzaken therapieontrouw).

Mogelijke oorzaken

Volgens het rapport *Adherence to long-term therapies* van de Wereldgezondheidsorganisatie (WHO) uit 2003[7] is therapietrouw multidimensionaal en hangen de interventies om therapietrouw te bevorderen af van de mogelijke oorzaak. De WHO noemt de volgende vijf dimensies als oorzaken van therapieontrouw:

1. sociaal-economische factoren (bijvoorbeeld gebrek aan financiële middelen, gebrek aan sociale steun bij het opvolgen van behandeling/leefregels, leeftijd);
2. factoren die samenhangen met het gezondheidszorgsysteem (bijvoorbeeld slechte bereikbaarheid hulpverlener, te weinig informatie verstrekt over doel en wijze waarop de leefregels uitgevoerd moeten worden, slechte relatie tussen patiënt en hulpverlener, gebrek aan vertrouwen in de gezondheidszorg);
3. factoren gerelateerd aan de conditie van de patiënt (bijvoorbeeld ernst van de symptomen, invloed van comorbiditeit waaronder depressie, mate van progressie van de ziekte);
4. factoren gerelateerd aan de behandeling (bijvoorbeeld complexiteit en duur van de behandeling, frequente wijzigingen in de behandeling en bijwerkingen van medicatie);
5. patiëntgerelateerde factoren (bijvoorbeeld gebrek aan kennis om de voorschriften goed uit te voeren, leefregels sluiten niet aan bij de leefwijze of worden niet als zinvol/effectief ervaren, verwachtingen van de patiënt)[8].

Tekenen die op therapieontrouw kunnen wijzen
Het is niet altijd duidelijk of de patiënt therapieontrouw is. Tekenen die hierop kunnen wijzen zijn onder meer:
- patiënt/partner doet uitspraken die wijzen op het niet naleven van de leefregels;
- verergering van symptomen (dit wordt overigens niet altijd veroorzaakt door therapieontrouw, maar kan ook door andere factoren zoals een infectie of achteruitgang van de ziekte worden veroorzaakt);
- onvoldoende reactie op de behandeling;
- zich niet houden aan de gemaakte afspraken (bijvoorbeeld over dagelijks wegen, bezoek aan de polikliniek);
- objectieve testuitslagen die wijzen op therapieontrouw (bijvoorbeeld spiegels van bepaalde medicijnen).

Interventies bij therapieontrouw
Het is belangrijk na te gaan waarom iemand zich niet aan bepaalde adviezen kan houden. Interventies om therapietrouw te bevorderen moeten uiteraard gerelateerd zijn aan de oorzaak. Als een patiënt de medicatie niet inneemt omdat hij de medicijnlijst niet kan lezen, zijn heel andere interventies nodig dan bij een patiënt die medicatie niet inneemt vanwege bijwerkingen of het als niet zinvol ervaren van de behandeling.

Algemene adviezen om therapietrouw te verhogen
Het is van belang een patiënt goed te begeleiden bij het omgaan met de vaak complexe leefregels en praktische tips te geven om deze leefregels vol te kunnen houden[7].

Het volhouden van leefregels moet openlijk met de patiënt besproken worden, zonder een 'beschuldigend vingertje' wanneer iemand zich niet goed aan de adviezen kan houden.
- Probeer de patiënt te motiveren tot de gewenste gedragsverandering.
- Leg de verantwoordelijkheid voor gedragsverandering bij de patiënt.
- Kom regelmatig terug op de gegeven informatie en de gewenste gedragsverandering en bespreek wat wel en niet goed gaat.
- Bespreek het onderwerp therapietrouw openlijk met de patiënt. Daarbij moet worden nagegaan *waarom* iemand zich niet aan bepaalde adviezen kan of wil houden.
- Ga uit van de leefwijze van de patiënt en toon respect voor diens mening.
- Geef zo nodig extra voorlichting over het belang en de praktische uitvoering van de leefregels.
- Pas in overleg met andere disciplines de adviezen over leefregels eventueel aan zodat ze haalbaar zijn voor de patiënt.
- Geef praktische tips met betrekking tot de leefregels.

Zie ▶ H. 7 voor informatie over instructie, ondersteuning en gedragsverandering.

Verpleegkundige interventies bij therapieontrouw met een vochtbeperking[7]
- Ga na of de patiënt een vochtbeperking heeft. Dit is namelijk niet altijd nodig.
- Ga na of de patiënt weet waarom een vochtbeperking is geadviseerd en bespreek hoeveel vocht de patiënt per dag gebruikt. Laat de patiënt bijvoorbeeld beschrijven wat over de hele dag wordt gedronken.
- Bespreek het belang van een vochtbeperking voor deze patiënt (NB veel patiënten met hartfalen hebben tegenwoordig geen strikte vochtbeperking meer).

- Door vooraf een verdeling van de hoeveelheid vocht over de dag te maken, wordt voorkomen dat er 's avonds niet veel meer mag worden gedronken. Daarbij moet rekening gehouden worden met het vocht dat nodig is voor het innemen van de medicijnen.
- Door kleine kopjes of glazen te gebruiken, kan vaker op de dag iets gedronken worden.
- Medicijnen kunnen ook ingenomen worden met een paar lepels pap/yoghurt in plaats van met een glas water. Dit kost minder vocht en de medicijnen kunnen vaak gemakkelijker doorgeslikt worden (wanneer medicijnen niet met melkproducten mogen worden ingenomen, staat dit op de verpakking vermeld. Dit geldt bijvoorbeeld voor sotalol en ijzerpreparaten).
- De mond wordt vochtiger door zuigen op een snoepje of kauwen op kauwgom en door ijsblokjes (bevatten relatief weinig vocht maar maken de mond wel fris).
- Zout geeft snel een dorstgevoel; adviseer minder zout/zoutrijke producten te gebruiken.
- Producten die veel suiker bevatten zijn af te raden omdat deze juist dorst veroorzaken.
- Dorstlessend kan zijn: citroensap door thee/water, ingevroren fruit (bijvoorbeeld meloen).
- Het komt ook voor dat patiënten te weinig vocht gebruiken en daardoor uitdrogen. Over het algemeen moet minimaal 1500 ml vocht worden gebruikt; bij warm weer, veel transpireren, koorts of diarree moet echter meer worden gedronken.

Verpleegkundige interventies bij therapieontrouw met medicijnen

Ook hier is het weer belangrijk eerst na te gaan waarom de patiënt de medicatie niet goed inneemt en daar de interventies op aan te passen (zie ▶ H. 7).
- Ga na wat de patiënt weet van de medicijnen en hun relatie met hartfalen.
- Bespreek met de patiënt diens houding ten aanzien van het innemen van medicijnen en ga na welke problemen de patiënt hiermee heeft. Ga in op deze problemen en probeer samen met de patiënt tot een oplossing te komen. Het is van belang dat de patiënt een juiste indruk heeft van de ernst van de ziekte en van het belang van het opvolgen van de medicijnvoorschriften (zie hiervoor ook de uitwerking van ▶ tab. 7.1. in ▶ H. 7).
- Geef korte, duidelijk informatie over de werking en de belangrijkste bijwerkingen van het medicijn en over de wijze van inname.
- Leg de patiënt uit wat het doel is van de medicijnen (symptomen zo veel mogelijk voorkomen zodat de patiënt zich zo goed mogelijk blijft voelen. Tevens bij een aantal medicijnen verbetering van de prognose). Leg uit dat het belangrijk is dat de medicijnen altijd moeten worden ingenomen, ook als iemand zich heel goed voelt (dat iemand zich goed voelt kan juist komen door het goed innemen van de medicijnen).
- Stimuleer de patiënt bijwerkingen van medicijnen te melden en niet op eigen initiatief te stoppen met medicijnen wanneer mogelijke bijwerkingen ontstaan. In overleg met de arts/hartfalenverpleegkundige kan vervolgens gezocht worden naar een oplossing (verandering/vermindering van medicijnen, veranderen van medicijntijden e.d.). (Zie voor bijwerkingen van hartfalenmedicatie ▶ H. 4).
- Leg de patiënt uit hoe lang de medicijnen gebruikt moeten worden. Soms bestaat de misvatting dat het om een 'kuur' gaat die afgelopen is als de medicijnen op zijn.
- Maak een duidelijke, overzichtelijke medicijnkaart, zo nodig met kleuren/plaatjes/grote letters. Ga niet in de kaart krassen wanneer de medicijnen worden gewijzigd, maar maak in dat geval een nieuwe kaart. Noteer de merknaam en de stofnaam van het medicijn. Thuis wordt soms een ander merk voorgeschreven dan in het ziekenhuis. Dit kan voor veel verwarring zorgen.
- Maak het medicijnschema zo eenvoudig mogelijk, dat wil zeggen met zo min mogelijk tijden waarop de medicijnen moeten worden ingenomen.

- Koppel de medicijntijden aan een vaste gebeurtenis of handeling op de dag (maaltijden, 's avonds tandenpoetsen enz.). Bespreek wat voor de patiënt zo'n 'vaste gebeurtenis' kan zijn die hem eraan herinnert dat de medicijnen moeten worden ingenomen.
- Met de innametijden van plastabletten kan zo nodig geschoven worden. Als iemand bijvoorbeeld 's ochtends boodschappen wil doen, kan het praktischer zijn de plastabletten daarna in te nemen. Het is verstandig plastabletten niet later dan de avondmaaltijd in te nemen, anders moet iemand 's nachts vaker uit bed om te plassen.
- Betrek de partner/mantelzorger bij de voorlichting en bespreek wat deze kan doen om de patiënt te ondersteunen bij het innemen van de medicijnen.
- Het kan handig zijn een medicijndoos te gebruiken waarin de medicijnen per dag of per week in vakjes gedaan kunnen worden.
- Oefen zo nodig samen met de patiënt hoe de medicijnen thuis uitgezet kunnen worden (bijvoorbeeld in een doosje voor de hele week).
- Bespreek met de patiënt de mogelijkheid de medicatie via de apotheek te laten uitzetten (in een baxtersysteem, waarbij de medicatie per innametijdstip apart verpakt wordt aangeleverd). De thuiszorg kan patiënten ondersteunen bij het goed innemen van de medicijnen.
- Sommige mensen zetten een alarm op hun mobiele telefoon om hen aan hun medicijninname te herinneren. Er zijn daarnaast tegenwoordig allerlei reminders/alarmsystemen/medicijndoosjes op de markt die door een piep-, tril- of lichtsignaal aangeven dat de medicatie moet worden ingenomen. Sommige mensen vinden het prettig op deze manier aan de medicijntijden te worden herinnerd, terwijl anderen het wellicht zullen verafschuwen. Overleg met de patiënt en de mantelzorger wat als mogelijk en prettig wordt ervaren.

6.2.2 Ineffectief gezondheidsonderhoud (problemen bij het herkennen van symptomen van hartfalen)

Definitie
De patiënt is niet in staat een toename van de belangrijkste symptomen van hartfalen goed te herkennen en hier de juiste acties op te ondernemen.

Achtergrond
Er zit vaak onnodig veel tijd tussen de bewustwording van een toename van symptomen van hartfalen en het tijdstip dat een patiënt hierop daadwerkelijk actie onderneemt. Uit een Nederlands onderzoek onder 1023 patiënten opgenomen met hartfalen blijkt dat 37% van de patiënten langer dan een week wacht voordat ze een hulpverlener inschakelen[9]. Ook komt het voor dat patiënten met hartfalen een ziekenhuisopname zo lang mogelijk willen uitstellen en om die reden lang doorlopen met klachten. Wanneer een patiënt echter in een vroeg stadium van vochtretentie contact zoekt met een hulpverlener, is het mogelijk – door het tijdelijk verhogen van de dosering diuretica – te voorkomen dat de klachten erger worden en dat een patiënt moet worden opgenomen.

Mogelijke oorzaken
Het is soms moeilijk te beoordelen waarom een patiënt de symptomen van hartfalen niet herkent. Allereerst kan de patiënt hiervan onvoldoende op de hoogte zijn. De symptomen van hartfalen (zoals vermoeidheid en kortademigheid) kunnen lijken op symptomen van andere

aandoeningen, zoals COPD of depressie, of ze kunnen worden toegeschreven aan de leeftijd of aan bijwerkingen van medicijnen. Ten slotte is het mogelijk dat een patiënt wel voldoende kennis heeft, maar onvoldoende vaardigheden om vochtretentie te herkennen. Zo vertelde een patiënt in een onderzoek in de VS: 'Vertel me niet wat ik moet doen, maar laat me zien hoe het moet'[10].

Er kunnen nog diverse andere redenen zijn waarom een patiënt geen actie onderneemt, bijvoorbeeld omdat hij zijn omgeving niet wil verontrusten, beslist niet naar het ziekenhuis wil, hulpverleners niet wil lastigvallen, denkt dat de klachten vanzelf over gaan, of de klachten toeschrijft aan leeftijd of andere aandoeningen[11,12].

Symptomen
De patiënt heeft geen adequate acties ondernomen bij een toename van hartfalen en/of de patiënt is niet in staat de tekenen van vochtretentie te benoemen.

Doelen van verpleegkundige zorg
De patiënt is in staat symptomen van hartfalen te benoemen en de juiste acties te ondernemen bij een toename van symptomen (zoals inname van extra diuretica, inschakelen hartfalenverpleegkundige/huisarts).

Verpleegkundige interventies bij problemen met het herkennen van symptomen van hartfalen
- Bespreek met de patiënt/mantelzorger waarom er geen hulpverlener is ingeschakeld bij een toename van de symptomen. Deze reden geeft vervolgens richting aan de interventies. Als iemand wel adequaat hulp heeft ingeschakeld, is het ook goed om dat te bevestigen en wellicht nog eens te bespreken wat mogelijk andere symptomen of acties kunnen zijn.
- Bespreek de symptomen van hartfalen/tekenen van verslechtering met de patiënt.
- Laat de patiënt zien hoe deze enkeloedeem herkent (wanneer de patiënt tijdens opname of tijdens een polibezoek enkeloedeem heeft, laat dan zien hoe putjes in oedemateuze enkels te herkennen zijn. Ook het strakker zitten van kleding of bijvoorbeeld sieraden kan wijzen op het vasthouden van vocht.
- Bespreek het belang van dagelijks wegen (bijvoorbeeld bij het dagelijks wegen tijdens ziekenhuisopname of bij een polibezoek) en geef aan bij welke gewichtstoename de patiënt contact moet opnemen met een hulpverlener.
- Leg uit dat het belangrijk is dat de patiënt bij de eerste tekenen van verslechtering een hulpverlener inschakelt of zelf (volgens afspraak met een hulpverlener) extra diuretica inneemt, en niet moet wachten tot de klachten verder toenemen.
- Leg uit dat het heel belangrijk is een snelle gewichtstoename of het ontstaan van dikke enkels te melden, ook al zijn er nog geen andere klachten zoals kortademigheid aanwezig.

Soms gaat het niet om plotselinge, maar om langzame veranderingen in de klachten, vaak in combinatie met geleidelijke gewichtstoename. Een dagboekje waarin het gewicht genoteerd wordt, kan hierbij behulpzaam zijn. Sommige patiënten vinden het niet prettig om elke dag op de weegschaal te staan, bijvoorbeeld door problemen die ze hebben met hun gewicht. In dat geval is het belangrijk dat de patiënt let op andere tekenen van vochtretentie zoals die bij hem voorkomen.

In de praktijk komt het soms voor dat de tekenen van verslechtering (onterecht) geïnterpreteerd worden als bijwerkingen van de medicijnen (bijvoorbeeld hoesten bij een ACE-remmer).

> **Kader 6.1 Belangrijkste tekenen van verslechtering/vochtretentie**
>
> **2 kg (of meer) gewichtstoename in 2–3 dagen door het vasthouden van vocht**
> Om dit goed in de gaten te kunnen houden is het belangrijk dat een patiënt met hartfalen zich regelmatig op hetzelfde tijdstip weegt. Ook als het gewicht langere tijd stabiel blijft, wordt regelmatig wegen geadviseerd.
>
> **Opgezette enkels/benen**
> Bij vochtophoping in benen/enkels kunnen putjes in de benen worden gedrukt die 'blijven staan'. Ook kunnen schoenen strakker gaan zitten wanneer vochtophoping in de benen ontstaat.
>
> **Toename van kortademigheid/kortademigheid bij platliggen**
> Toename van kortademigheid kan wijzen op vochtophoping in de longen. In dat geval merkt een patiënt vaak ook dat hij niet goed meer plat kan liggen en meer kussens in bed nodig heeft dan normaal.
>
> **Hoesten**
> Dit kan een gevolg zijn van vochtophoping in de longen. (Hoesten kan echter ook optreden als bijwerking van ACE-remmers).
>
> **Strakker zitten van kleren/vol gevoel in de buik**
> Kleren die strakker gaan zitten, de riem van rok of broek die een gaatje losser moet of een vol gevoel in de buik zijn tekenen die kunnen duiden op toename van vochtophoping in de buik.
>
> **Vermindering van het inspanningsvermogen, toename van vermoeidheid**
> Wanneer het lichaam meer vocht vasthoudt, worden weefsels en organen minder goed van bloed en zuurstof voorzien waardoor iemand sneller vermoeid raakt en minder inspanning kan verrichten.
>
> **Overdag minder plassen**
> Overdag minder plassen en donkere urine kunnen wijzen op het vasthouden van vocht.
>
> **'s Nachts vaker moeten plassen**
> Wanneer iemand 's nachts vaker dan anders moet plassen, kan dit duiden op het vasthouden van vocht. Het vocht dat overdag bijvoorbeeld in de enkels of de buikholte zit, kan 's nachts door de nieren opgenomen worden, waardoor een patiënt vaker moet plassen.

Ook bij de volgende klachten is het belangrijk de hartfalenverpleegkundige of (huis)arts te waarschuwen:
- een grieperig gevoel of koorts: een ontsteking in het lichaam is een extra belasting voor het hart. Hierdoor is het mogelijk dat patiënten bij een bronchitis, een blaasontsteking of een andere infectie vocht vasthouden;
- misselijkheid, braken of diarree. In dergelijke situaties kan de vochtbalans verstoord raken waardoor het nodig kan zijn de medicijnen (diuretica) of eventuele vochtbeperking aan te passen;
- een snelle gewichtsafname: dit kan een teken zijn van dehydratie;
- verandering van het hartritme (kan wijzen op atriumfibrilleren), het optreden van hartkloppingen of collapsneiging (die kan ontstaan bij hartritmestoornissen);
- andere klachten zoals duizeligheid, pijn op de borst.

6.2.3 Verhoogd infectierisico

Definitie
De patiënt heeft een verhoogd risico op besmetting met ziekteverwekkende organismen.

Mogelijke oorzaken
Patiënten met hartfalen kunnen extra vatbaar zijn voor infecties door o.a. de chronische ziekte, anemie, leeftijd en verminderde voedingstoestand. Elke infectie (verkoudheid, griep, bronchitis, blaasontsteking) betekent een extra belasting voor het hart, waardoor het lichaam vocht kan vasthouden. Het is dus belangrijk om infecties (ook verkoudheid) zo veel mogelijk te voorkomen.

Doelen van verpleegkundige zorg
De patiënt is op de hoogte van het risico op infectie en weet de nodige voorzorgsmaatregelen te treffen. De patiënt is op de hoogte van de mogelijkheid van vochtretentie bij het ontstaan van een infectie en weet hierop de juiste acties te ondernemen.

Interventies bij een verhoogd infectierisico
Om de kans op griep en daarmee een verergering van de klachten van hartfalen te voorkomen, wordt alle patiënten met hartfalen geadviseerd jaarlijks een griepprik te halen bij de huisarts. Adviseer de patiënt geen bezoekers te ontvangen met bijvoorbeeld een ernstige verkoudheid, bronchitis of griep.

Krijgt iemand met hartfalen toch griep en/of koorts, dan is het raadzaam de arts of hartfalenverpleegkundige te waarschuwen. Bij koorts kan het soms nodig zijn de dosering diuretica of een eventuele vochtbeperking aan te passen.

Doordat het hart extra belast wordt bij een infectie, kan vochtretentie ontstaan. In dat geval kunnen tijdelijk extra diuretica worden voorgeschreven. Geef de patiënt uitleg over de relatie tussen een infectie en het optreden van vochtretentie.

6.2.4 Ongezond gedrag: roken

Achtergrond
Voor patiënten met hartfalen is het belangrijk om te stoppen met roken, omdat roken een belangrijke risicofactor is voor het krijgen van een (volgend) hartinfarct. Nicotine tast de vaatwand aan, wat het ontstaan van vernauwingen in de bloedvaten bevordert. Koolmonoxide in tabaksrook bindt zich aan het bloed, waardoor het bloed minder zuurstof kan vervoeren. Het lichaam en dus ook het hart krijgen hierdoor een tekort aan zuurstof. Stoppen met roken heeft altijd zin; zo blijkt uit een meta-analyse naar stoppen met roken na een hartinfarct dat de kans op sterfte in alle studies duidelijk afneemt[13].

Mogelijke oorzaken
Patiënten zijn niet altijd op de hoogte van de negatieve gevolgen van roken, zijn verslaafd en/of zien het nut van stoppen met roken niet in.

Symptomen
De patiënt geeft aan moeite te hebben met stoppen met roken of zegt het nut van stoppen niet in te zien.

Doelen van verpleegkundige zorg
Patiënt ziet het nut in van stoppen met roken en stopt met roken.

Verpleegkundige Interventies bij problemen met stoppen met roken
Hulp bij het stoppen met roken, mits goed uitgevoerd, verhoogt de slagingskans van een stoppoging. Een structurele aanpak van de stoppen-met-rokenbegeleiding schept duidelijkheid voor zowel hulpverlener als patiënt. Een efficiënte en effectieve manier om dit te doen is volgens de STIMEDIC®-methode. Deze stond voorheen bekend onder de naam Minimale Interventiestrategie voor Stoppen-met-rokenbegeleiding (MIS). STIMEDIC stoppen met roken Basis heeft als primair doel mensen te motiveren om te stoppen met roken en aan te sturen op een concreet besluit om te stoppen. Zo nodig worden patiënten daarna verder begeleid. De totale contactduur is 30 minuten.

Kenmerken van STIMEDIC:
- eenvoudige, stapsgewijze methode;
- op basis van de principes van motiverende gespreksvoering (zie ▶ H. 7);
- sluit aan bij de motivatie van de patiënt;
- duidelijk stopadvies, indien mogelijk gevolgd door begeleiding;
- arts en verpleegkundige werken samen;
- de patiënt staat centraal;
- de roker blijft verantwoordelijk.

> **Stapsgewijze methode volgens STIMEDIC**
>
> **Stap 1: Het stopadvies**
> De eerste stap van de methode is het dringend adviseren om te stoppen met roken. De arts voert meestal de eerste stap uit (bijvoorbeeld tijdens een opname of een polikliniekbezoek) en kan voor verdere begeleiding doorverwijzen.
>
> **Stap 2: Rookprofiel afnemen**
> Neem een rookprofiel af om de motivatie om te stoppen te peilen en de nicotineafhankelijkheid vast te stellen.
>
> **Stap 3: Motivatie verhogen**
> Hierbij gaat het om het bespreken van motiverende informatie over de gezondheidsrisico's van roken op lange en korte termijn en de voordelen van het stoppen met roken op lange, maar vooral op korte termijn.
>
> **Stap 4: Barrières inventariseren en bespreken**
> Doel is het inventariseren en bespreken van de problemen die de roker weerhouden van stoppen en het vergroten van het vertrouwen van de roker om met moeilijke situaties om te gaan.
>
> **Stap 5: Bespreken hulpmiddelen**
> Bespreek hulpmiddelen die gebruikt kunnen worden bij het stoppen met roken, zoals zelfhulp via ▶ www.destopsite.nl (online stoppen-met-rokenondersteuning), patiëntenbrochures, een cursus stoppen met roken ('Pakje kans'), nicotinevervangende middelen (nicotinepleisters, -kauwgom, -zuigtablet), medicatie (bupropion, nortriptyline, varenicline). Gebruik van medicatie moet altijd gebeuren in overleg met de cardioloog omdat er soms contra-indicaties bestaan bij patiënten met cardiale aandoeningen.

> **Stap 6 Stopafspraak**
> Door het kiezen en noteren van een stopdatum wordt het voornemen om te stoppen concreet gemaakt en krijgt het een bindend karakter. Voor patiënten die zijn opgenomen in het ziekenhuis, kan de dag van opname de stopdag zijn.
>
> **Stap 7: Follow-up**
> Hierbij wordt intensieve ondersteuning geboden of wordt de patiënt doorverwezen naar intensievere gedragsmatige ondersteuning.

Op de website van het Trimbos instituut (▶ www.trimbos.nl) staat veel informatie over methoden die kunnen helpen bij het stoppen met roken. Andere websites met informatie over stoppen met roken zijn ▶ www.luchtsignaal.nl en ▶ www.destopsite.nl.

6.3 Voeding

6.3.1 Voedingsteveel

Definitie
Inname van meer voedingsstoffen dan de stofwisselingsbehoefte.

Achtergrond
Er is sprake van overgewicht bij een *body mass index* (BMI = gewicht/lengte × lengte) tussen de 25 en 30 kg/m^2. Bij een BMI hoger dan 30 kg/m^2 wordt gesproken van obesitas. Overgewicht/obesitas is een risicofactor voor het optreden van hart- en vaatziekten. Het kan hartfalen verergeren en veroorzaakt kortademigheid en een verminderd inspanningsvermogen. Overgewicht/obesitas betekent een extra belasting voor het hart. Om die reden is het verstandig dat bij mensen met hartfalen gestreefd wordt naar vermindering van obesitas[14].

Met een lager gewicht kan een patiënt vermoedelijk net iets meer activiteiten verrichten zonder klachten te krijgen. Ook kan door vermindering van overgewicht een toename van hartfalen worden uitgesteld. Daarnaast zorgt het voor een verlaging van de bloeddruk en van het cholesterolgehalte, wat de kans op (nieuwe) hart- en vaatproblemen verkleint.

Bij matig tot ernstig hartfalen wordt afvallen niet routinematig geadviseerd, omdat bij verdere progressie van hartfalen ongewild gewichtsverlies en anorexie veel voorkomen. Bij patiënten met obesitas (BMI > 30 kg/m^2) moet worden overwogen afvallen te adviseren met de bedoeling om de symptomen en progressie van hartfalen te beperken en het algemeen welbevinden te bevorderen (zie ▶ H. 8).

Etiologie
Er kan zowel sprake zijn van een te hoge intake van voedingsmiddelen als van beperkte lichaamsbeweging. Vaak gaat het om een combinatie.

Symptomen
Een BMI > 30. Ook met behulp van de tailleomvang kan het gewicht worden beoordeeld.

Voor vrouwen is er sprake van een goed gewicht bij een tailleomvang < 80 cm, bij mannen bij een tailleomvang < 94 cm. Bij patiënten met hartfalen is het wel belangrijk dat er geen sprake is van vocht vasthouden. Vochtophoping in het lichaam verhoogt het gewicht en vertekent zo de BMI-berekening. Indien het vocht zich vooral in de buikholte ophoopt, neemt het aantal centimeters van de buikomvang toe zonder dat er sprake hoeft te zijn van overgewicht.

Doelen van verpleegkundige zorg
De patiënt heeft bij voorkeur een BMI ≤ 30. Bij patiënten met hartfalen hoeft niet gestreefd te worden naar een BMI tussen de 20–25. Gezondheidswinst kan al behaald worden door een gewichtsverlies van 5–10 kg of 10% vermindering van het oorspronkelijke lichaamsgewicht.

Verpleegkundige interventies bij obesitas
Verminderen van obesitas is meestal een combinatie van anders eten en meer bewegen. Afvallen vraagt om een goede voorbereiding; motivatie is daarbij van groot belang. Voordelen van afvallen voor patiënten met hartfalen zijn onder andere minder belasting voor het hart en hierdoor een verbetering van het inspanningsvermogen. Stel vast wat haalbaar is voor een patiënt en stel de doelen niet te hoog. Soms is streven naar 'geen gewichtstoename' het maximaal haalbare. Gewichtsreductie bij patiënten met ernstig hartfalen (klasse III en IV) moet onder begeleiding van de diëtist plaatsvinden. Het gevaar van snel afvallen is dat er veel verlies van spierweefsel en weinig verlies van vetweefsel optreedt.

Aanpassen voedingspatroon
Om af te vallen kan het van belang zijn anders te gaan eten. Als patiënten moeite hebben om af te vallen, kan een verwijzing naar een diëtist zinvol zijn. De diëtist kan een voedingsanamnese afnemen of de patiënt adviseren een aantal dagen een dagboekje bij te houden om op die manier inzicht te krijgen in de eetgewoonten van de patiënt. De diëtist kan vervolgens samen met de patiënt nagaan wat in het eetpatroon kan worden veranderd (zie ▶ H. 8).

Meer bewegen
Het algemene advies met betrekking tot bewegen is elke dag minstens een half uur lichaamsbeweging. Dit kan thuis (door tuinieren of huishoudelijke werkzaamheden), maar ook door wandelen, fietsen of sporten. Belangrijke richtlijn is dat men tijdens de inspanning nog kan blijven praten en niet al te lange tijd nodig heeft om van de inspanning te herstellen.

Voor mensen met ernstig hartfalen kan meer bewegen een probleem zijn. Een half uur bewegen kan in dat geval ook verdeeld worden over de dag. Bespreek samen met de patiënt, eventueel in overleg met arts en fysiotherapeut, wat een goede, haalbare manier van bewegen is. Ook kan de patiënt verwezen worden naar een revalidatieprogramma voor patiënten met hartfalen (zie hiervoor ook ▶ H. 9).

6.3.2 Ongewenst gewichtsverlies/ondergewicht/cardiale cachexie

Definitie
Er is sprake van ongewenst gewichtsverlies bij een gewichtsverlies van ≥ 6% van het lichaamsgewicht binnen 6–12 maanden.

Achtergrond
Ongewenst gewichtsverlies komt veel voor bij patiënten met hartfalen. Het uit zich in verlies van vet-, spier- en botweefsel. Bij hartfalen wordt dit cardiale cachexie genoemd. Dit gewichtsverlies heeft dus niets te maken met verlies van gewicht (door vochtverlies) wanneer iemand overvuld is. Cachexie komt voor bij 10–15% van de patiënten met hartfalen in de loop van hun ziekte[14].

Cachexie gaat ook gepaard met een slechte prognose[15]. Het is echter niet duidelijk of patiënten met cachexie die weer een gezond gewicht krijgen, ook daadwerkelijk een betere prognose hebben. Mogelijke behandelingen bij cachexie zijn: energie- en eiwitrijke voeding, eetlustopwekkende middelen, conditietraining en anabolica (anabole steroïden). Bij cachexie wordt begeleiding door een diëtist aanbevolen.

Etiologie
De pathofysiologie van cachexie bij hartfalen is complex, maar verminderde eetlust, malabsorptie door veneuze stuwing van het maag-darmkanaal, metabole ontregeling en chronische ontstekingsfactoren zijn van invloed. Factoren die onder andere aanleiding geven tot het ongewenste gewichtsverlies, kunnen zijn:
- neurohormonale en immunologische veranderingen;
- verhoogd metabolisme als gevolg van kortademigheid;
- lichamelijke inactiviteit, waardoor spierverlies optreedt;
- verminderde inname van voeding door vermoeidheid of kortademigheid, vol gevoel in de buik, misselijkheid en/of verminderde eetlust door bijwerkingen van medicatie.

Symptomen
Cachexie gaat meestal samen met ernstige klachten van dyspneu, een verminderd inspanningsvermogen, vermoeidheid en zwakte. Dit is te wijten aan verlies van spierweefsel en achteruitgang van de kwaliteit van het spierweefsel. Ook is er vaak sprake van een slechtere kwaliteit van leven.

Doelen van verpleegkundige zorg
Ongewenst gewichtsverlies moet zo mogelijk worden voorkomen. Patiënten zien het belang in van het streven naar een gezond gewicht.

Verpleegkundige interventies bij ongewenst gewichtsverlies/ondergewicht
De samenstelling van de voeding van een patiënt met hartfalen moet adequaat zijn; voldoende calorieën, eiwitten en vitaminen zijn van groot belang. Niet alleen wordt daardoor de algemene conditie op peil gehouden, ook kan op deze wijze verlies van spier- en vetweefsel worden tegengegaan. Ook in een vroeg stadium van hartfalen moet aandacht worden besteed aan een gezond gewicht en goede voeding. Zie voor verdere adviezen ▶ H. 8.

6.3.3 Verminderde eetlust

Definitie
De patiënt geeft aan minder trek in eten te hebben.

Mogelijke oorzaken
Oorzaken van een verminderde eetlust bij patiënten met hartfalen zijn onder andere:
- een vol gevoel in de buik door vochtophoping in de buikholte;
- het als smakeloos ervaren van een natriumbeperkt dieet (indien voorgeschreven);
- vermoeidheid of kortademigheid door het hartfalen;
- bijwerkingen van medicatie;
- depressieve gevoelens.

Verpleegkundige interventies bij verminderde eetlust

- Wanneer de patiënt last krijgt van een vol gevoel in de buik (en daardoor van een verminderde eetlust) door het vasthouden van vocht, zal in overleg met de arts/hartfalenverpleegkundige extra diureticum moeten worden gegeven.
- Wordt een verminderde eetlust veroorzaakt door medicatie, dan moet worden bekeken of medicatiewijziging mogelijk is (zie hiervoor ▶ H. 4).
- Ga na of het nodig is dat de patiënt een natriumbeperking heeft als dit de oorzaak is van de verminderde eetlust.
- Adviseer de patiënt regelmatig kleine maaltijden te gebruiken, verdeeld over de dag.
- Schakel de diëtist in voor verdere begeleiding.

6.3.4 Dreigend vochttekort (of ontoereikende vochtbalans/ondervulling/uitdroging)

Definitie
De toestand waarin iemand het risico loopt op uitdroging (dehydratie).

Mogelijke oorzaken
Hoewel een vochtbeperking niet meer standaard wordt geadviseerd bij patiënten met hartfalen, komt het regelmatig voor dat (oudere) patiënten te weinig te drinken (soms vanwege de angst om weer vocht vast te houden)[14]. Tevens wordt medicatie voorgeschreven om het overtollige vocht af te voeren. Daarnaast verliest het lichaam vocht via urine, ontlasting, transpiratie en de ademhaling. Bij diarree, braken of veel transpireren ten gevolge van koorts of warm weer, wordt meer vocht verloren dan gebruikelijk. Hierdoor bestaat de kans op uitdroging.

Symptomen
Wanneer een patiënt uitgedroogd is, is er een negatieve vochtbalans (de uitscheiding is groter dan de inname). Andere mogelijke symptomen zijn een lage bloeddruk, algehele malaise, dorst, verwardheid en een afgenomen huidturgor. Ook sterk geconcentreerde urine (bruingeel) en een afgenomen hoeveelheid urine kunnen wijzen op uitdroging.

Doelen van verpleegkundige zorg
De patiënt is niet uitgedroogd, ondanks een eventuele vochtbeperking. De patiënt is op de hoogte van de minimale (en indien voorgeschreven maximale) vochtinname en kan deze zo nodig aanpassen aan de situatie.

Verpleegkundige interventies bij dreigend vochttekort
Om te voorkomen dat een patiënt uitdroogt, moet een eventuele vochtbeperking niet alleen worden gezien als de maximumhoeveelheid vocht, maar ook (ongeveer) als minimumhoeveelheid vocht die per dag moet worden gebruikt. Een vochtintake van minimaal 1500 ml is voor de meeste patiënten wenselijk. Bij warm weer of veel transpiratie wordt geadviseerd 150–300 ml extra te drinken om uitdroging te voorkomen. Bij koorts, braken of diarree moet in overleg met arts of hartfalenverpleegkundige de dosering diuretica en/of de vochtinname aangepast worden.

6.3.5 Overvulling

Definitie
Er is sprake van overvulling bij een verhoogde retentie van isotoon lichaamsvocht.

Mogelijke oorzaken
Vochtretentie bij patiënten met hartfalen kan wijzen op een toename van de ernst van het hartfalen, zonder dat er duidelijk uitlokkende factoren aanwezig zijn. Vochtretentie kan ook komen door bijvoorbeeld een infectie (denk aan blaasontsteking, griep, bronchitis e.d.) Ook bij het gebruik van bepaalde medicijnen (prednisolon, NSAID's) kunnen patiënten extra vocht vasthouden. Ten slotte kan vochtretentie ontstaan doordat patiënten de medicatie niet goed innemen of omdat ze te veel zout of te veel vocht gebruiken. De ene patiënt is hiervoor overigens gevoeliger dan de andere.

Symptomen
De belangrijkste tekenen van vochtretentie staan vermeld in kader 6.1.

Verpleegkundige interventies bij overvulling
De interventies zijn afhankelijk van de setting waarin de patiënt verblijft (thuis of in het ziekenhuis).
- Dien volgens voorschrift extra diuretica toe.
- Weeg de patiënt dagelijks (of adviseer de patiënt zichzelf dagelijks te wegen).
- Controleer op tekenen van vochtretentie (mate van dyspneu, bijvoorbeeld met een VAS-schaal, orthopneu, enkeloedeem, opgezette buik).
- Controleer de nierfunctie (dit kan ook in de thuissituatie via het huisartsenlaboratorium).
- Bewaak de inname en uitscheiding van vocht.
- Geef zo nodig tijdelijk een vochtbeperking van 1500 ml.
- Controleer het therapeutische effect van extra diuretica (in de thuissituatie kan dit bijvoorbeeld na een aantal dagen via een telefonisch consult).
- Geef extra voorlichting over maatregelen om vochtretentie te voorkomen en adequate acties te ondernemen bij het ontstaan van vochtretentie (bijvoorbeeld extra diuretica nemen, contact opnemen met een hulpverlener).

Verpleegkundige interventies bij inadequaat gebruik van extra diuretica
Het komt geregeld voor dat patiënten bij de eerste tekenen van vocht vasthouden te lang met deze klachten blijven lopen zonder dat extra diuretica wordt gebruikt. Hierdoor is een ziekenhuisopname soms onvermijdelijk. In veel gevallen kan met de patiënt de afspraak gemaakt worden in voorkomende gevallen op eigen initiatief extra diuretica te gaan gebruiken.
Het maken van deze afspraak is afhankelijk van:
- het vermogen van de patiënt goed met dit advies om te gaan. Dit zal moeten worden ingeschat door de betrokken hulpverleners;
- bij de afspraak over gebruik van extra diuretica moet duidelijkheid bestaan over de volgende punten:
  - bij welke klachten mogen extra diuretica worden gebruikt;
  - hoeveel extra diuretica mag worden gebruikt;
  - hoe lang/hoe vaak mogen extra diuretica worden gebruikt;
  - wat te doen als extra diuretica niet het gewenste resultaat hebben.

6.4 Uitscheiding

6.4.1 Obstipatie

Definitie
Er is sprake van obstipatie bij een verminderde frequentie van defeceren dan wel uitscheiding van harde ontlasting.

Mogelijke oorzaken
Obstipatie komt regelmatig voor bij patiënten met hartfalen. Mogelijke oorzaken zijn onder meer:
- verminderd inspanningsvermogen, waardoor (te) weinig aan lichaamsbeweging kan worden gedaan;
- verminderde inname van voeding en vocht;
- te weinig inname van vezelrijke voeding;
- bijwerkingen van medicatie;
- slechtere doorbloeding van het spijsverteringssysteem.

Symptomen
- Harde, droge ontlasting.
- Moeite de ontlasting kwijt te raken, pijn bij ontlasting, soms gepaard gaand met wat (helderrood) bloedverlies (door het ontstaan van kloofjes en aambeien).
- Minder dan driemaal per week ontlasting.

Verpleegkundige interventies bij obstipatie
Bij veel mensen bestaat de opvatting dat één keer daags ontlasting de norm is. Dit is echter van persoon tot persoon verschillend. Ga eerst na wat het normale ontlastingspatroon is voor de patiënt. Wanneer iemand weinig eet door een slechte eetlust, zal ook minder ontlasting geproduceerd worden.

Praktische tips bij obstipatie:
- Ga na wat de patiënt zelf heeft geprobeerd om obstipatie te voorkomen.
- Adviseer het gebruik van vezelrijke voeding; volkoren graanproducten zoals volkorenbrood en muesli, groente, fruit, peulvruchten, noten, aardappels, zilvervliesrijst. Voor meer adviezen over een vezelrijk dieet kan de diëtist worden ingeschakeld.
- Adviseer een regelmatig eetpatroon.
- Bij een vochtbeperking van bijvoorbeeld 1500 ml moet de patiënt geadviseerd worden maximaal maar ook minimaal 1500 ml vocht te gebruiken.
- Adviseer de patiënt binnen zijn mogelijkheden aan lichaamsbeweging te doen. Dit kan voor de één een half uurtje per dag wandelen betekenen, terwijl voor de ander binnenshuis lopen in combinatie met licht huishoudelijk werk al voldoende inspanning is.
- Gebruik van laxeermiddelen kan het beste met de arts of de hartfalenverpleegkundige overlegd worden in verband met eventuele invloed op andere medicijnen. Tegen milde laxeermiddelen bestaat over het algemeen geen bezwaar. Wanneer iemand weinig eet, is het logisch dat er ook minder ontlasting komt; laxeermiddelen hebben in dat geval dan ook geen nut. Laxeermiddelen nemen nooit de oorzaak van de obstipatie weg. Bij regelmatig gebruik van laxeermiddelen wennen de darmen aan deze prikkel, ze worden 'lui' en reageren niet meer op de signalen van het lichaam.

6.4.2 Diarree

Er is sprake van diarree bij een stoelgang van onsamenhangende, vormeloze ontlasting.

Mogelijke oorzaken
Diarree kan een bijwerking zijn van medicatie (o. a. overdosering van digoxine). Ook kan diarree veroorzaakt worden door een infectie, angst of stress, of voedselintoxicaties.

Symptomen
- Buikpijn.
- Ten minste driemaal per dag onsamenhangende, vloeibare ontlasting.

Verpleegkundige interventies bij diarree
Adviseer de patiënt diarree direct te melden vanwege het risico op uitdroging. Ga na welke factoren een mogelijke oorzaak kunnen zijn van diarree (voeding, medicatie, bacteriën).

Adviseer de patiënt extra te drinken. Bij hevige diarree zal (in overleg met arts/hartfalenverpleegkundige) de dosering diuretica aangepast moeten worden omdat de patiënt anders het risico loopt op uitdroging. Ga na of de patiënt laxantia gebruikt en adviseer zo nodig de laxantia te staken.

6.5 Activiteit en rust

6.5.1 Vermoeidheid

Definitie
Vermoeidheid is een allesoverheersend en aanhoudend gevoel van uitputting met een verminderd vermogen tot het verrichten van lichamelijke en geestelijke activiteiten op het gebruikelijke niveau.

Mogelijke oorzaken
Bij patiënten met hartfalen is de zuurstofvoorziening van de weefsels vaak ontoereikend doordat het hart niet genoeg bloed rondpompt. Doordat de spieren minder zuurstof krijgen, treedt vermoeidheid bij patiënten met hartfalen eerder op dan bij gezonde mensen. Ook kan vermoeidheid een teken zijn van een toename van hartfalen (met vochtretentie) en komt het voor als bijwerking van bètablokkers. Vermoeidheid kan ook ontstaan doordat de patiënt een slechte conditie heeft of door comorbiditeit zoals anemie, depressie of maligne aandoeningen.

Symptomen
De patiënt heeft een aanhoudend en overweldigend gebrek aan energie en is niet in staat de normale bezigheden uit te voeren. De patiënt is moe, lusteloos en passief.

Doelen van verpleegkundige zorg
Wanneer vermoeidheid ontstaat door verergering van het hartfalen, is het belangrijk dat de patiënt dit herkent en hierop adequate actie onderneemt (extra diuretica nemen/hulpverlener inschakelen). Ook kan het van belang zijn dat de patiënt leert zijn energie over de dag te verdelen en om te gaan met vermoeidheid als gevolg van het hartfalen.

Een ander doel kan zijn de lichamelijke activiteit te optimaliseren, waardoor de patiënt zich mogelijk fitter gaat voelen.

Verpleegkundige interventies bij vermoeidheid

Een goede balans tussen rust en activiteit is belangrijk. Tegelijkertijd is echter aangetoond dat regelmatige lichamelijke inspanning de endotheelfunctie verbetert, waardoor de perifere vaatweerstand afneemt en de bloeddoorstroming naar de perifere skeletspieren toeneemt (zie ▶ H. 9). Ook kan lichamelijke inspanning symptomen verminderen en de kwaliteit van leven verbeteren[16].

Leg de patiënt uit wat de (mogelijke) oorzaak is van de vermoeidheid en bespreek het belang van zo goed mogelijk omgaan met de beperkte energie. Maak samen met de patiënt een dagindeling, waarin rust en activiteit worden afgewisseld en de hoeveelheid energie wordt verdeeld. Adviseer activiteiten over de dag te verdelen en bijvoorbeeld afspraken niet te vroeg in de ochtend te plannen. Het structureel inbouwen van rustpauzes gedurende de dag kan voorkomen dat iemand te veel achter elkaar doet. Adviseer de patiënt het tempo aan te passen en niet door te gaan totdat extreme vermoeidheid of kortademigheid optreedt.

Soms is hulp bij de lichamelijke verzorging nodig (ook als de patiënt wel in staat is om zichzelf te verzorgen), zodat hij extra energie overhoudt om andere dingen te doen.

Adviseer regelmatig te bewegen (wandelen, fietsen, hometrainer), bijvoorbeeld 3–4 keer per week 30 minuten. Als 30 minuten achter elkaar te lang is, adviseer dan bijvoorbeeld 2×15 minuten of 3×10 minuten per dag. Belangrijke richtlijn is dat men tijdens de inspanning nog kan blijven praten en niet al te lang nodig heeft om van de inspanning te herstellen.

Adviseer in overleg met hartfalenverpleegkundige of arts de mogelijkheid van sporten onder begeleiding via verenigingen die zijn aangesloten bij de Hart&Vaatgroep (patiëntenvereniging voor mensen met hart- en vaatziekten). Via de website ▶ www.hartenvaatgroep.nl of via ▶ www.beweegzoeker.nl kunnen adressen voor begeleid sporten in de buurt worden gevonden. Ook kan de patiënt voor het optimaliseren van het inspanningsvermogen en het ontwikkelen van een actieve leefstijl worden verwezen naar een hartrevalidatieprogramma.

Wanneer het vermoeden bestaat dat vermoeidheid een bijwerking is van een bètablokker, kan in overleg met de behandelend arts worden gekozen voor een andere bètablokker waarvan de patiënt mogelijk minder bijwerkingen heeft. Ook is soms een dosisverlaging mogelijk.

6.5.2 Kortademigheid (chronisch)

Definitie

Situatie waarin de balans tussen zuurstofopname en koolzuurafgifte in de longen verstoord is, wat gepaard gaat met een gevoel van ademnood.

Mogelijke oorzaken

Kortademigheid is een van de belangrijkste symptomen van hartfalen en ontstaat door stuwing van bloed in de bloedvaten van de longen (zie ▶ H. 2). De longen kunnen dan minder gemakkelijk zuurstof opnemen, waardoor kortademigheid kan ontstaan. Ook kan kortademigheid ontstaan door ophoping van vocht in de longen. In de vroege stadia van hartfalen ervaren patiënten waarschijnlijk alleen kortademigheid bij forse lichamelijke inspanning, maar naarmate het hartfalen verergert, zijn ze ook kortademig in rust.

Symptomen
Kortademigheid wordt door patiënten ervaren als het gevoel geen of onvoldoende lucht te krijgen. Patiënten kunnen kortademig zijn bij platliggen (orthopneu), bij inspanning (*dyspneu d'effort*), maar ook in rust. Vaak is er sprake van een versnelde ademhaling en een verandering in de hartslag (hogere frequentie, onregelmatige hartslag).

Doelen van verpleegkundige zorg
De patiënt kan de relatie tussen hartfalen en kortademigheid benoemen en is in staat prioriteiten te stellen ten aanzien van gewenste activiteiten. Daarnaast weet de patiënt bij ernstige kortademigheid de juiste acties te ondernemen.

Verpleegkundige interventies bij kortademigheid
Behalve informatie over de relatie tussen hartfalen en het optreden van kortademigheid, is het ook belangrijk om eventueel aanwijsbare oorzaken van sterkere kortademigheid door vochtretentie te bespreken (bijvoorbeeld te weinig diuretica, te veel zout, te veel vocht, te veel activiteit, infectie). De interventies dienen te worden afgestemd op de mogelijke oorzaak van de kortademigheid. Bij vochtretentie kan de patiënt in de thuissituatie geadviseerd worden contact op te nemen met huisarts of hartfalenverpleegkundige of zelf tijdelijk (bijvoorbeeld enige dagen) extra diuretica in te nemen volgens afspraak. Patiënten kunnen soms baat hebben bij een andere houding (rechtop zittend of voorover leunend, eventueel een paar kussens in de rug). Sommige mensen slapen bij voorkeur met meerdere kussens of met een verhoogde ruggensteun. Kortademigheid kan een angstige ervaring zijn. Het is van belang deze angst voor kortademigheid met de patiënt te bespreken.

6.5.3 Zelfzorgtekort rond lichamelijke verzorging

Definitie
De toestand waarin iemand onvoldoende in staat is zich zelf te wassen en aan te kleden of andere activiteiten op het gebied van persoonlijke verzorging uit te voeren.

Mogelijke oorzaken
Door een verminderd inspanningsvermogen, vermoeidheid of bijvoorbeeld kortademigheid als gevolg van hartfalen (of comorbiditeit) is de patiënt soms maar gedeeltelijk of niet in staat zichzelf te verzorgen.

Verpleegkundige interventies bij zelfzorgtekort rond lichamelijke verzorging
Inventariseer wat de patiënt zelf kan doen met betrekking tot de lichamelijke verzorging en welke ondersteuning de mantelzorg (bijvoorbeeld de partner) hierbij kan bieden.

Het is niet altijd wenselijk de patiënt op dit gebied zo veel mogelijk tot zelfzorg te stimuleren; dit kan betekenen dat iemand de rest van de ochtend te vermoeid is om andere activiteiten te ondernemen.

Het is belangrijk goed na te gaan of een partner wel in staat is voldoende hulp te bieden. Ook voor de partner kan dit een te grote belasting zijn (zie ▶ H. 11). Bespreek in dat geval de mogelijkheden van hulp bij de lichamelijke verzorging zodat er energie overblijft voor andere activiteiten die patiënt en partner prettig vinden.

Voor hulp bij de lichamelijke verzorging kan thuiszorg aangevraagd worden.

6.5.4 Verminderd activiteitsvermogen

Definitie
De toestand waarin iemand onvoldoende energie heeft om de vereiste of gewenste dagelijkse activiteiten vol te houden of te voltooien.

Mogelijke oorzaken
Veel patiënten met hartfalen hebben door hun hartfalen klachten van vermoeidheid en kortademigheid. Hierdoor hebben zij vaak onvoldoende energie om de dagelijkse activiteiten vol te houden. Ook mogelijke depressieve gevoelens en emotionele problemen als gevolg van een ernstige chronische aandoening als hartfalen kunnen van invloed zijn op de energie die iemand kan opbrengen om de dagelijkse activiteiten uit te voeren.

Verpleegkundige interventies bij verminderd activiteitsvermogen
Langdurige immobilisatie wordt afgeraden in verband met de verhoogde kans op trombose in bekken- en beenvaten. Daarnaast heeft dit een negatief effect op de stoelgang en op de conditie en veroorzaakt het een afname in spierkracht.

Het is belangrijk voor mensen met hartfalen rust in hun dagelijks leven in te bouwen. Voor sommigen kan dit betekenen dat ze na het middag- en avondeten een uurtje gaan rusten. Ook een dutje op de bank of rustig in de stoel zitten lezen na de maaltijd kan een manier zijn om tot rust te komen.

Bewegen is echter belangrijk om de conditie op peil te houden en het uithoudingsvermogen te vergroten. Bewegen maakt botten en spieren krachtiger, zorgt voor gewichtsverlies en voorkomt obstipatie. Bovendien voelen mensen die regelmatig aan lichaamsbeweging doen zich vaak fitter en minder lusteloos. Al deze voordelen gelden ook voor mensen met hartfalen.

Welke activiteiten iemand kan doen, hangt uiteraard af van de algehele conditie van de patiënt en van de ernst van het hartfalen.

Het is voor een patiënt met hartfalen belangrijk de activiteiten aan te passen aan de mogelijkheden en deze goed over de dag te verdelen.

6.6 Slaap-rust

6.6.1 Verstoord slaappatroon

Definitie
Verstoring van de kwantiteit en de kwaliteit van slaap.

Mogelijke oorzaken
Oorzaken van slaapproblemen bij patiënten met hartfalen zijn onder meer:
- kortademigheid bij platliggen, hoesten;
- 's nachts vaak moeten plassen als gevolg van hartfalen en/of diureticagebruik;
- te veel of juist te weinig activiteiten overdag;

- angst (voor kortademigheid, lichamelijke afhankelijkheid, de dood);
- tijdens ziekenhuisopname kunnen slaapproblemen veroorzaakt worden door verandering van omgeving (geluid, licht, te weinig privacy, omgevingstemperatuur, onderbreking slaap door extra controles e.d.);
- slaapapneu.

Symptomen
- De patiënt zegt niet goed te zijn uitgerust bij het opstaan.
- De patiënt is overdag slaperig, gaapt veel, slaapt overdag.
- Ontevredenheid over de slaap.
- Regelmatig wakker zijn 's nachts.

Verpleegkundige interventies bij verstoord slaappatroon
- Inventariseer met de patiënt wat de mogelijke oorzaken zijn van de slaapproblemen.
- Inventariseer de slaapgewoonten van de patiënt.
- Zorg tijdens ziekenhuisopname voor zo min mogelijk verstoring van de slaap (verstrek eventueel oordopjes, vermijd overmatig geluid/licht. Probeer extra controles waar mogelijk te vermijden).
- Adviseer een prettige temperatuur in de slaapkamer (niet te warm, niet te koud, voldoende frisse lucht).
- Adviseer een of meer kussens te gebruiken voor een betere houding in bed.
- Adviseer geen grote maaltijden te gebruiken vlak voor het slapen gaan.
- Adviseer de patiënt overdag niet te lang te slapen (een dutje is geen probleem).
- Adviseer overdag een goede balans tussen activiteit en rust.
- Bespreek het tijdstip van inname van plastabletten (liever niet later dan de avondmaaltijd omdat iemand dan 's nachts vaker zal moeten plassen).
- Wanneer de patiënt 's nachts vaker moet plassen dan normaal, kan dit duiden op een toename van het hartfalen. Adviseer de patiënt deze klacht te melden bij de hartfalenverpleegkundige of arts.
- Adviseer geen koffie (met cafeïne) of zwarte thee te gebruiken vlak voor het slapen gaan.
- Adviseer 's avonds weinig of geen alcohol te gebruiken.
- Bespreek angst met de patiënt (zie ook ▶ par. 6.8.1). Wanneer de patiënt alleen woont, bespreek dan de mogelijkheid van een personenalarmering (via de thuiszorg aan te vragen).
- Adviseer het gebruik van beeldschermen (o.a. tablets en laptops) voor het slapen gaan te beperken. Het licht van deze beeldschermen kan invloed hebben op de aanmaak van melatonine, dat zorgt voor een goed slaap-waakritme.
- Wanneer een patient niet kan slapen omdat hij ligt te piekeren, wordt geadviseerd even uit bed te gaan en een ontspannende bezigheid te doen (lezen, puzzel maken enz.)
- Adviseer de patiënt gebruik te maken van ontspannings- en ademhalingsoefeningen. Advies over ontspanningsoefeningen kan gegeven worden door een fysiotherapeut. Ook kan bijvoorbeeld een cursus yoga gevolgd worden. Op internet en via apps zijn ontspanningsoefeningen beschikbaar. In bibliotheek of boekhandel zijn boeken met ademhalings- en ontspanningsoefeningen te vinden.
- Bespreek de mogelijkheid om een slaapcursus te volgen. Deze worden in verschillende plaatsen georganiseerd (o.a. via thuiszorgorganisaties, ggz instellingen of via internet).
- Bespreek zo nodig het (kortdurend) gebruik van slaapmedicatie met de arts. NB: slaapmedicatie bij ouderen kan echter gevaarlijk zijn in verband met een groter valrisico en sufheid overdag.

6.7 Cognitie en waarneming

6.7.1 Geheugenstoornis

Definitie

De toestand waarbij er sprake is van een verminderd vermogen om zich (recente) gebeurtenissen en/of activiteiten te herinneren.

Mogelijke oorzaken

Vasculaire risicofactoren zoals hypertensie, diabetes mellitus en atriumfibrilleren zijn zowel risicofactoren voor het ontwikkelen van hartfalen als voor cognitieve stoornissen en dementie. Cognitieve stoornissen lijken toe te nemen met de ernst van het hartfalen.

Bij patiënten met hartfalen kan de cerebrale doorbloeding zijn afgenomen door de verminderde pompfunctie van het hart, waardoor geheugenproblemen kunnen ontstaan. Anemie, medicijngebruik (zoals sedativa), verandering van omgeving (ziekenhuisopname) of narcose kan geheugenstoornissen tot gevolg hebben. Ook kunnen geheugenproblemen voorkomen door angst en depressie.

Symptomen

De patiënt heeft moeite om feitelijke informatie en/of gebeurtenissen uit het geheugen op te roepen, om nieuwe informatie op te nemen of vast te houden, of om nieuwe vaardigheden te leren en/of uit te voeren.

Doelen van verpleegkundige zorg

De patiënt kan een aantal technieken toepassen die helpen het geheugen te verbeteren. Daarnaast worden de gevolgen van cognitieve disfunctie zo veel mogelijk beperkt.

Verpleegkundige interventies bij geheugenstoornissen

Het herkennen van cognitieve problemen bij patiënten met hartfalen is van belang voor de behandeling en voor zelfzorg zoals complexe medicatieschema's, voorlichting, opvolgen van voedings- en leefstijladviezen en fysieke activiteiten.

Wanneer de patiënt problemen heeft met het geheugen, is het van belang de voorlichting beknopt te houden en alleen in te gaan op hoofdpunten, die bij elk contact opnieuw aan de orde komen. Op een hartfalenpoli kan men ervoor kiezen om frequenter kortere contacten te hebben en eventuele nazorg per telefoon of via een huisbezoek uit te voeren. Bij de voorlichting kan de verpleegkundige de hoofdpunten markeren in de patiëntenbrochure of de informatie beknopt in een patiëntendagboek noteren. Vraag de patiënt zelf deze hoofdpunten terug te vertellen, zodat duidelijk is welke informatie de patiënt onthouden heeft.

Adviseer de patiënt hulpmiddelen te gebruiken om het geheugen te ondersteunen (bijvoorbeeld agenda, notitieblokje, plakbriefjes, telefoonreminders). Mantelzorgers of verpleegkundigen in de thuiszorg kunnen helpen bij het innemen van de medicijnen, het verzorgen van de maaltijden, de gewichtscontrole en het tijdig signaleren van tekenen van verslechtering.

Ga na of er eventueel sprake is van angst of depressie en zorg voor een adequate behandeling (▶ par. 6.8.1 en ▶ par. 6.8.2).

Bij het klinisch vermoeden op cognitieve stoornissen kan verwijzing naar een geriater of psychiater worden overwogen voor evaluatie van de cognitieve functies.

Uit een Zweeds onderzoek bleek dat bij mensen met een slechte score op de Mini-Mental State Examination (MMSE) (<28) een grote kans bestaat dat ze zich terugtrekken uit voorlichting en begeleiding op een hartfalenpoli[17]. De auteurs pleiten dan ook voor op maat gesneden zorg voor patiënten met een lage MMSE-score.

6.7.2 Acute verwardheid (delier)

Definitie
Het delier is een plotseling optredende, vaak tijdelijke periode van ernstige verwardheid.

Mogelijke oorzaken
Acuut optredende verwardheid komt regelmatig voor bij patiënten met hartfalen. Het wordt veroorzaakt door de directe fysiologische gevolgen van een medische aandoening of ingreep, zoals:
- nierfunctiestoornissen/dehydratie/hyponatriëmie;
- leverfunctiestoornissen;
- cardiovasculaire stoornissen met verminderde cerebrale perfusie;
- anemie;
- hoge intraveneuze doses anticholinerge medicatie zoals furosemide of bumetanide;
- intoxicaties of onttrekking van medicatie (bijvoorbeeld benzodiazepine) of alcohol.

Oudere patiënten hebben een groter risico op het ontwikkelen van acuut optredende verwardheid. Ook komt het vaker voor bij patiënten met veel comorbiditeit.

Symptomen
- Stoornissen in het bewustzijn met een verminderd vermogen tot het richten, vasthouden of verschuiven van de aandacht;
- verandering in cognitieve functies (zoals geheugenstoornis en desoriëntatie), die niet kunnen worden toegeschreven aan een reeds bestaande, een vastgestelde of een zich ontwikkelende dementie;
- de stoornis ontwikkelt zich in een korte periode en kan binnen een periode van 24 uur een wisselend beloop vertonen;
- een waarnemingsstoornis (misvatting, hallucinatie, illusionaire vervalsing);
- achterdocht;
- sommige patiënten zijn motorisch geremd, andere vertonen juist veel motorische onrust;
- verstoringen van het slaappatroon gaan vaak samen met acuut optredende verwardheid.

Verpleegkundige interventies bij acuut optredende verwardheid
- Bied overdag frequent contact en activiteiten aan; maak eventueel een vast dagprogramma.
- Versterk het verschil tussen dag en nacht (verschil licht/donker, kleding/pyjama).
- Beperk het aantal personeelsleden waarmee de patiënt in contact komt.
- Vermijd wisseling van kamer, vooral 's nachts.
- Zorg dat de patiënt de klok en eventueel de kalender kan zien (evt. wekker met verlichting).
- Wees alert op het gebruik van een bril of gehoorapparaat.
- Zorg voor bekende oriëntatiepunten zoals vertrouwde voorwerpen van thuis (foto e.d.).
- Spreek duidelijk en gebruik korte zinnen, noem steeds je naam en vertel wat je komt doen.

- Zijn er meerdere personen op bezoek, vraag ze dan aan dezelfde kant van het bed plaats te nemen.
- Bescherm de patiënt tegen verdwalen (duidelijk naambordje op de deur, polsbandje om enz.).
- Mobiliseer de patiënt zo veel mogelijk en betrek hem bij de ADL-activiteiten.
- Breng structuur aan in de activiteiten, bijvoorbeeld volgens een dagprogramma.
- Reduceer prikkels van onwelbevinden, zoals kou, warmte, pijn en uitscheidingsproblemen.
- Spreek de patiënt niet op confronterende wijze tegen, maar maak zo veel mogelijk duidelijk dat de waarneming van de patiënt niet juist is.
- Ga niet mee in de wanen of hallucinaties van de patiënt.
- Toon begrip voor de angst die de wanen/hallucinaties oproepen.
- Overleg met de arts over medicatie wanneer de patiënt tevens angstig of erg onrustig is (meestal haloperidol).
- Bespreek de eventuele vrijheidsperkende maatregelen met de arts en met de familie van de patiënt.
- Houd frequent toezicht en overweeg de familie bij de zorg te betrekken.
- Wees extra alert op goede medicatie inname.
- Bij agressie:
    - zorg voor een prikkelarme omgeving;
    - beantwoord agressie neutraal; blijf kalm en vriendelijk;
    - bescherm de patiënt tegen zichzelf en bescherm de omgeving tegen de patiënt.
- Ga na bij de familie wat de patiënt gewend is te eten en te drinken.
- Houd een voedings- en vochtlijst bij.
- Stimuleer tot regelmatige vochtinname.
- Informeer de familie over het delirium en de gestelde problemen en interventies.
- Instrueer de familie hoe ze moeten reageren op het gedrag van de patiënt.
- Geef de familie ruimte voor hun verhaal.

6.8 Zelfperceptie

6.8.1 Angst

Definitie
Een vaag gevoel van onbehagen of onveiligheid, vergezeld van een autonome respons (met een voor de betrokkene meestal onduidelijke of onbekende bron).

Mogelijke oorzaken
Een chronische aandoening als hartfalen is niet alleen lichamelijk belastend, maar heeft ook psychische gevolgen. De gevolgen van hartfalen zijn voor veel patiënten moeilijk te accepteren, juist omdat zij in het dagelijks leven voortdurend tegen hun hartklachten aanlopen. Sommigen worden daar angstig, somber of depressief van.

Ook kunnen mensen erg bang zijn voor kortademigheid en het gevoel hebben te zullen stikken. Angst komt ook voor na een ICD-shock.

Symptomen
Angst kan verschillende fysiologische reacties veroorzaken, zoals een versnelde hartslag, verhoogde bloeddruk, hartkloppingen, trillen, droge mond, transpireren, rusteloosheid of slapeloosheid.

Emotionele reacties zijn onder meer het uiten van bezorgdheid, prikkelbaarheid, nervositeit, een gevoel van spanning en niet kunnen ontspannen. Daarnaast kunnen patiënten last hebben van concentratieproblemen, geheugenstoornissen, afwezigheid, piekeren en verwardheid.

Verpleegkundige interventies bij angst

Toon aandacht en begrip voor de angst van de patiënt en stimuleer hem de angst te bespreken.

Geef duidelijke informatie over de ziekte, de behandeling, het te verwachten beloop van de ziekte en de activiteiten die een patiënt zelf kan doen om de lichamelijke toestand zo goed mogelijkheid te houden. Soms blijkt dat het beeld dat de patiënt heeft, gekleurd wordt door onjuiste veronderstellingen en misvattingen. Geef ook informatie over de bereikbaarheid van verschillende hulpverleners die kunnen worden ingeschakeld bij vragen, problemen of klachten (zowel tijdens als na ontslag uit het ziekenhuis).

Bij angst voor inspanning kan de fysiotherapeut ingeschakeld worden om stapsgewijs hulp te bieden bij het opbouwen van activiteiten en zo nodig voor ontspanningsoefeningen. Ook kan de patiënt verwezen worden naar een hartrevalidatieprogramma voor het opbouwen van activiteiten en psychologische begeleiding bij het omgaan met angst.

Angst om afhankelijk te worden van anderen voor bijvoorbeeld lichamelijke verzorging, vervoer, huishouden en dergelijke komt regelmatig voor. Bespreek deze angst en probeer samen met de patiënt te zoeken naar praktische oplossingen en hulpmiddelen die de patiënt in staat stellen een zo prettig mogelijk leven te leiden. Denk daarbij aan verschillende vormen van thuiszorg, vrijwilligershulp, aanpassingen in huis of vervoersvoorzieningen.

Ook de angst voor de dood kan heel reëel zijn; hartfalen is immers een ernstige, chronische aandoening met uiteindelijk een slechte prognose. Belangrijk is deze angst te benoemen en de patiënt te stimuleren deze gevoelens te bespreken met belangrijke anderen in zijn omgeving. Het regelen van praktische zaken die moeten gebeuren bij overlijden kan een moeilijk punt zijn. Aan de andere kant kan het voor de patiënt en zijn omgeving ook rust geven dat bepaalde dingen (zoals begrafenis, financiële zaken, testament e.d.) goed geregeld zijn (zie ook ▶ H. 10).

Een geestelijk verzorger (pastor, dominee, imam, humanistisch raadsvrouw/-man) kan steun bieden aan patiënt en familieleden.

In overleg met de arts kan eventueel medicatie tegen angst worden voorgeschreven (benzodiazepinen zoals oxazepam/alprazolam of SSRI's).

6.8.2 Sombere stemming en depressie

Definitie

Somberheid is het ervaren van een gebrek aan levensvreugde.

Een depressie is een psychiatrisch toestandsbeeld met de volgende kenmerken:
- een sombere, matte stemming gedurende een groot deel van de dag;
- verlies van interesse, nergens meer van kunnen genieten;
- gevoelens van leegte, gevoelens van waardeloosheid;
- concentratiestoornissen;
- slaapproblemen; vooral vroeg wakker worden;
- in gedachten veel met de dood bezig zijn.

Mogelijke oorzaken

De gevolgen van hartfalen zijn voor veel mensen moeilijk te accepteren, juist omdat zij in het dagelijks leven voortdurend met hun beperkingen worden geconfronteerd. Sommigen worden daar angstig, somber of depressief van.

Verdriet en somberheid zijn normale reacties op belangrijk verlies, bijvoorbeeld verlies van gezondheid, werk of sociale contacten. Deze gevoelens zijn te begrijpen bij iemand die geconfronteerd wordt met een ernstige aandoening als hartfalen.

Een depressie is meer dan somberheid en komt regelmatig voor bij mensen met chronische aandoeningen zoals hartfalen[14].

Verpleegkundige interventies bij verdriet, somberheid en depressie

Bij 'gewone' somberheid en verdriet zijn een luisterend oor en acceptatie van de gevoelens van de patiënt belangrijk. Probeer niet direct met oplossingen klaar te staan, maar gun iemand de tijd; deze fase is nodig om weer verder te kunnen.

Deze benadering kan in grote lijnen ook gevolgd worden wanneer iemand depressief is. Daarnaast kan het zinvol zijn samen met de patiënt een gestructureerd dagprogramma op te stellen en te zorgen voor voldoende afleiding. Stimuleer daarbij zo mogelijk de zelfzorgactiviteiten van de patiënt. Stimuleer de patiënt ook tot voldoende lichaamsbeweging.

Naast deze interventies is professionele hulp nodig van een psychiater en/of een verpleegkundig specialist psychiatrie. Zij kunnen de ernst van de depressie beoordelen en een adequaat medisch (medicamenteus) en verpleegkundig beleid opstellen. Ze kunnen tevens beoordelen of verwijzing naar een medisch psycholoog zinvol is.

> **Verpleegkundig specialist psychiatrie**
> In veel ziekenhuizen is een verpleegkundig specialist psychiatrie werkzaam. Deze verpleegkundig specialist stelt psychiatrische diagnoses (zoals delier en depressie) en doet voorstellen voor behandeling bij lichamelijk zieke mensen. Hij kan ook ondersteuning bieden aan verpleegkundigen die de dagelijkse zorg hebben voor een patiënt met psychische of psychiatrische problematiek in de vorm van consultatie of bijscholing.
>
> De verpleegkundig specialist kan in consult komen op initiatief van de verpleegkundige of behandelend arts en kan ingeschakeld worden bij patiënten die:
> - een verwarde indruk maken;
> - depressief of erg angstig zijn;
> - agressief gedrag vertonen;
> - verslaafd zijn;
> - een chronische psychiatrische ziekte hebben.

6.9 Rollen en relatie

6.9.1 Eenzaamheid, sociaal isolement

Definitie
Situatie waarin de patiënt weinig of geen sociale contacten onderhoudt en/of deze zowel kwantitatief als kwalitatief als onvoldoende ervaart.

Mogelijke oorzaken
Hartfalen kan verschillende problemen met zich meebrengen, zoals verlies van werk of andere activiteiten. Vermoeidheid en kortademigheid leiden soms tot een beperking van sociale activiteiten. Ook kunnen leefregels (bijvoorbeeld een bepaald dieet of regelmatig rusten) mensen het gevoel geven minder aan het sociale leven te kunnen deelnemen.

Verpleegkundige interventies bij eenzaamheid, sociaal isolement
Ga na welke contacten de patiënt voor de ziekte had en aan welke contacten behoefte is.

Als de patiënt zelf niet meer in staat is op bezoek te gaan bij anderen, bespreek dan eventueel de mogelijkheid van het aanvragen van een vervoersvoorziening bij de gemeente. Ook een scootmobiel kan voor sommige mensen een uitkomst zijn, waardoor ze toch weer zelfstandig op stap kunnen.

Stimuleer de patiënt om ook zelf initiatief te nemen en bijvoorbeeld vaker mensen uit te nodigen.

Bespreek de mogelijkheid van deelname aan buurtactiviteiten of activiteiten die in zorgcentra worden georganiseerd.

Sommige vrijwilligersorganisaties (Rode Kruis, Humanitas, Zonnebloem e.d.) hebben bezoekmogelijkheden voor ouderen of chronische patiënten. Dit zal echter per regio verschillen. Via internet (o.a. Hart&vaatgroep) kan een patiënt in contact komen met lotgenoten.

6.9.2 Overbelasting van de mantelzorger

De zorgverlening aan een naaste wordt door de mantelzorger als een te zware lichamelijke, emotionele, sociale en/of financiële belasting ervaren. Dit onderwerp wordt uitgebreid behandeld in ▶ H. 11.

6.10 Seksualiteit

6.10.1 Problemen op het gebied van de seksualiteit

Definitie
Onbevredigend of als inadequaat ervaren seksueel functioneren als gevolg van hartfalen.

Mogelijke oorzaken
Door symptomen van hartfalen (kortademigheid, vermoeidheid, verminderd inspanningsvermogen) kan de zin in seks bij patiënten minder zijn of kan hun vermogen om een bevredigend seksleven te hebben zijn afgenomen. Ook kunnen geslachtsorganen minder doorbloed zijn, wat tot impotentie kan leiden. Patiënten en hun partners kunnen bang zijn voor (seksuele) inspanning. Bovendien kunnen bijwerkingen van medicijnen voor hartfalen van invloed zijn op het seksueel functioneren.

Symptomen
Verlies van de zin in seks, impotentie, vaginale droogheid.

Doelen voor de verpleegkundige zorg
De patiënt hervat seksuele activiteiten of geeft op een andere wijze een bevredigende uiting aan de wens tot intimiteit.

Verpleegkundige interventies bij problemen op gebied van seksualiteit
Seksuele problemen komen vaak voor bij patiënten met hartfalen[18]. De Hartstichting heeft in 2011 een onderzoek laten uitvoeren naar het bespreken van seksualiteit met (onder andere) patiënten met hartfalen. Hiervoor werden zowel patiënten als hulpverleners geïnterviewd en

zijn vragenlijsten ingevuld over seksualiteit en het bespreken daarvan. Uit dit onderzoek komt naar voren dat hulpverleners het vaak moeilijk vinden om het onderwerp seksualiteit met patiënten te bespreken, maar dat veel patiënten daar wel behoefte aan hebben. Het kan voor de patiënt een opluchting zijn als een hulpverlener zelf dit onderwerp aansnijdt en de patiënt en diens partner de gelegenheid geeft om vragen te stellen of problemen voor te leggen. Dit kan bijvoorbeeld door het seksueel functioneren standaard te bespreken naast andere veelvoorkomende problemen, of door het onderwerp op te nemen in de anamnese. Ook kan ervoor gekozen worden het onderwerp te bespreken in het kader van mogelijke bijwerkingen van bepaalde medicijnen (bètablokkers) of de hervatting van activiteiten (en dus ook seksuele activiteit). Adviezen over het bespreken van seksualiteit staan in een publicatie van de Hartstichting[19].

Begin met een aantal algemene, laagdrempelige vragen over mogelijke zorgen en vragen op het gebied van seksualiteit en ga zo nodig geleidelijk over op wat gevoeliger onderwerpen.

Vaak wordt een openingsvraag gebruikt die wat algemeen van aard is om het onderwerp te introduceren, bijvoorbeeld: "Veel mensen maken zich zorgen over seksualiteit bij hartfalen. Hoe is dat voor u?" Zo'n vraag benadrukt dat het normaal is om zorgen te hebben en dat het mogelijk is om er vragen over te stellen. Het evalueren van eerdere seksuele activiteit, seksuele disfunctie, medicatie en specifieke zorgen helpt om de voorlichting en begeleiding zo veel mogelijk toe te snijden op de patiënt.

Leg de patiënt en diens partner uit dat de hoeveelheid energie die men verbruikt tijdens seks kan worden vergeleken met het lopen van twee trappen. Omdat de lichamelijke conditie voor veel patiënten met hartfalen te wensen overlaat, is het goed om het in het begin rustig aan te doen. Als geslachtsgemeenschap door hartklachten of door bijvoorbeeld de bijwerkingen van medicijnen niet langer mogelijk is, betekent dat nog niet dat iemand geen intiem seksueel contact meer kan hebben. Adviseer de patiënt en diens partner op een ontspannen manier weer aan vrijen te beginnen en aandacht te besteden aan intimiteit door bijvoorbeeld aanraken en knuffelen. In het geval van bijwerkingen van medicijnen kan in overleg met de behandelend arts eventueel een wijziging in de medicatie plaatsvinden. Soms kan verwijzing naar een seksuoloog/psycholoog zinvol zijn.

Bij angineuze klachten (pijn op de borst) kan profylactisch gebruik van nitroglycerine sublinguaal worden overwogen. Bij erectiestoornissen kunnen medicijnen worden voorgeschreven bij patiënten met hartfalen (fosfodiësterase-5-remmers zoals sildenafil of tadalafil) Deze medicijnen mogen niet gebruikt worden als een patiënt ook nitraten slikt of nitroglycerine sublinguaal gebruikt.

De Hart&Vaatgroep heeft een borchure ontwikkeld die aan patiënten kan worden verstrekt, getiteld 'Intimiteit en seksualiteit na een hartaandoening'. Ook op de website ▶ www.heartfailurematters.org staat informatie over dit onderwerp.

In het volgende overzicht wordt een aantal praktische tips gegeven die met de patiënt besproken kunnen worden.

Praktische tips met betrekking tot seksualiteit
- Begin op een ontspannen manier aan vrijen; neem er rustig de tijd voor en zorg voor een uitgerust gevoel.
- Besteed extra aandacht aan knuffelen/strelen.
- Vermijd seksuele activiteit in situaties die extra belastend zijn voor het hart, zoals: extreme vermoeidheid, korter dan 3 uur na een zware maaltijd, na het drinken van alcohol, wanneer iemand emotioneel erg van streek is, in een erg warme of koude omgeving.
- Wanneer bij inspanning angina pectoris optreedt, kan geadviseerd worden voor/tijdens het vrijen nitrobaat onder de tong te gebruiken.

- Adviseer, wanneer klachten optreden tijdens het vrijen, dan te stoppen en korte tijd te rusten.
- Verschuif eventueel het tijdstip waarop plastabletten moeten worden ingenomen.

6.11 Stressverwerking

6.11.1 Problemen met acceptatie van de ziekte

Definitie
Situatie waarin de patiënt en/of diens partner mentaal (nog) niet in staat is om te gaan met de gevolgen van de ziekte.

Mogelijke oorzaken
Het verwerken van een ernstige aandoening als hartfalen is niet eenvoudig. Hartfalen betekent vaak dat mensen in de loop van de tijd steeds meer dingen die ze eerst nog zelfstandig konden doen, moeten overlaten aan anderen. Bovendien is hartfalen een chronische aandoening die ondanks het opvolgen van diverse leefregels niet te genezen is.

Verpleegkundige interventies bij moeite met acceptatie van de ziekte
- Geef feitelijke informatie over diagnose, behandeling en prognose.
- Bespreek de gevoelens van afhankelijkheid met de patiënt en belangrijke anderen.
- Moedig de patiënt aan gevoelens van angst, irritatie, somberheid of onzekerheid te bespreken.
- Voer regelmatig gesprekken over het toekomstperspectief van de patiënt.
- Help de patiënt de nadruk te leggen op dingen die nog wel kunnen.
- Bespreek de mogelijkheid hulp in te schakelen bij dingen die de patiënt niet meer kan.
- Bespreek de mogelijkheid activiteiten te plannen voor de korte termijn.
- Verwijs zo nodig naar maatschappelijk werker, medisch psycholoog, verpleegkundig specialist psychiatrie of geestelijk verzorger.

Verwijzing maatschappelijk werker
De verpleegkundige kan de maatschappelijk werker inschakelen in de volgende situaties:
- bij problemen die al voor de hartziekte aanwezig waren, maar door de ziekte een grotere rol zijn gaan spelen (bijvoorbeeld relatieproblemen);
- bij problemen op sociaal en/of financieel gebied (bijvoorbeeld problemen op het gebied van arbeid en woonsituatie);
- wanneer de indruk bestaat dat een patiënt thuis niet goed voor zichzelf kan zorgen.

Verwijzing medisch psycholoog
Een medisch psycholoog is een deskundige op het gebied van gedrag. Wanneer de klachten die een patiënt heeft samenhangen met medische problematiek, kan deze voor kortdurende behandeling worden verwezen naar een medisch psycholoog. Vormen van behandeling zijn:

- psychologische ondersteuning bij het leren omgaan met de gevolgen van een ziekte;
- training gericht op het aanleren van sociale vaardigheden;
- psychotherapie; dit is een intensievere vorm van behandeling gericht op vergroting van het zelfinzicht en verandering van gedrag of leefstijl.

Geestelijke verzorging
Een patiënt kan hulp van een geestelijk verzorger krijgen bij vragen die met zingeving of geloof te maken hebben. Ook als iemand worstelt met geloof en twijfel, hoop en vrees, kan steun van een geestelijk verzorger gevraagd worden. De geestelijk verzorger kan met de patiënt stilstaan bij diens gevoelens en samen onderzoeken hoe hij weer greep kan krijgen op het eigen leven. In de meeste ziekenhuizen werken geestelijk verzorgers.

6.12 Waarden en levensovertuiging

6.12.1 (Dreigende) geestelijke nood

Definitie
Verstoring van het vermogen om een doel en betekenis in het leven te ervaren en te integreren door verbondenheid met zichzelf, anderen, kunst, muziek, literatuur natuur en/of een hogere macht.

Mogelijke oorzaken
De prognose van hartfalen is in het algemeen slecht en hangt deels af van de oorzaak. Als hartfalen is ontstaan ten gevolge van een virusinfectie, is herstel soms mogelijk. In de meeste gevallen is herstel echter niet mogelijk en is de behandeling erop gericht de symptomen zo veel mogelijk te bestrijden. Dit kan zorgen voor veel vragen over de zin van het leven, de eventueel naderende dood en het sterven.

Symptomen
- De patiënt heeft het gevoel dat zijn (religieuze) overtuiging beproefd wordt.
- De patiënt stelt vragen over de zin van het leven, sterven, lijden, of uit hierover bezorgdheid, woede of angst.
- De patiënt toont zich moedeloos of wanhopig.
- De patiënt heeft ambivalente gevoelens (twijfels) rondom zijn (geloofs)overtuiging.

Verpleegkundige interventies bij geestelijke nood
- Ga na wat de oorzaak is van de geestelijke nood.
- Geef de patiënt de ruimte om over zijn geestelijke nood te praten en stel vragen.
- Bespreek de behoefte van de patiënt aan een geestelijke verzorger.
- Bied de patiënt en diens familie ruimte om te bidden, lezen en/of mediteren.

Zie voor meer informatie over dit onderwerp ▶ H. 10 en ▶ www.pallialine.nl (spirituele zorg). Zie ◘ tab. 6.1 voor een overzicht van de elf gezondheidspatronen van Gordon.

Tabel 6.1 De elf gezondheidspatronen van Gordon.

1. gezondheidsbeleving en instandhouding

- therapieontrouw
- problemen bij het herkennen van symptomen van hartfalen
- risico voor infectie
- moeite met stoppen met roken

2. voeding

- overgewicht
- ongewenst gewichtsverlies/ondergewicht
- verminderde eetlust
- dreigend vochttekort
- overvulling

3. uitscheiding

- obstipatie
- diarree

4. activiteiten

- vermoeidheid
- zelfzorgtekort met betrekking tot de lichamelijke verzorging
- kortademigheid (chronisch)
- verminderd activiteitsvermogen

5. slaap-rust

- verstoord slaappatroon

6. cognitie en waarneming

- geheugenstoornis
- acute verwardheid

7. zelfperceptie

- angst
- verdriet, somberheid en depressie

8. rollen en relatie

- eenzaamheid, sociaal isolement
- overbelasting van de mantelzorger

9. seksualiteit

- problemen op het gebied van seksualiteit

10. stressverwerking

- moeite met acceptatie van de ziekte

11. waarden en levensovertuiging

- dreigende geestelijke nood

Literatuur

1. NANDA International/Verpleegkundige diagnoses 2009-2011. Houten: Bohn Stafleu van Loghum; 2012.
2. Carpenito JL. Zakboek verpleegkundige diagnosen. Groningen: Noordhof Uitgevers; 2008.
3. ▶ www.verpleegkunde.net/Gordon.
4. Bulechek GM, Butcher HK, McCloskey Dochterman J. Verpleegkundige interventies. Amsterdam: Reed Business; 2012.
5. Tsuyuki RT, McKelvie RS, Arnold JM, et al. Acute precipitants of congestive heart failure exacerbations. Arch Intern Med. 2001;161:2337-42.
6. Wal MHL van der, Veldhuisen DJ van, Veeger NJ, et al. Compliance with non-pharmacological recommendations and outcome in heart failure patients. Eur Heart J. 2010;31(12):1486-93.
7. World Health Organization. Adherence to long-term therapies. Evidence for action. Geneva: WHO; 2003.
8. Wal MHL van der, Jaarsma T, Moser DK, et al. Compliance in heart failure patients: the importance of knowledge and beliefs. Eur Heart J. 2006;27:434-40.
9. Nieuwenhuis MM, Jaarsma T, Veldhuisen DJ van, et al. Factors associated with patient delay in seeking care after worsening symptoms in heart failure patients. J Card Fail. 2011;17:657-63.
10. Riegel B, Carlson B. Facilitators and barriers to heart failure selfcare. Patient Educ Couns. 2002;46:287-95.
11. Jurgens CY, Hoke L, Byrnes J, et al. Why do elders delay responding to heart failure symptoms? Nurs Res. 2009;58:274.
12. Riegel B, Moser DK, Anker SD, et al. State of the science: promoting self-care in persons with heart failure: a scientific statement from the American Heart Association. Circulation. 2009;120:1141-63.
13. Wilson K, Gibson N, Willan A, et al. Effect of smoking cessation on mortality after myocardial infarction: meta-analysis of cohort studies. Arch Intern Med. 2000;160:939-44.
14. McMurray JJV, Adamopoulos S, Anker SD, et al. ESC Guidelines for the diagnosis and treatment of acute and chronic heart failure 2012: Eur Heart J. 2012;33:1787-847. ▶ www.escardio.org/guidelines.
15. Akashi YJ, Springer J, Anker SD. Cachexia in chronic heart failure: prognostic implications and novel therapeutic approaches. Curr Heart Fail Rep. 2005;2:198-203.
16. Oka, RK, DeMarco T, Haskell WL, et al. Impact of a home-based walking and resistance training program on quality of life in patients with heart failure. Am J Cardiol. 2000;85:365-9.
17. Ekman I, Fagerberg B, Lundman B, The clinical implications of cognitive impairment in elderly patients with chronic heart failure. J Cardiovas Nurs. 2001;16:47-55.
18. Hoekstra T, Lesman-Leegte I, Luttik ML, et al. Sexual problems in elderly male and female patients with heart failure. Heart. 2012;98:1647-52.
19. Hartstichting. Bespreken van seksualiteit. Aanbevelingen om seksualiteit te bespreken met patiënt en partner na hartinfarct, hartfalen of CVA. Den Haag: Hartstichting; 2011.

Patiëntenvoorlichting

Hein de Vries en Ciska Hoving

7.1 Inleiding – 134

7.2 Patiëntenvoorlichting – 135

7.3 Gezondheidsgedrag – 136

7.4 **Het I-Change Model – 136**
7.4.1 Fase 1 Bewustzijn – 137
7.4.2 Fase 2 Motivatie – 139
7.4.3 Fase 3: Actie – 141

7.5 **Toepassen van theorie: health counseling – 142**
7.5.1 Wat is health counseling? – 143
7.5.2 Gesprekstechnieken bij health counseling – 144
7.5.3 Hoe pas je health counseling toe? – 145

7.6 Toepassen van theorie: eHealth – 148

7.7 Conclusie – 149

Literatuur – 149

Casus

Hans Molenaar, 67 jaar, heeft vanwege hartfalen medicijnen gekregen en ook verschillende leefstijladviezen.

'Ik moest stoppen met roken en minder zout gaan eten omdat mijn bloeddruk te hoog is,' vertelt hij zijn vriend Jan in het café.

'Gelukkig dat we niet meer mogen roken in het café; dat helpt tenminste een beetje,' antwoordt Jan lachend.

'Ja, dat is wel zo,' gromt Hans, 'maar doordat ik niet meer rook ben ik wel 5 kilo aangekomen en dat is ook niet goed. Ze zeiden ook nog dat voor mijn 1 meter 68 een gewicht van 90 kilo toch echt te veel was. De verpleegster zei zelfs dat ik eigenlijk terug moest naar 70 kilo. Kun je je dat voorstellen? Dat woog ik toen ik 30 was. Wat een onzin, zeg!'

'Dus, wat ga je nu doen?' vraagt Jan.

'Tja, ik neem maar iets meer plaspillen, want die helpen tegen de hoge bloeddruk en ik verlies er ook nog wat gewicht door.'

'Wat voor pillen zijn dat dan,' vraagt Jan, 'kan dat zomaar, is dat niet gevaarlijk?'

'Ja, dat weet ik eigenlijk ook niet zo goed. Ik heb vier verschillende soorten. Ik vergeet die rood-witte wel eens, ik weet ook niet meer waar ze voor zijn. Een andere soort is dus om meer te plassen, want ik houd te veel vocht vast. Nu neem ik maar af en toe een extra plaspil.'

'En, merk je het verschil?'

'Ja, want ik ben weer terug op 90 kilo, dus dat is heel mooi. Ik weeg me tegenwoordig nota bene elke dag, vroeger nooit! Maar ik ben wel af en toe duizelig. Dat komt misschien wel door het afvallen, tenminste, dat heb ik eens gehoord bij de kapper.'

'En lukt het om zoutarm te eten?

'Waardeloos, het eten smaakt gewoon niet zonder zout. Mijn vrouw doet wel haar best, maar soms vergeet ze het ook. En als we wél zoutarm eten, doe ik er toch soms wat zeezout bij, dat schijnt niet zo erg te zijn.'

'Wandel je eigenlijk nog steeds met de hond?'

'Ja, dat wel, maar die wordt net als ik een dagje ouder. We lopen niet zo hard en zo lang meer als tien jaar geleden. Dus onze rondjes zijn ook iets korter aan het worden.'

'Moest je nou juist niet iets méér gaan bewegen? Dat zei je toch laatst? Moet je niet eens bekijken hoe je dat gaat aanpakken?'

'Tja..., zou wel moeten, maar ik heb nog geen echte plannen. Kijk, ik ben sneller moe, dus ook wel bang dat mijn rikketik het misschien niet meer trekt. Ik ben wel wat voorzichtiger geworden.'

'En nu?'

'Tja, we leven nog. Ik ga maar gewoon verder. Over een week heb ik weer een afspraak met de verpleegkundige. Ze zal me dan denk ik wel vertellen wat ik verder allemaal moet doen.'

7.1 Inleiding

Patiënten met hartfalen moeten vaak veel dingen doen en laten om hun ziekte onder controle te houden. Daarbij hebben ze allerlei informatie en vaardigheden nodig. Een goede voorlichting aan patiënten over hun ziekte is dus heel belangrijk: wat is hartfalen, wat zijn de gevolgen, welke medicijnen zijn nodig en hoe moeten die gebruikt worden, wat zou de patiënt kunnen veranderen aan zijn leefstijl? Allemaal vragen waarop bij de voorlichting kan en moet worden ingegaan.

Veranderen van gewoontes, het is gemakkelijker gezegd dan gedaan, ook bij patiënten met hartfalen. Vaak houden patiënten al lange tijd vast aan een bepaalde leefstijl; gedragingen zoals roken, alcohol drinken, ongezond eten en weinig bewegen kunnen zulke hardnekkige gewoontes zijn. Ook het aanleren van nieuw gedrag, bijvoorbeeld het innemen van verschillende medicijnen, verloopt vaak niet probleemloos. Patiënten kunnen medicijnen vergeten in te nemen, medicijnen kunnen bijwerkingen hebben, patiënten kunnen denken dat te veel medicijngebruik ongezond is enzovoort. Ook de omgeving van de patiënt heeft informatie nodig om te begrijpen wat hartfalen inhoudt en hoe zij de patiënt eventueel kunnen helpen. Goede patiëntenvoorlichting omvat dus heel veel aspecten die te maken hebben met de situatie van de patiënt, maar ook met de complexiteit van het ziektebeeld.

In dit hoofdstuk bespreken we eerst wat patiëntenvoorlichting is. Daarna gaan we in op wat gezondheidsgedrag is en wat determinanten van gezondheidsgedrag zijn. Tot slot bespreken we *health counseling*, een combinatie van technieken voor het geven van patiëntenvoorlichting.

7.2 Patiëntenvoorlichting

Er worden verschillende definities gebruikt over patiëntenvoorlichting. Allemaal omschrijven ze patiëntenvoorlichting als een planmatig proces van communicatie met de patiënt om hem inzicht te geven in zijn ziekte en de gevolgen daarvan en in de behandelingsmogelijkheden. Deze voorlichting kan interactief zijn, bijvoorbeeld in de vorm van een gesprek met een verpleegkundige, of kan gegeven worden via schriftelijk materiaal zoals een folder.

In het proces van voorlichting zijn veel aspecten belangrijk; hoe kun je die nu het beste aan bod laten komen?

Om te voorkomen dat je van de hak op de tak springt, wordt aanbevolen de voorlichting planmatig en systematisch aan te pakken. Een planmatig proces van voorlichting betekent een zorgvuldige inventarisatie van alle mogelijke problemen, het in kaart brengen van de oorzaken van die problemen, en vervolgens samen met de patiënt kijken wat de beste oplossing is.

Patiëntenvoorlichting is maatwerk: het werkt het beste wanneer je als voorlichter aansluit bij de situatie van de patiënt. Soms is een patiënt zich niet bewust van een probleem. Je kunt dan wel allerlei suggesties doen voor verandering, maar als de patiënt zelf er niet van overtuigd is dat hij iets moet veranderen, zal je inspanning niet veel effect hebben. Soms is een patiënt zich wel bewust van een probleem maar ziet hij de noodzaak van veranderen (nog) niet. Als een patiënt niet overtuigd is van de voordelen van bepaald gedrag, zal dit eerst moeten worden aangepakt. Soms wil een patiënt wel veranderen maar zijn er allerlei lastige situaties die het de patiënt erg moeilijk maken. Dan is het vooral belangrijk om oplossingen voor die moeilijke situaties te vinden en zal je inspanning erop gericht moeten zijn dat de patiënt de vaardigheden en het vertrouwen krijgt om ze toch het hoofd te kunnen bieden. Veranderen lukt niet altijd; ondanks goede voornemens komen sommige mensen er niet toe of is de verandering maar tijdelijk.

Patiëntenvoorlichting heeft als doel de patiënt te helpen zo lang mogelijk zo gezond mogelijk te leven en te streven naar een zo hoog mogelijke kwaliteit van leven. Om dat te kunnen doen stimuleren we patiënten om gedrag dat hieraan bijdraagt uit te voeren en met gedrag dat dit bedreigt, te stoppen. Voor patiënten met hartfalen is het bijvoorbeeld belangrijk om medicijnen te nemen zoals voorgeschreven, niet te roken, niet te veel alcohol te drinken, gezond te eten, voldoende te bewegen en te letten op tekenen van vocht vasthouden. Bij elk van deze gedragingen kan de patiënt redenen hebben om toch iets anders te doen dan wordt aanbevolen.

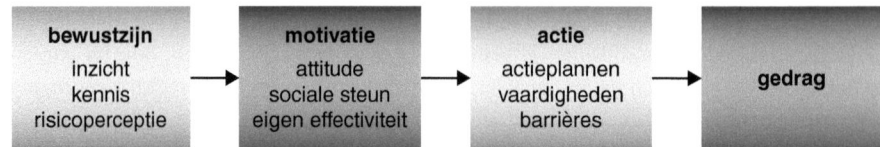

Figuur 7.1 Het I-Change Model[2].

In de patiëntenvoorlichting is het dan ook van groot belang om goed te kunnen onderscheiden wat nu eigenlijk het kernprobleem is dat als eerste aan bod moet komen om ervoor te zorgen dat de patiënt zich zo gezond mogelijk gedraagt.

7.3 Gezondheidsgedrag

Gezondheidsgedrag is gedrag dat bevorderend werkt voor iemands gezondheid. Voorbeelden hiervan zijn voldoende bewegen, goede voeding en het innemen van de medicatie volgens voorschrift. Gezondheidsrisicogedrag is gedrag dat gevaren oplevert voor iemands gezondheid. Je kunt hierbij denken aan roken, te veel alcohol gebruiken, te veel calorierijke producten eten enzovoort.

Er zijn verschillende theorieën die proberen te verklaren waarom gezondheidsgedrag ontstaat. Volgens al deze theorieën gebeurt dit doordat mensen bepaalde verwachtingen hebben over bepaald gedrag en de effecten daarvan. In de casus aan het begin van dit hoofdstuk vertelde Hans Molenaar dat hij denkt dat de duizeligheid misschien wel komt van het afvallen. Zijn vermoeden is een voorbeeld van een verwachting over de gevolgen van bepaald gedrag. Deze verwachting hoeft niet altijd overeen te komen met de werkelijkheid; het gaat om de beleving van de patiënt.

In het onderstaande bespreken we het I-Change Model voor gedragsverandering (in het Engels ook wel het *Integrated Model of Behavior Change* genoemd), dat inzichten uit verschillende andere theorieën integreert.

7.4 Het I-Change Model

Volgens het I-Change Model zijn er in het ontstaansproces van gezondheidsgedrag drie fasen te onderscheiden: bewustzijn, motivatie en actie (zie fig. 7.1). Elke fase heeft eigen specifieke kenmerken en wordt bepaald door eigen specifieke factoren, ook wel gedragsdeterminanten genoemd. Gedragsdeterminanten zijn dus factoren die bepaald gedrag kunnen verklaren. Bijvoorbeeld, als mannen vaker dan vrouwen vergeten een medicijn te nemen, dan is geslacht een gedragsdeterminant die kan verklaren waarom het vergeten van medicijnen voorkomt. Leeftijd, geslacht, samenlevingsverband en opleidingsniveau zijn voorbeelden van algemene gedragsdeterminanten. Ook bepaalde psychologische factoren kunnen een rol spelen. Het hebben van een depressie heeft vaak een negatieve invloed op gedragingen, zoals therapietrouw met betrekking tot medicatie[1]. Hier zijn verschillende verklaringen voor. Eén daarvan is dat mensen met een depressie de wereld anders en negatiever beleven, waardoor ze bepaalde problemen minder adequaat opmerken.

7.4.1 Fase 1 Bewustzijn

Er zijn per fase verschillende typen gedragsdeterminanten. Kennis is vermoedelijk vooral van belang om ervoor te zorgen dat mensen zich bewust worden van een probleem of risico. Dit betekent dat kennis vooral van belang is voor de eerste fase, het zich bewust worden van een probleem. De invloed van gedragsdeterminanten hangt dus af van de fase van gedragsverandering waarin een patiënt zich bevindt[2].

7.4.1 Fase 1 Bewustzijn

Onder bewustzijn wordt verstaan of een patiënt zich bewust is van zijn probleem, of hij er kennis over heeft en of hij weet welke risico's dat probleem met zich meebrengt. Gedragsdeterminanten die het bewustzijn beïnvloeden, zijn inzicht, kennis en risicoperceptie.

Inzicht

De eerste determinant die we in deze context willen bespreken, is *inzicht*. Onder inzicht wordt verstaan het besef dat iemand heeft van de eigen gezondheidsstatus en de gedragingen die daarmee te maken hebben. Er zijn mensen die gezondheidsproblemen hebben zonder zich te realiseren wat nu precies het probleem veroorzaakt. Als een patiënt zich er niet van bewust is dat hij niet alle pillen op tijd neemt, is er dus ook sprake van onvoldoende inzicht of besef. Het gaat hier dus om een ontzettend belangrijke determinant.

Uit het voorbeeld van Hans Molenaar blijkt dat hij zich nu elke dag weegt. Hij doet het daarmee beter dan de meeste patiënten, want maar 35% blijkt zich regelmatig te wegen. Hans Molenaar weet dat hij soms de rood-witte pillen vergeet. Maar heeft hij ook door dat hij misschien wel heel veel van die pillen vergeet, waardoor sommige klachten dus niet verdwijnen? Dat inzicht heeft Hans wel nodig om te snappen dat er misschien een probleem is waaraan hij zou moeten gaan werken.

Kennis

De tweede gedragsdeterminant is kennis. Recente onderzoeken laten zien dat kennis een belangrijke rol vervult, vooral bij het verkrijgen van voldoende bewustzijn over het probleem. Zo is kennis over hartfalen en de consequenties daarvan belangrijk. Van der Wal toonde aan dat het hebben van voldoende kennis de kans op medicatietrouw vijf keer zo groot maakt. Helaas bleek uit hetzelfde onderzoek ook dat maar 52% van de patiënten wist dat het belangrijk is om je elke dag te wegen[3].

Wat kennis betreft is het belangrijk om te weten wat voor soort kennis de doelgroep nu precies moet hebben. Dit is vaak niet hetzelfde als het type kennis dat een verpleegkundige moet hebben over hartfalen. Het afstemmen van het type kennis op de doelgroep is dus belangrijk. Een overdaad aan informatie werkt ook niet, want de gemiddelde patiënt zal het toch niet allemaal onthouden. Adequate patiëntenvoorlichting geeft dus kennis die is afgestemd op de patiënt, zodat die snapt wat er bedoeld wordt en weet hoe te handelen op basis van de geboden kennis.

Risicoperceptie

Een derde gedragsdeterminant is risicoperceptie. Risicoperceptie wordt bepaald door twee factoren:
1. de ernst van een probleem of dreiging voor de patiënt;
2. de kans dat de patiënt het probleem of de dreiging ondergaat; dit wordt ook wel de kwetsbaarheid genoemd.

◘ Tabel 7.1	Inventarisatie van het probleembewustzijn bij een hartfalenpatiënt.			
	besef	kennis	ernst	kwetsbaarheid
hartfalen	++	++	++	++
plastabletten	+	+	++	--
ACE-remmer	-	-	--	--
gewicht	++	++	--	--
roken	++	++	--	--
alcohol	++	++	--	--
voeding	++	++	--	--
bewegen	--	--	--	--
wegen	--	--	--	--
enz.	--	--	--	--
++ is zeer voldoende aanwezig, -- is zeer onvoldoende aanwezig				

Als iemand niet overtuigd is van de ernst van een probleem zoals hartfalen en van de verdere verslechtering die kan optreden als er niets gebeurt, zal hij ook niet gemotiveerd zijn om iets aan de situatie of aan zijn gedrag te veranderen. De kans dat de patiënt dan echt gaat luisteren naar het verhaal van de arts of verpleegkundige is klein. Tegelijkertijd kan iemand wel overtuigd zijn van de ernst van hartfalen en het verergeren daarvan, maar toch denken dat het hem niet zal overkomen (hij schat de kans op hartfalen dus laag); ook dan is er een lage risicoperceptie. Een hoge risicoperceptie ontstaat dus pas als de patiënt zowel overtuigd is van de ernst van het hartfalen als van zijn kwetsbaarheid: de kans op verergering van het hartfalen.

Als een patiënt niet echt inziet dat een probleem ontstaat doordat hij niet alle aanbevelingen goed uitvoert, betekent dit dat hij onvoldoende besef heeft van het gezondheidsprobleem en van zijn gezondheidsgedrag. Bij een dergelijk gebrek aan inzicht in combinatie met te weinig kennis en een lage risicoperceptie, moet de patiëntenvoorlichting zich richten op deze determinanten. Pas als er voldoende bewustzijn is, zal de patiënt openstaan voor patiëntenvoorlichting die gericht is op de volgende fasen, de motivatie en de actie. Een goede inventarisatie van het probleem bij elke patiënt met hartfalen is dus van belang. Soms helpt het om hiervoor een soort samenvatting te maken (zie het voorbeeld in ◘ tab. 7.1).

In ◘ tab. 7.1 is een inventarisatie gegeven van het probleembewustzijn van patiënt Dijkstra. Hieruit blijkt dat de heer Dijkstra een heel goed besef heeft van een aantal zaken. Maar hij denkt ook dat als hij af en toe plaspillen gebruikt, dit niet zo erg is (een lage kwetsbaarheid). Verder gebruik hij ACE-remmers, maar slikt hij die niet zo trouw vanwege bijwerkingen en heeft hij laatst de overgebleven pillen weggegooid; hij kan dus eigenlijk niet vertellen hoe goed hij zich heeft gehouden aan het voorschrift (een laag inzicht/besef), snapt de werking ervan niet en denkt dat het zo'n vaart niet zal lopen dat hij ermee gestopt is. De heer Dijkstra weet dat hij overgewicht heeft en kent de gevaren hiervan voor hartfalen in het algemeen, maar denkt dat die voor hem wel mee zullen vallen en acht zichzelf niet zo kwetsbaar. Hetzelfde patroon komt terug bij roken, alcohol en voeding. De situatie voor bewegen en het zich regelmatig moeten wegen is nog ernstiger, daar de heer Dijkstra ook niet echt weet welke voeding hij tot zich neemt en ook hoe vaak hij zich weegt ('af en toe'). Op die punten is dus verbetering wenselijk.

7.4.2 Fase 2 Motivatie

Als iemand zich bewust is van een probleem (fase 1), kan er aandacht ontstaan voor een volgende stap: wil ik het probleem aanpakken? Hiervoor is motivatie nodig (fase 2). Motivatie ontstaat niet zomaar, dit is afhankelijk van een aantal factoren. Voor het ontwikkelen van motivatie tot gezond gedrag zijn drie gedragsdeterminanten belangrijk: attitude, sociale steun en eigen effectiviteit.

Attitude
Onder de attitude wordt verstaan het algemene oordeel van de patiënt over een bepaald gedrag of probleem. Bijvoorbeeld: 'het innemen van mijn medicatie volgens voorschrift vind ik goed'. Een attitude wordt bepaald door de verwachte voor- en nadelen van bepaald gedrag. Iemand ervaart bijvoorbeeld verschillende voor- en nadelen bij het nemen van plaspillen: het minder vasthouden van vocht als voordeel en tegelijkertijd het nadeel van vaak moeten plassen op vervelende tijden[3].

Soms lijken de concepten kennis en attitude veel op elkaar. Bij kennis gaat het om vragen die beantwoord kunnen worden met 'juist' of 'onjuist'. Bijvoorbeeld: patiënten met hartfalen moeten plaspillen gebruiken om het teveel aan vocht af te voeren (juist). Bij de attitude gaat het echter om iemands persoonlijke overtuiging over de consequenties van gedrag. Bijvoorbeeld: 'Als *ik* plaspillen gebruik, is dat om het teveel aan vocht af te voeren'. Als een patiënt dan invult: 'een beetje mee eens', betekent dit dat hij wel enigszins maar niet helemaal overtuigd is van het nut van plaspillen bij hemzelf. Een attitude over het gebruik van plaspillen wordt echter meestal bepaald door meerdere opvattingen over de consequenties van zeker gedrag. Bijvoorbeeld: 'Als ik plaspillen gebruik, is dit niet goed voor mijn nieren' (mee eens). 'Als ik plaspillen gebruik, verlies ik de controle over mijn blaas' (mee eens). Deze patiënt is dus maar matig overtuigd van het nut van plaspillen voor zichzelf en ziet duidelijk twee nadelen: gevaar voor de nieren en verlies van controle over de blaas. Het eindresultaat is dat deze patiënt een 'negatieve' attitude heeft over zijn gebruik van plaspillen. Het is dus altijd belangrijk om te vragen naar alle voor- en nadelen die iemand ziet met betrekking tot bepaald gedrag, omdat dit uiteindelijke zijn attitude bepaalt. Ziet hij meer nadelen dan voordelen, dan zal hij een negatieve attitude hebben; ziet hij meer voor- dan nadelen, dan zal zijn attitude positief zijn.

Bij hartfalen zijn verschillende gedragingen belangrijk. Voor elk daarvan kan iemand een positieve of negatieve attitude hebben. Een patiënt kan bijvoorbeeld een positieve attitude hebben tegenover plastabletten maar een negatieve attitude tegenover ACE-remmers, omdat die te veel klachten geven zoals duizeligheid en prikkelhoest. Het is daarom belangrijk bij voorlichting niet al het medicijngebruik als een en dezelfde gedraging te zien: moeten er drie verschillende medicijnen worden ingenomen, dan betekent dit dat er drie verschillende gedragingen zijn. Determinanten zoals attitude kunnen per medicijn enorm verschillen. Dit betekent dat bij de patiëntenvoorlichting zorgvuldig moet worden ingegaan op alle typen medicatie en op de voor- en nadelen die de patiënt ervaart van elk medicijn. Hetzelfde geldt voor de leefstijlgedragingen: een patiënt kan een positieve attitude hebben tegenover het stoppen maar roken, maar totaal niet gemotiveerd zijn om zich dagelijks te wegen, minder alcohol te drinken of voldoende te bewegen. Dat bij hartfalen heel veel medicatie- en leefstijlgedragingen een rol spelen, betekent dat er dus ook veel voor- en nadelen kunnen worden ervaren van elk van die gedragingen. Een goede inventarisatie van de attitudes per gedraging is dus van belang. Vervolgens kan dan gericht voorlichting worden gegeven over die attitudes waarbij duidelijk nog verbetering nodig is.

Sociale steun

Onder sociale steun, een breed begrip, wordt de hulp verstaan die patiënten direct of indirect ervaren van anderen. Een voorbeeld van indirecte steun zijn sociale normen: meningen van anderen. Soms merkt een patiënt wel dat anderen (bijvoorbeeld arts, verpleegkundige of partner) vinden dat hij zich gezond moet gedragen. De sociale norm over gezond gedrag is dan positief. Maar ook al is een sociale norm positief, als een patiënt geen daadwerkelijke hulp ervaart, is er soms toch te weinig sociale steun. Een voorbeeld is de partner die vindt dat de patiënt moet stoppen met roken, maar zelf ook rookt. Dit voorbeeldgedrag is dan niet steunend. Daarnaast kan een patiënt behoefte hebben aan aanmoediging, bijvoorbeeld van de partner ('ik snap dat stoppen met roken moeilijk is, hoe kan ik je helpen?'). De sociale steun die gegeven kan worden kan informationeel zijn (het geven van informatie over het probleem en hoe hiermee om te gaan), maar ook emotioneel (het geven van steun bij de emoties die een ziekte zoals hartfalen met zich meebrengt).

Eigen effectiviteit

De eigen effectiviteit is iemands vertrouwen dat het hem zal lukken gewenst gedrag uit te voeren. In de praktijk blijken er allerlei lastige situaties te zijn die dit vertrouwen kunnen doen wankelen. Bijvoorbeeld, iemand wil stoppen met roken maar merkt dat het best lastig is dit vol te houden na het avondeten, of als hij een sigaret krijgt aangeboden. Iemand heeft een hoge mate van eigen effectiviteit (soms ook wel positieve eigen effectiviteit genoemd) als hij het gewenste gedrag gemakkelijk vindt en veel vertrouwen heeft in het volhouden ervan, ook in lastige situaties. Iemand heeft een geringe mate van eigen effectiviteit als hij het gedrag juist lastig vindt en weinig vertrouwen heeft in het volhouden ervan, zeker in lastige situaties. Een goede inventarisatie van situaties die het uitvoeren of volhouden van bepaald gedrag moeilijk kunnen maken is dus belangrijk, ook omdat deze situaties van persoon tot persoon zullen verschillen.

Eigen effectiviteit is niet hetzelfde als zelfvertrouwen. Eigen effectiviteit is iemands eigen inschatting van hoe moeilijk of gemakkelijk het uitvoeren van specifiek gedrag zal zijn. Zelfvertrouwen is een meer globaal, breed begrip. Een hartfalenpatiënt kan een hoge eigen effectiviteit hebben om plaspillen te nemen, maar een lage eigen effectiviteit om altijd ACE-remmers te slikken, te stoppen met roken of af te vallen. Dit betekent dan ook dat in de patiëntenvoorlichting bij patiënten met hartfalen een goede inventarisatie per gedrag nodig is van iemands eigen effectiviteit. Vervolgens kan dan via voorlichting of via een interventie worden getracht de eigen effectiviteit te verbeteren als dit nodig is.

Als we deze gegevens willen toepassen in de patiëntenvoorlichting, betekent dit dat we een goede indruk moeten hebben van de motivatiestructuur die de patiënt heeft met betrekking tot de gedragingen die kunnen bijdragen tot het een goed zelfmanagement van hartfalen. De patiënt moet een positieve attitude hebben ten aanzien van gedragingen zoals het gebruiken van plasmiddelen en andere medicijnen en ten aanzien van de overige gezondheidsgedragingen (zie ◘ tab. 7.2).

7.4 · Het I-Change Model

Tabel 7.2 Inventarisatie van de motivatie bij de patiënt voor het uitvoeren en volhouden van gezondheidsgedragingen.

	attitude	sociale steun	eigen effectiviteit
plasmiddelen	++	+	++
ACE-remmer	++	+	++
gewicht	++	++	--
roken	--	--	--
alcohol	--	++	--
voeding	++	++	--
bewegen	--	--	--
enz.			

++ is ruim voldoende aanwezig, -- is zeer onvoldoende aanwezig

In tab. 7.2 zijn de resultaten ingevuld van mevrouw Yilmaz. Uit de tabel blijkt bijvoorbeeld dat mevrouw Yilmaz geen problemen heeft met het gebruik van plasmiddelen en ACE-remmers. Van het belang van het controleren van haar gewicht is ze wel overtuigd, maar het lukt haar niet altijd die controle ook daadwerkelijk te doen (lage eigen effectiviteit). Bij de andere gedragingen zijn de problemen nog veel groter. De tabel laat ook zien dat een verpleegkundige in ideale omstandigheden aan heel veel zaken aandacht zou moeten geven. In de praktijk zullen er echter keuzes worden gemaakt: waar gaan we nu op in en wat laten we nog even liggen? Het is in dit voorbeeld natuurlijk ook heel belangrijk om te ontdekken waar de prioriteiten van mevrouw Yilmaz zelf liggen.

7.4.3 Fase 3: Actie

Als een patiënt gemotiveerd is om iets te doen, bijvoorbeeld het goed innemen van geneesmiddelen of het aanpassen van de leefstijl, dan wil dat nog niet zeggen dat dit ook altijd gebeurt. Een sterke motivatie om iets te doen betekent weliswaar dat iemand de intentie heeft om het ook echt te doen, maar soms zijn er allerlei belemmerende omstandigheden waardoor de uitvoering toch niet goed slaagt. Dit is voor een groot deel het gevolg van het onvoldoende maken en uitvoeren van plannen om het uiteindelijke doel (het gewenste gedrag) voor te bereiden en vol te houden in lastige situaties. We bespreken daarom de volgende factoren: actieplannen, voorbereidende plannen, volhoudplannen en planrealisatie.

Actieplannen
Actieplannen zijn de plannen die een persoon of een patiënt maakt om een doel te realiseren. Meneer Molenaar is hierbij een lastig voorbeeld, want hij blijkt eigenlijk nergens voor gemotiveerd te zijn, dus maakt hij ook geen plannen. Hij zegt bijvoorbeeld niet van plan te zijn om meer te gaan bewegen, ook omdat hij bang is dat dit mogelijk niet zo goed is voor zijn hart. Allereerst zal dus op deze gedachte moeten worden ingegaan; mogelijk lukt het dan om de heer Molenaar gerust te stellen en te motiveren om toch meer te bewegen. Het is dan belangrijk om

een duidelijk doel, een duidelijk actieplan af te spreken, bijvoorbeeld per dag 60 minuten matig lichamelijk actief te zijn.

Voorbereidende plannen

Een volgende stap is om deze actie goed voor te bereiden, want je kunt op verschillende manieren 60 minuten per dag lichamelijk actief zijn, bijvoorbeeld door te tennissen, te fietsen of te wandelen. Als de heer Molenaar eens nadenkt over wat hem het beste past, besluit hij elke dag 45 minuten te gaan wandelen met de hond: in plaats van de 3×10 minuten, nu minimaal 3×15 minuten. Ook besluit hij om elke dag een stukje te gaan fietsen, minimaal 15 minuten per dag.

Volhoudplannen

Plannen maken en ze een keer uitvoeren is de eerste stap, maar ze volhouden, de tweede stap, kan in de praktijk moeilijk zijn doordat zich lastige situaties kunnen voordoen. Het is dan ook goed om patiënten te helpen zich hierop voor te bereiden. Als een patiënt bepaalde plannen heeft gemaakt, is het van belang na te gaan in welke situaties de uitvoering daarvan wel eens moeilijk zou kunnen zijn. We vragen de patiënt dus eigenlijk na te denken over zijn eigen effectiviteit om het nieuwe gedrag ook te kunnen volhouden in lastige situaties. Als dit geïnventariseerd is, weten we welke situaties probleemsituaties kunnen worden waarin de patiënt dus een lage eigen effectiviteit zou kunnen hebben. Het is zaak om met de patiënt na te gaan wat hij dan zou kunnen doen, hoe hij op zo'n lastige situatie kan reageren om tóch het plan te kunnen realiseren.

Bijvoorbeeld, de heer Molenaar geeft aan dat hij het lastig vindt om met de hond uit te gaan als het hard waait, als het regent, als het koud is en ook 's avonds laat als hij eigenlijk al moe is. Voor de heer Molenaar is het dan handig om zogenoemde 'als-dan-plannen' te maken. Een als-dan-plan betekent dat iemand bedenkt: als X gebeurt, dan ga ik Y doen. Voor de heer Molenaar is X bijvoorbeeld: 'als het hard waait…'. Y zijn de plannen die iemand maakt om met een lastige situatie om te gaan. In het geval van de heer Molenaar luidt het volhoudplan: '*als* het hard waait, *dan* ga ik een route lopen tussen veel huizen, want dan vang ik minder wind dan wanneer ik in het park loop'.

Planrealisatie

Het is belangrijk een lijstje bij te houden van gemaakte plannen: welke ook echt worden uitgevoerd, welke niet en waarom (zie ◘ tab. 7.3), en ook hoe vaak ze worden uitgevoerd. Soms lukt het mensen om elke dag zo'n lijstje te maken; anderen doen het liever eens per week voor een bepaalde dag. Tegenwoordig kan dit ook met behulp van smartphones en allerlei beweeg-apps.

7.5 Toepassen van theorie: health counseling

Zoals besproken in het eerste deel van dit hoofdstuk, zijn er veel verschillende determinanten aan te wijzen die kunnen verklaren of een patiënt een leefstijladvies wel of niet opvolgt. De invulling en de invloed van elke determinant verschillen van patiënt tot patiënt. Het is dus belangrijk om met elke patiënt opnieuw te bespreken wat voor hem of haar persoonlijk belangrijke overwegingen zijn. Technieken uit de *health counseling* kunnen je helpen dit op een efficiënte en effectieve manier te doen.

Tabel 7.3 Actieplannen van de heer Molenaar.

moeilijke situaties	volhoudplan	gerealiseerd (++ is elke dag; -- is niet elke dag)
Actieplan 1: ik ga elke dag 3 × 15 minuten wandelen met de hond		
als het hard waait …	dan ga ik een route lopen tussen de huizen en niet in het park	++
als het koud is …	dan doe ik mijn dikkere jas aan en loop ik iets minder hard, dan word ik toch niet snel moe	++
als …	dan …	--
Actieplan 2: ik ga elke dag 15 minuten fietsen		
als …	--	--
als …	++	--
als …	--	--

7.5.1 Wat is health counseling?

Health counseling is een vorm van gespreksvoering die als primair doel heeft de patiënt te motiveren gezondheidsadviezen op te volgen en vol te houden[4]. Het health counselingprotocol bestaat uit zes stappen: 1. bewustwording, 2. motivatie, 3. besluitvorming, 4. gedragsverandering, 5. gedragsbehoud en 6. preventie van terugval. Health counseling wordt onder andere toegepast binnen de Nederlandse behandelrichtlijnen voor tabaksverslaving (bijvoorbeeld de NHG-standaard *Stoppen met roken*)[5]. In dit deel van het hoofdstuk gaan we in op hoe je deze stappen in een gesprek vorm kunt geven.

Uit ◘ fig. 7.1 blijkt dat motivatie een zeer belangrijke determinant van gedrag is. Als de patiënt niet gemotiveerd is om een gezondheidsadvies op te volgen, zal dat ook niet gebeuren. Health counseling gaat uit van een interactieve situatie waarbij je niet tegen de patiënt aan praat, maar juist samen met de patiënt tot een werkzaam plan van actie komt. De patiënt heeft dus nadrukkelijk een actieve rol in het gesprek. De patiënt moet deze rol ook kunnen vervullen en deze benadering is dus minder geschikt bij iemand die zich niet kan uiten of niet in staat is eigen gedrag te evalueren (denk aan een patiënt met afasie of een ernstig verstandelijke beperking).

Een vorm van health counseling die in de medische en verpleegkundige praktijk steeds vaker wordt gebruikt, is *motivational interviewing*[6]. Dit is een directieve health counselingtechniek, ontwikkeld door Rollnick en Miller, waarbij de counselor als taak heeft de patiënt te begeleiden in het oplossen van ambivalentie. Ambivalentie verwijst hier naar een conflict tussen gedrag en gedachten. Een goed voorbeeld hiervan is de roker die weet dat roken slecht voor de gezondheid is, maar toch blijft roken. Het doel is niet de patiënt te overtuigen van het gelijk van de counselor, maar juist zijn eigen gedachten hierover te laten verkennen. Deze verkenning blijft de verantwoordelijkheid van de patiënt; de counselor fungeert als klankbord en biedt alleen extra informatie aan wanneer de patiënt daar behoefte aan heeft. In gesprekken waarbij motivational interviewing wordt toegepast, is de patiënt dan ook voornamelijk aan het woord. Het achterliggende idee daarbij is dat wanneer een patiënt intrinsiek gemotiveerd is om gedrag te veranderen (dus vanuit zichzelf en niet door factoren van buitenaf, zoals de wens van zorgverlener of levenspartner), de kans op (langdurig) succes ook groter zal zijn.

Motivational interviewing is gestoeld op vijf basisprincipes voor de counselor[7]:
1. Communiceer begrip voor de patiënt door reflectief te luisteren.
2. Leg ambivalentie bloot tussen gedachten en gedrag.
3. Ga directe confrontaties en discussies uit de weg.
4. Pas je aan als de patiënt zich tegen een verandering verzet.
5. Ondersteun eigen effectiviteit en optimisme.

Onderzoek laat zien dat de toepassing van motivational interviewing een positieve invloed kan hebben op de opvolging van leefregels en relevante klinische maten (zoals bloeddruk), ook bij patiënten met hartfalen[8,9,10,11]. Het succes van motivational interviewing hangt echter af van verschillende zaken, waaronder de hoeveelheid tijd en de vaardigheid in motivational interviewing van de counselor.

7.5.2 Gesprekstechnieken bij health counseling

Zoals bij elk gesprek met een patiënt, is het belangrijk dat de patiënt zich gehoord en begrepen voelt. Dit vergroot de kans dat de patiënt open staat om met je te praten, echt te horen wat je zegt en eigen ideeën met jou te delen. Er zijn enkele nuttige specifieke gesprekstechnieken die dit kunnen bevorderen, zoals grondhouding, gebruik van open vragen, reflectie en samenvatten.

Grondhouding
Als je in gesprek bent met een patiënt, is wat je zegt (verbale communicatie) niet de enige informatie die je overdraagt; ook de manier waarop je reageert, geeft belangrijke informatie aan de patiënt. Je kunt hierbij denken aan lichaamstaal (bijvoorbeeld lijk je gejaagd, ongeïnteresseerd of juist respectvol), gezichtsuitdrukkingen (bijvoorbeeld lachen of juist serieus kijken), handgebaren, oogcontact en hoofdknikken (non-verbale communicatie). Bij een juiste grondhouding zijn verbale en non-verbale communicatie gericht op een respectvolle bejegening van de patiënt. Uitingen van ongeduld en desinteresse door de zorgverlener schaden de patiënt-zorgverlenerrelatie en beperken het effect van health counseling.

Open vragen
Open vragen zijn vragen die de patiënt uitnodigen om na te denken en gedetailleerd antwoord te geven. Dit is een goede strategie om je patiënt actief te betrekken bij het gesprek. Open vragen beginnen vaak met de woorden: wie, welke, hoe, wat, waar, wanneer of waarom. Een voorbeeld van zo'n vraag is: 'Hoe is het sinds onze laatste afspraak gegaan met uw voornemen om meer te bewegen?'. Geef patiënten na het stellen van een open vraag even tijd om een antwoord te formuleren, het is immers ook de bedoeling dat ze nadenken over je vraag. Wees voorzichtig met het stellen van vragen beginnend met 'Waarom …', deze kunnen als beschuldigend worden ervaren, waarna de patiënt het gevoel krijgt zich te moeten verdedigen. Dit staat een open samenwerking tussen zorgverlener en patiënt in de weg. De juiste intonatie en grondhouding kunnen voorkomen dat een patiënt in de verdediging schiet.

Samenvatten

Tijdens healthcounselinggesprekken wordt veel informatie uitgewisseld tussen de zorgverlener en de patiënt. Door de grote hoeveelheid informatie kan het voor de patiënt soms moeilijk zijn om helder te krijgen wat de hoofdpunten van het gesprek waren. Samenvatten kan daarbij helpen. Je kunt een samenvatting bijvoorbeeld beginnen met: 'Dus als ik u goed begrijp ...' of: 'We hebben net besproken dat ...'. Je kunt een samenvatting geven aan het einde van het gesprek of per gespreksonderdeel, afhankelijk van hoeveel informatie er is uitgewisseld. Samenvattingen laten de patiënt zien dat je actief hebt geluisterd naar wat de patiënt heeft verteld; anders kun je immers geen accurate samenvatting geven. Ook kun je door een samenvatting controleren of je goed hebt begrepen wat de patiënt heeft verteld. In al deze opzichten draagt samenvatten bij aan het creëren van een goede patiënt-zorgverlenerrelatie.

Reflecteren

Terwijl samenvatten vooral gericht is op wat gezegd wordt, richt reflectie zich meer op het gevoel of de emotie die achter de woorden schuilt. Ook deze techniek is bedoeld om patiënten het gevoel te geven dat er naar hen geluisterd wordt en dat hun gevoelens worden herkend en begrepen. Angst om zieker te worden, of afhankelijk van anderen, kan bijvoorbeeld een heel belangrijke drijfveer zijn om een leefwijze aan te passen, maar ook de blijdschap die de patiënt voelt wanneer samen met de partner toch die bijzondere reis kan worden gemaakt. Omdat de patiënt deze gevoelens niet altijd uit eigen beweging benoemt, is het voor de health counselor moeilijk om een goede reflectie te geven. Wees er dus alert op dat je reflectie niet jouw gevoelens reflecteert en dat je niet reflecteert op basis van aannames ('Dit zal de patiënt wel bedoelen'). Een onjuiste reflectie kan de patiënt juist het gevoel geven niet begrepen te worden.

7.5.3 Hoe pas je health counseling toe?

Hieronder vind je verschillende stappen die je kunt doorlopen wanneer je health counseling wilt toepassen. Afgezien van stap 1 en 7 (waarmee je elk gesprek begint en eindigt), kunnen de andere stappen in meerdere of mindere mate aan bod komen. Dit kan te maken hebben met de tijd die je hebt, of je de patiënt al eens eerder hebt gesproken en of een patiënt er klaar voor is om een stap te bespreken. Verder kunnen de stappen ook in een andere volgorde besproken worden, bijvoorbeeld wanneer een patiënt zelf begint te praten over een van de onderstaande onderwerpen. Niet alle stappen zullen in één gesprek doorlopen kunnen worden. Dit is afhankelijk van de tijd die je beschikbaar hebt maar vooral van de situatie waarin de patiënt zich bevindt; als de patiënt nog niet overtuigd is van de voordelen van gedragsverandering of nog veel nadelen ziet, is het niet zinvol met een volgende stap te beginnen. Een vervolgconsult begint dan met de evaluatie van eerdere afspraken en pakt het health counselingsproces weer op waar je gebleven was. Door vaker health counseling toe te passen, zul je steeds beter worden in het herkennen van dergelijke signalen en flexibel kunnen zijn in het toepassen van de stappen. Voor de beginnende health counselor is het echter een goed stappenplan.

1. Introductie en agenda setting

Begin het gesprek altijd met een korte introductie, waarin je een connectie probeert te maken met je patiënt. Het moet voor de patiënt duidelijk zijn dat dit gesprek gebaseerd zal zijn op wederzijds respect; de grondhouding is hierbij erg belangrijk.

In het geval van een voor jou nieuwe patiënt moet het voor beide partijen duidelijk worden waarom dit gesprek wordt gevoerd, met welke reden jij en de patiënt zijn gekomen. Het is voor patiënten niet altijd duidelijk waarom ze een afspraak (bijvoorbeeld op de hartfalenpoli) hebben. Om te controleren of de patiënt helder heeft wat de reden van de afspraak is, kun je dit het beste gewoon vragen. Voor patiënten met wie je al eerder hebt gesproken kun je de gemaakte afspraken van de vorige keer nog eens doorlopen; in hoeverre zijn de afgesproken veranderingen succesvol geweest?

Voor alle patiënten is het belangrijk om duidelijk af te bakenen waar het gesprek deze keer over zal gaan (*agenda setting*). Patiënten met hartfalen hebben vaak meerdere leefstijladviezen gekregen. Mensen hebben een beperkte hoeveelheid energie of controle die ze over hun gedrag kunnen uitoefenen en gedragsverandering kost altijd meer energie dan je gedragen zoals je gewend bent. Er moeten dus keuzes worden gemaakt over welk gedrag eerst moet worden aangepast. Bij voorkeur laat je de patiënt kiezen over welk gezondheidsgedrag er gesproken gaat worden, dit benadrukt opnieuw de actieve rol van de patiënt in het gesprek.

2. Vaststellen van motivatie om te veranderen

De motivatie van de patiënt om gedrag te veranderen geeft vorm aan de inhoud van het verdere gesprek. Het is daarom belangrijk vrij snel in het gesprek die motivatie vast te stellen. De *readiness ruler* is hierbij een handig hulpmiddel, niet alleen om motivatie te meten, maar ook om de patiënt dieper te laten nadenken over motivatie. De readiness ruler is een meetlat, lopend van 0 tot en met 10. Je kunt je patiënt vragen om op de schaal aan te geven hoe gemotiveerd hij is om een gedrag te veranderen; 0 is helemaal niet gemotiveerd, 10 is zeer gemotiveerd.

Stel, de patiënt schat zijn motivatie om te stoppen met roken op een 7. Vervolgvragen die je dan kunt stellen zijn: 'Waarom een 7 en geen 3?' en 'Wat zou er moeten veranderen om er een 9 van te maken?'. Het hardop uitleggen van de redenen hierachter kan de patiënt helpen meer duidelijkheid te krijgen over de eigen motivatie. Ook kun je in dit geval benadrukken dat een 7 een goed motivatieniveau vertegenwoordigt; er is dus ruimte om verder te praten over stoppen met roken en over wat de patiënt nog tegenhoudt om daadwerkelijk te stoppen. Stap 5 van het stappenplan is hierbij belangrijk.

Stel, de patiënt schat motivatie op een 1; de patiënt is dus weinig gemotiveerd om te stoppen. Het gesprek krijgt dan een andere wending; je zult dan meer ingaan op het achterhalen van redenen waarom die motivatie zo laag is; stap 3 en 4 van het stappenplan zijn hierbij belangrijk.

3. Meten van kennis, bewustzijn en risicoperceptie

Om het motivatieniveau in perspectief te kunnen plaatsen, moet duidelijk zijn wat de patiënt weet over hartfalen en het leefstijladvies (kennis en bewustzijn) en welke risico's hij ziet aan het opvolgen of negeren daarvan (risicoperceptie). Op basis hiervan kun je de informatie die je aan de patiënt wilt overdragen laten aansluiten bij wat de patiënt al weet. Het is daarbij wel belangrijk dat je van tevoren een idee hebt wat de patiënt moet weten om in staat te zijn de leefregels op te volgen.

Kennis en risicoperceptie kunnen in het gesprek nagevraagd worden door het stellen van gerichte (open) vragen, bijvoorbeeld: 'Waarom denkt u dat wij u vragen zich elke dag te wegen?' (kennis), 'Als u zich niet zou wegen, wat denkt u dat er dan zou gebeuren?' (risicoperceptie – kans) en 'Hoe vervelend zou u het vinden als u in het ziekenhuis moet worden opgenomen?' (risicoperceptie – ernst).

Bewustzijn is iets dat in een gesprek moeilijker direct na te vragen is. Een mogelijkheid is om patiënten voorafgaand aan het consult een dagboek te laten bijhouden, bijvoorbeeld over vochtinname of beweeggedrag. Deze informatie kun je dan gebruiken om samen met de patiënt te praten over verschillen tussen het advies en het daadwerkelijke gedrag van de patiënt.

Tabel 7.4 Voor- en nadelenmatrix.

huidig gedrag		nieuw gedrag	
nadelen	voordelen	nadelen	voordelen

Pas daarbij wel op niet de indruk te wekken dat je de patiënt controleert; dit kan weerstand oproepen.

4. Bespreken van voor- en nadelen

Ook al is het voor een patiënt duidelijk dat het toepassen van een leefregel de kans op verergering van zijn klachten kan verkleinen, is dat nog niet altijd voldoende om die leefregel daadwerkelijk op te volgen. De stappen tot nu toe stonden in het teken van de patiënt openstellen om serieus na te denken over gedragsverandering. Er zullen altijd voor- en nadelen kleven aan zowel het huidige gedrag als het geadviseerde gedrag; een patiënt zal eerder geneigd zijn positief tegenover gedragsverandering te staan als hij veel voordelen en weinig nadelen van het nieuwe gedrag ziet. In deze stap breng je dit met de patiënt in kaart.

Het gesprek rond deze stap kan meer structuur krijgen door de patiënt een 'voor- en nadelenmatrix' (zie tab. 7.4) voor te leggen. Dit is een tabel waarin voor- en nadelen van het huidige gedrag en voor- en nadelen van het geadviseerde gedrag worden weergegeven. Samen met de patiënt kan de tabel worden ingevuld op basis van de voor- en nadelen die hij zelf ziet. Een andere optie is om de tabel aan de patiënt mee te geven om thuis in te vullen en die bij een volgend bezoek te bespreken.

Na het volledig invullen van de matrix kun je je patiënt vragen hierop te reflecteren, bijvoorbeeld met de vraag: 'Als u dit zo ziet, wat denkt u dan?'. Hiermee geef je de patiënt de gelegenheid om zich een mening te vormen over de eigen attitude. Dit is ook het moment om eventuele onjuiste denkbeelden bij te stellen; let hierbij op de grondhouding en blijf respectvol. Verder kun je de patiënt vragen aan te geven welke voor- en nadelen het zwaarst wegen; tijdens de rest van het gesprek kun je hierover dan samen verder doorpraten. Een vervolgvraag die je zou kunnen stellen is: 'Wat maakt dat [voordeel x] belangrijk is voor u?'.

5. Bespreken van eigen effectiviteit

Net als bij het meten van motivatie (zie stap 2) kun je ook een readiness ruler gebruiken om de eigen effectiviteit van je patiënt te meten. Je kunt de patiënt vragen op de schaal aan te geven in hoeverre hij in staat denkt te zijn het nieuwe gedrag uit te voeren; 0 is helemaal niet in staat, 10 is zeer zeker in staat.

Stel, de patiënt schat de eigen effectiviteit op een 9; hij is er dus vrij zeker van dat het zal lukken de leefregel op te volgen. Een goede vervolgvraag zou dan zijn: 'Wat maakt dat u denkt dat het u zal lukken?'. Door de patiënt hierover te laten vertellen, wordt het vertrouwen in eigen kunnen nog eens bevestigd.

Stel, de patiënt scoort een 3; hij schat de kans dat het zal lukken de leefregel op te volgen laag in. Het is dan zinvol om in te gaan op wat de patiënt tegenhoudt, welke barrières hij ziet voor het opvolgen van de leefregel. Het kan zijn dat iemand alleen op het negatieve focust; je kunt dan doorspreken hoe eerdere ervaringen met gedragsverandering zijn verlopen. Benadruk hierbij het positieve, bijvoorbeeld bij een patiënt die na een maand niet meer is teruggegaan naar de sportschool: 'Toch is het u een maand lang gelukt om meer te bewegen. Wat is er in de tussentijd veranderd voor u?'.

Het is belangrijk om situaties te identificeren waarin het voor de patiënt het moeilijkst zal zijn om de leefregel op te volgen, bijvoorbeeld naar de sportschool gaan na een drukke werkdag of niet roken wanneer men sterke emoties, zoals verdriet of frustratie, ervaart. Je kunt bijvoorbeeld vragen: 'In welk soort situaties denkt u dat het moeilijker zal zijn om [gedrag x] vol te houden?' Voor deze situaties kun je samen met de patiënt naar een manier zoeken om hiermee om te gaan. Belangrijk daarbij is dat oplossingen vanuit de patiënt zelf komen: die is de expert over zichzelf en weet beter wat bij hem zal werken en wat niet.

6. Opstellen van een actieplan

Dit is het moment waarop je afspraken maakt over wat de patiënt gaat doen na het consult. Dit kan daadwerkelijk gedrag zijn (bijvoorbeeld het plannen van een datum om te stoppen met roken of opnieuw te beginnen met bewegen), maar ook het verder nadenken over voor- en nadelen (voorbereidend plan) of hoe om te gaan met moeilijke situaties (volhoudplan). Wat de afspraak ook is, zorg dat er overeenstemming is over wat jullie afspreken. Je kunt deze afspraken eventueel op schrift vastleggen, zodat je er tijdens een vervolgconsult op kunt terugkomen. Je kunt ook de vastgelegde afspraken aan de patiënt meegeven of nasturen.

7. Afronding gesprek en vervolgstappen

De afronding is een goed moment om een samenvatting te maken van de zaken die besproken zijn. Dit kan gebeuren door de verpleegkundige of door de patiënt zelf. Een samenvatting door de patiënt geeft je ook de kans te controleren of de belangrijke informatie bij de patiënt is binnengekomen en zo nodig bij te sturen.

7.6 Toepassen van theorie: eHealth

Steeds meer voorlichting en dus ook patiëntenvoorlichting is tegenwoordig op het internet beschikbaar. eHealth is het gebruik van internet en andere elektronische technieken voor het ondersteunen van de gezondheid en de gezondheidszorg. Goede eHealth houdt een planmatige aanpak in bij het geven van voorlichting. Inmiddels zijn er verschillende onderzoeken verricht waarbij mensen via internet advies op maat over hun leefstijl kregen en die effectief en kosteneffectief zijn gebleken[12]. Dit betekent dat we in de toekomst steeds meer gebruik kunnen maken van evidence-based voorlichtingsprogramma's. Dergelijke programma's kunnen verpleegkundigen samen met hun patiënten doorlopen, of ze kunnen hen vragen zo'n programma thuis te doorlopen. Deze ontwikkelingen zijn de laatste jaren in een stroomversnelling geraakt en dragen er hopelijk toe bij dat de patiëntenvoorlichting zo effectief mogelijk zal worden (zie hierover ook ▶ H. 12).

7.7 Conclusie

Goede patiëntenvoorlichting betekent een planmatige aanpak, waarbij zorgvuldig moet worden nagegaan welke fasen van gedragsverandering de meeste aandacht nodig hebben: het bewustzijn, de motivatie of de actie. Voor bewustzijn is het van belang dat patiënten weten wat ze moeten doen met betrekking tot mediatiegebruik, leefstijl of gedrag bij het omgaan met hartfalen, dat ze voldoende kennis hebben over het nut ervan en de risico's inzien van het niet opvolgen van deze adviezen. Een goede motivatie voor al deze gedragingen is van belang; deze motivatie ontstaat door een positieve attitude, sociale steun en eigen effectiviteit. Het inventariseren van de verschillende determinanten bij de patiënt voor een goed zelfmanagement van hartfalen wordt aanbevolen door verschillende experts[13]. Voor het omzetten van intenties naar gedrag is het van belang dat de patiënt zich goed voorbereidt en actieplannen maakt én uitvoert. Verpleegkundigen bevinden zich in een uitstekende positie om een inventarisatie van deze determinanten te maken en deze verkenning om te zetten in daadwerkelijke gedragsverandering, bijvoorbeeld via health counseling. Door patiënten op een systematische manier te ondersteunen, is de kans het grootst dat zij er ook daadwerkelijk in slagen leefstijladviezen op te volgen en hun hartfalen beter onder controle te houden.

Literatuur

1. DiMatteo MR, Lepper HS, Croghan TW. Depression is a risk factor for noncompliance with medical treatment: meta-analysis of the effects of anxiety and depression on patient adherence. Archives of internal medicine. 2000;160(14):2101–7.
2. de Vries H, Logister M, Krekels G, Klaasse F, Servranckx V, van Osch L. Internet-based computer tailored feedback on sunscreen use. Journal of medical Internet research. 2012;14(2).
3. van der Wal MH, Jaarsma T, Moser DK, Veeger NJ, van Gilst WH, van Veldhuisen DJ. Compliance in heart failure patients: the importance of knowledge and beliefs. European Heart Journal. 2006;27(4):434–40.
4. Gerards FM, Borgers R. Health counseling: het adviesgesprek in de (para) medische en verpleegkundige zorg: Nelissen; 2006.
5. Chavannes H, Kaper J, Frijling D, Van der Laan R, Jansen M, Guerrouj S, et al. NHG-Standaard Stoppen met roken. NHG-Standaarden voor de huisarts 2009: Springer; 2009. p. 1434–49.
6. Rollnick S, Miller WR. What is motivational interviewing? Behavioural and cognitive psychotherapy. 1995;23(04):325–34.
7. Health UDo, Services H. Enhancing Motivation for Change in Substance Abuse Treatment: Treatment Improvement Protocol (TIP) Series No. 35. DHHS Publication (SMA) 99-3354. Rockville, Md. Substance Abuse and Mental Health Services Administration; 1999.
8. Rubak S, Sandbæk A, Lauritzen T, Christensen B. Motivational interviewing: a systematic review and meta-analysis. British Journal of General Practice. 2005;55(513):305–12.
9. Heckman CJ, Egleston BL, Hofmann MT. Efficacy of motivational interviewing for smoking cessation: a systematic review and meta-analysis. Tobacco Control. 2010;19(5):410–6.
10. Riegel B, Dickson VV, Hoke L, McMahon JP, Reis BF, Sayers S. A motivational counseling approach to improving heart failure self-care: mechanisms of effectiveness. Journal of Cardiovascular Nursing. 2006;21(3):232–41.
11. Brodie DA, Inoue A. Motivational interviewing to promote physical activity for people with chronic heart failure. Journal of advanced nursing. 2005;50(5):518–27.
12. Schulz DN, Smit ES, Stanczyk NE, Kremers SP, de Vries H, Evers SM. Economic evaluation of a web-based Tailored Lifestyle Intervention for Adults: Findings Regarding Cost-Effectiveness and Cost-Utility From a Randomized Controlled Trial. Journal of medical Internet research. 2014;16(3).
13. Du H, Everett B, Newton PJ, Salamonson Y, Davidson PM. Self-efficacy: a useful construct to promote physical activity in people with stable chronic heart failure. Journal of clinical nursing. 2012;21(3–4):301–10.

Voedingsaspecten bij hartfalen

Irma Oosterhof en Ay Lien Gho

8.1	**Inleiding** – 153	
8.2	**Behandeling van hartfalen door de diëtist** – 154	
8.3	**Natrium** – 154	
8.3.1	Hoeveelheid zout (natrium) in voedingsmiddelen – 155	
8.3.2	Zoutsoorten met minder natrium – 155	
8.4	**Vocht** – 156	
8.4.1	Praktische tips en adviezen – 156	
8.4.2	Bijhouden van het vochtgebruik – 157	
8.4.3	Omstandigheden waarin de vochtbeperking kan worden aangepast – 157	
8.5	**Ongewenst gewichtsverlies bij hartfalen** – 158	
8.5.1	Screeningsinstrumenten ondervoeding – 158	
8.5.2	Bepalen van de voedingstoestand – 159	
8.5.3	Dieetbehandeling – 159	
8.5.4	Aanvullende dieetpreparaten – 160	
8.6	**Richtlijnen goede voeding** – 160	
8.6.1	Eet gevarieerd – 161	
8.6.2	Eet niet te veel en beweeg voldoende – 162	
8.6.3	Eet minder verzadigd vet – 162	
8.6.4	Eet veel groente, fruit en brood – 162	
8.6.5	Eet veilig – 162	
8.7	**Obstipatie** – 162	
8.7.1	Voldoende voedingsvezels voor een goede stoelgang – 163	
8.7.2	Leefregels – 163	

8.8	**Jicht – 163**	
8.8.1	De rol van voeding bij jicht – 163	
8.9	**Overgewicht – 164**	
8.10	**Alcoholgebruik – 165**	
8.11	**Acute/chronische nierinsufficiëntie – 165**	
8.12	**Voeding in de (pre) terminale fase – 165**	
	Literatuur – 166	

> **Casus**
>
> Mevrouw Jansen van 70 jaar is door de cardioloog naar de polikliniek diëtetiek verwezen met als vraagstelling: recent gediagnosticeerd hartfalen, ejectiefractie van 30%. Graag dieetadvies en begeleiding.
>
> Mevrouw is gehuwd en woont met haar partner zelfstandig in een appartement; haar kinderen wonen ver weg. De voorgeschiedenis vermeldt hypertensie en een heupoperatie vijf jaar geleden. Ze weegt 79 kg bij een lengte van 176 cm, BMI 25,5. Laboratoriumuitslag: hemoglobine, glucose en nierfunctie zijn normaal. De diëtist neemt een voedingsanamnese af en geeft mevrouw richtlijnen mee over natrium- en vochtbeperking. Er wordt een controleafspraak gemaakt voor over zes weken.
>
> Op de controleafspraak blijkt dat mevrouw de uitvoering van het natriumbeperkte dieet moeilijk vindt. Vooral de bereiding van soep zonder zout levert problemen op voor haar partner en daarom gebruikt ze bouillontabletten. De diëtist bespreekt praktische tips hoe op een natriumarme basis bouillon te maken. Verder is het gewicht stabiel en heeft mevrouw geen klachten van benauwdheid of dorst.
>
> Twee weken later verwijst de hartfalenverpleegkundige mevrouw opnieuw naar de diëtist. Ze is in één week tijd 2 kg in gewicht aangekomen en heeft ook meer last van benauwdheid. Het is niet duidelijk of mevrouw te veel zout heeft gebruikt.
>
> De diëtist constateert dat mevrouw veel dorst heeft en daardoor meer drinkt. Uit de voedingsanamnese blijkt dat ze echt geen zout gebruikt bij de bereiding van de maaltijden, geen kant-en-klare maaltijden uit de supermarkt en ook geen bouillonblokjes, Aromat of Cup-a-Soup. Als broodbeleg gebruikt ze kaas met minder zout en rookvlees eet ze nooit.
>
> De diëtist verwijst mevrouw naar de huisarts voor een bloedglucosemeting. Mogelijk wordt de dorst verklaard door hyperglykemie. De huisarts constateert diabetes mellitus en mevrouw start met orale antidiabetica. Mevrouw neemt contact op met de diëtist met de vraag hoe ze nu moet eten zonder zout en suiker.

8.1 Inleiding

Hartfalen is een complex van klachten en verschijnselen ten gevolge van een tekortschietende pompfunctie van het hart. Het wordt beschouwd als een chronische aandoening waarbij perioden van geleidelijke verslechtering (decompensatie) kunnen optreden. Hartfalen kan echter ook acuut optreden, dat wil zeggen klachten en verschijnselen die ontstaan binnen 24 uur.

De behandeling is in de meeste gevallen niet gericht op genezen, maar op het verhogen van de kwaliteit van leven, verminderen van symptomen, vertragen van progressie van de ziekte en voorkomen van complicaties. Naast medicamenteuze therapie zijn diverse leefregels een belangrijk onderdeel in de behandeling van hartfalen. Het doel van de dieetbehandeling is het voorkomen van decompensatio cordis en het verminderen of opheffen van voedingsgerelateerde klachten en daarmee het verhogen van het welzijn van de patiënt. Voor de patiënt en zijn omgeving verandert er veel na het horen van de diagnose. Zaken die eerst vanzelfsprekend waren, zijn dat opeens niet meer.

Goede voorlichting is van belang om de patiënt en zijn omgeving inzicht te geven in de relatie tussen hartfalen en leefregels en kan de therapietrouw bevorderen. Het resultaat is sterk afhankelijk van de bijdrage van de patiënt zelf. Patiëntenvoorlichting dient over langere tijd en bij herhaling plaats te vinden. De mate van hartfalen en daarbij behorende klachten variëren per patiënt; hier wordt in de behandeling rekening mee gehouden.

In dit hoofdstuk wordt aandacht besteed aan de diverse adviezen op het gebied van voeding voor patiënten met hartfalen. Er wordt ingegaan op cardiale cachexie, overgewicht, een goede voeding op basis van richtlijnen, en verdere specifieke problemen op het gebied van voeding. De informatie is gebaseerd op de *Multidisciplinaire richtlijn hartfalen 2010* en de Europese richtlijn voor hartfalen uit 2012[1,2].

8.2 Behandeling van hartfalen door de diëtist

Een dieetbehandeling maakt deel uit van het individuele zorgplan dat een multidisciplinair team van zorgverleners bij hartfalenpatiënten uitvoert. Een dieetbehandeling is voor veel mensen ingrijpend. Het niet meer gewoon kunnen of mogen eten is een aanzienlijke inbreuk op het dagelijks leef- en eetpatroon en vraagt begrip en begeleiding. Het inspelen op de leefomstandigheden van de patiënt is belangrijk voor het volhouden van het dieet, om zo de persoonlijke doelen te bereiken die de patiënt zich heeft gesteld.

Een belangrijke factor in de behandeling is de mate waarin de patiënt bereid en in staat is het voedingsgedrag te veranderen. De wil en de motivatie om het voedingsgedrag te veranderen verschillen immers in tijd, per persoon en per gedragsverandering. Patiënten die het belang van verandering nog niet inzien, kunnen met technieken als motiverende gespreksvoering (*motivational interviewing*) begeleid worden bij wenselijke gedragsverandering in de voeding (zie hiervoor ▶ H. 7). De diëtist is in staat zich een beroepsspecifiek oordeel te vormen en de patiënt een behandeling op maat te geven. De arts of hartfalenverpleegkundige kan een patiënt doorverwijzen naar een diëtist na het stellen van de diagnose hartfalen. In een eerste consult neemt de diëtist een voedingsanamnese af en beoordeelt hij de natriuminname en eventueel de vochtinname. Op basis van diagnostiek en het gesprek met de patiënt bepaalt de diëtist of de voedselinname goed is samengesteld en voldoende gevarieerd is. Daarbij worden ook de energie- en eiwitintake geëvalueerd. In overleg met de patiënt kan worden gekozen voor het rekenen met natriumgetallen of het variëren op productniveau. De persoonlijke adviezen worden ondersteund door schriftelijke informatie over goede voeding en specifieke dieetkenmerken, praktische tips en adviezen bij veelgehoorde klachten. Daarnaast zijn er diverse websites met praktische informatie voor patiënten. In vervolgconsulten evalueert de diëtist of de verstrekte informatie en voedingsadviezen goed zijn begrepen en op een juiste manier worden toegepast in het dagelijks leven. Ook beantwoord de diëtist eventuele vragen. Bij ongewenst gewichtsverlies is het noodzakelijk de diëtist opnieuw in te schakelen om de inname van energie en eiwit na te gaan en deze indien nodig te optimaliseren.

8.3 Natrium

Natrium is nodig om de vochthuishouding en de bloeddruk van het lichaam op peil te houden. Ook speelt het een rol in de prikkelgeleiding langs de zenuwen en de werking van de spieren.

Voor natrium is geen aanbevolen dagelijkse hoeveelheid vastgesteld. Dagelijks ongeveer 1,25 g zout (500 mg natrium) zou voor een volwassene voldoende moeten zijn. Dit is ongeveer de hoeveelheid die van nature is onze voeding voorkomt. De hoeveelheid die wij binnenkrijgen is doorgaans veel groter, namelijk 9–12 g zout per dag (3600–4800 mg natrium; 1 g keukenzout (NaCl) = 400 mg natrium).

In eerdere richtlijnen werd nog een dieetadvies gegeven over de maximale hoeveelheid natrium bij hartfalenpatiënten. Recente onderzoeken laten echter zien dat er geen bewijs is voor een strikte natriumbeperking. Het advies zoals opgesteld door de Gezondheidsraad in de *Richtlijnen goede voeding 2006* is om dagelijks niet meer dan 6 gram zout (2400 mg natrium) te gebruiken[3]. Het beperken van de hoeveelheid zout in de voeding kan helpen bij de bestrijding van symptomen van stuwing bij patiënten met hartfalen in NYHA-klasse III en IV.

De basisregels om de hoeveelheid natrium in de voeding te beperken, zijn:
- gebruik geen zout bij de bereiding van de maaltijden;
- voeg aan tafel geen zout toe aan het eten;
- gebruik zo min mogelijk industrieel bereide producten.

Alle voedingsmiddelen bevatten van nature kleine hoeveelheden natrium. Daarnaast zit natrium in het zout dat vrijwel iedereen gebruikt om voedsel op smaak te brengen. Ook voedselproducenten voegen zout (en daarmee dus ook natrium) toe aan producten, om de smaak te verbeteren of om producten langer houdbaar te maken. In plaats van zout wordt soms bouillonpoeder of natriumglutamaat gebruikt. Het product bevat dan wel natrium, ook al is er geen zout gebruikt. Het niet toevoegen van keukenzout tijdens de voedselbereiding wil dus niet automatisch zeggen dat de voeding geen natrium bevat.

Voedsel met minder natrium smaakt anders, zeker als de patiënt voorheen gewend was veel zout of smaakmakers te gebruiken. Meestal duurt het een aantal weken voordat men hieraan gewend is. Dit kan per individu verschillen.

8.3.1 Hoeveelheid zout (natrium) in voedingsmiddelen

Minder zout eten begint met weten waar zout in zit. Dit kan door etiketten te lezen of gebruik te maken van het *Zoutboek*[4].

Op het etiket van voorverpakte producten staat hoeveel natrium (Na) een product bevat. Door etiketten te vergelijken, kan de patiënt een product kiezen met een laag natriumgehalte. Als op het etiket staat dat het product zoutloos is, zit er ook werkelijk geen zout in. Dit is in Nederland wettelijk vastgelegd. Ook als op het etiket staat 'geen zout toegevoegd', 'ongezouten', 'bereid zonder zout', 'gefabriceerd zonder zout', 'zonder toegevoegd zout' of 'zonder toevoeging van zout', weet u zeker dat het product zonder zout is bereid. Als op het etiket staat 'laag natriumgehalte' of 'laag zoutgehalte', dan bevat het product minder dan 40 mg natrium per 100 g of per 100 ml.

Het *Zoutboek* helpt om grip op zout te krijgen. Het is gebaseerd op de Zoutbalk (◘ fig. 8.1), die inzichtelijk maakt hoeveel zout er in voedingsmiddelen zit. Patiënten weten soms wel dat bepaalde producten zout bevatten, maar niet om welke hoeveelheden het gaat.

Het *Zoutboek* is een instrument om patiënten te helpen de zoutinname te verlagen.

8.3.2 Zoutsoorten met minder natrium

Er zijn diverse soorten mineraal- en dieetzouten verkrijgbaar. Het natrium in deze zouten is gedeeltelijk of helemaal vervangen door kalium. Deze zouten bevatten 50 tot 90 % minder natrium. Deze producten kunnen niet onbeperkt worden gebruikt.

Bij het gebruik van kaliumsparende diuretica of ACE-remmers, of bij een slechte nierfunctie, moet het kaliumgehalte in het bloed worden gecontroleerd. Bij hyperkaliëmie wordt

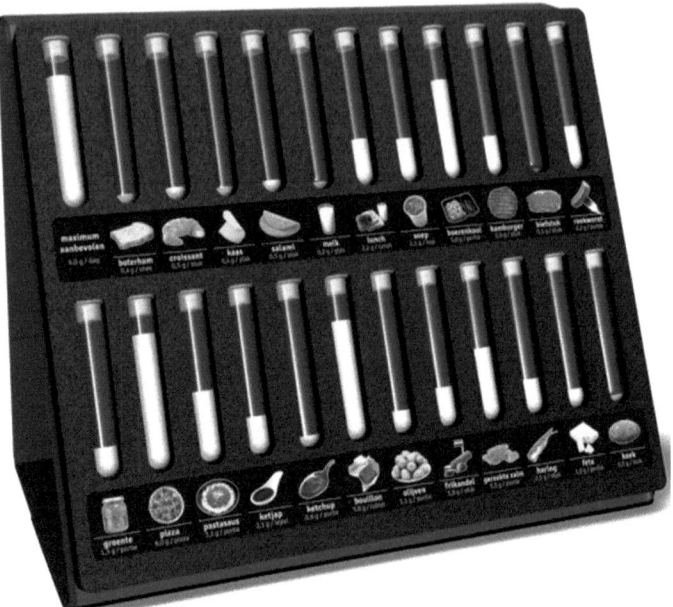

Figuur 8.1 De Zoutbalk

het gebruik van kaliumhoudend zout afgeraden[6]. Zeezout, aromazout en kruidenzout, zoals selderijzout en knoflookzout, bevatten evenveel natrium als gewoon zout.

8.4 Vocht

Een vochtbeperking is het beperken van de hoeveelheid dranken en vloeibare voedingsmiddelen per dag. Een standaard vochtbeperking bij patiënten met mild tot matig hartfalen (NYHA-klasse I en II) is over het algemeen niet nodig en biedt waarschijnlijk geen voordelen. Bij patiënten met ernstig hartfalen (NYHA-klasse III en IV) kan een vochtbeperking van 1500–2000 ml per 24 uur overwogen worden om symptomen van stuwing en vochtretentie te verminderen[6]. Bij patiënten die zijn opgenomen in het ziekenhuis met acuut hartfalen en hartfalenpatiënten met hyponatriëmie is het advies een tijdelijke vochtbeperking van 1500–2000 ml.

Om een dorstgevoel te voorkomen, is het belangrijk te letten op de hoeveelheid zout in de voeding. Een diëtist kan patiënten in de uitvoering daarvan ondersteunen met praktische tips en adviezen.

Men moet alert zijn op het ontstaan van dehydratie, vooral bij ouderen die diuretica gebruiken. Een inname van minimaal 1500 ml per dag is nodig.

8.4.1 Praktische tips en adviezen

Om goed te kunnen omgaan met een vochtbeperking is het voor patiënten belangrijk dat ze weten welke dranken/producten dorstlessers zijn en welke dorstopwekkers.

Tips bij vochtbeperking
- Neem kleine kopjes en glazen.
- Minder zout en zoet eten maakt minder dorstig.
- Kauw goed; daardoor is er meer speeksel en wordt het eten minder droog.
- Zuig bij een dorstgevoel op een ijsblokje.
- Citroensap in thee of water werkt dorstlessend.
- Neem medicatie in met een lepel vla, yoghurt of pap.
- Gebruik koude, zure dranken.
- Spoel de mond regelmatig met water.
- Zuig op een zuurtje; dit verhoogt de speekselproductie.

8.4.2 Bijhouden van het vochtgebruik

Het is belangrijk dat de vochtinname thuis goed wordt bijgehouden, om zo de minimaal en maximaal toegestane hoeveelheid vocht over de hele dag te kunnen verdelen. Er zijn diverse manieren om dit goed in kaart te brengen.

Met behulp van een vochtlijst kan een patiënt zijn vochtgebruik over de dag noteren. Door uit een volle fles water (bijvoorbeeld 1 liter) het kopje of glas dat de patiënt van een andere vloeistof heeft leeggedronken opnieuw te vullen en daarna leeg te gooien in de gootsteen, weet de patiënt aan de hand van het resterende water in de fles hoeveel hij al heeft gedronken en – wat misschien wel belangrijker is – hoeveel hij nog mag drinken gedurende de rest van de dag.

8.4.3 Omstandigheden waarin de vochtbeperking kan worden aangepast

Ons lichaam geeft vocht af via onze ademhaling, urine, huid en ontlasting. Bij overmatig transpireren (bijvoorbeeld door koorts of bij warm weer), bij braken of diarree verliest een patiënt meer vocht dan normaal. In zulke omstandigheden moet een eventuele vochtbeperking worden aangepast.

Bij extreem warm weer en overmatig transpireren is het belangrijk dat een patiënt 150–300 ml extra vocht gebruikt. Bij braken, diarree of koorts is overleg met een arts of hartfalenverpleegkundige nodig. Alertheid van de verpleegkundige is ook nodig bij bepaalde onderzoeken waarbij extra moet worden gedronken, of waarbij een infuus nodig is.

Vervolg van de casus

Twee jaar later wordt mevrouw Jansen via de spoedeisende hulp opgenomen op de hartbewaking met ernstige klachten van dyspneu. Mevrouw is erg vermoeid; ze heeft al dagen niet geslapen omdat ze niet plat kan liggen. Haar eetlust is slecht. Aanvullend onderzoek: Bloeddruk 140/90, geen koorts, glucosewaarden zijn goed met medicatie. De nierfunctie van mevrouw is gestoord en ze heeft al dagen geen ontlasting gehad. Bij opname weegt ze 90 kg bij een lengte van 174 cm. Mevrouw wordt opgenomen op de afdeling cardiologie en start met diuretica intraveneus. De cardioloog vraagt de diëtist in consult om het natriumbeperkte dieet nogmaals te bespreken.

> De diëtist vindt dat de patiënte zich goed aan haar dieet heeft gehouden. De diëtist stelt de diagnose risico op ondervoeding, aangezien de huidige voedselintake niet meer dan 50 % van de aanbevolen hoeveelheid energie- en eiwitbehoefte is. Mevrouw heeft geen zin in eten. Ze is misselijk maar ze braakt niet. Eigenlijk eet ze al weken slecht en neemt ze alleen vloeibare voedingsmiddelen.

8.5 Ongewenst gewichtsverlies bij hartfalen

Bij de behandeling van patiënten met (ernstig) hartfalen is het van belang ongewenst gewichtsverlies zo veel mogelijk te voorkomen. Gezien de gevolgen die een verminderde voedingstoestand heeft voor de prognose en functionele parameters bij patiënten met ernstig hartfalen, is het van belang deze tijdig te signaleren en gericht een behandeling op te starten.

> **Wanneer is er sprake van ondervoeding?**
> - Bij onbedoeld gewichtsverlies ≥ 6 % in de laatste 6–12 maanden.
> - Bij een body mass index van < 18,5.
> - Ouderen (> 65 jaar) zijn ondervoed bij een BMI van < 20 kg/m^2.

De pathofysiologie van ongewenst gewichtsverlies bij hartfalen wordt toegeschreven aan immunologische en neurohormonale veranderingen. Daarnaast is er vaak sprake van een verminderde inname van voedingsstoffen ten gevolge van vermoeidheid, dyspneu, leverstuwing en oedeem, ook in de darmen, wat kan leiden tot een verminderde opname van voedingsstoffen. Verlies van spiermassa treedt op door lichamelijke inactiviteit.

De prevalentie van cardiale cachexie bij hartfalenpatiënten is 5–15 %. Cachexie is een multifactorieel syndroom dat wordt veroorzaakt door de onderliggende ziekte (waarbij inflammatie, metabole veranderingen en verminderde energie- en eiwitinname op de voorgrond staan). Cachexie wordt gekarakteriseerd door een progressief verlies van skeletspiermassa (met of zonder verlies van vetmassa) dat niet volledig kan worden gestopt door een dieetbehandeling en uiteindelijk leidt tot verlies van functionaliteit[5].

Een onvolwaardige voeding kan een bijdrage leveren aan het ontstaan van ondervoeding en daarmee op het risico van refeedingsyndroom. Het refeedingsyndroom beschrijft de metabole veranderingen die optreden na het herstarten van voeding bij een ernstig ondervoede patiënt met een tekort aan nutriënten en elektrolyten[11].

8.5.1 Screeningsinstrumenten ondervoeding

Een goed screeningsbeleid brengt (het risico op) ondervoeding beter in kaart. De meest gebruikte gevalideerde screeningsinstrumenten in Nederland op (het risico op) ziektegerelateerde ondervoeding zijn de Malnutrition Universal Screening Tool (MUST) en de Short Nutritional Assessment Questionnaire (SNAQ). Voor het screenen op de polikliniek wordt aangeraden gebruik te maken van de criteria voor ondervoeding voor of de combinatie van SNAQ + BMI. Bij hartfalenpatiënten maakt het bestaan van oedeem de interpretatie wel moeilijker[6].

Een verminderde eetlust en verlies van functionaliteit blijken onafhankelijke voorspellers te zijn van de ontwikkeling van ondervoeding bij ouderen. Screenen op ondervoeding dient onderdeel te zijn van de verpleegkundige anamnese bij start van de zorg en bij evaluatie van de zorg (eens per halfjaar).

8.5.2 Bepalen van de voedingstoestand

Voor de diëtist is bij het diagnosticeren van de voedingstoestand een aantal aspecten van belang[5]

1. *Balans tussen inname van en behoefte aan energie en eiwit.* Het is belangrijk een goed beeld te krijgen van de voedingsinname en veranderingen hierin in de afgelopen periode. Het bijhouden van een voedingsdagboekje gedurende een aantal dagen kan een hulpmiddel zijn. Evaluatie van inname moet altijd gepaard gaan met evaluatie van eventuele verliezen. Eetlust is te objectiveren en te monitoren met een VAS (visueel analoge schaal). Deze schaal bestaat uit een horizontale lijn van 10 cm. Patiënten kunnen zelf op de lijn aangeven hoe zij hun eetlust op dat moment ervaren. De waarde 10 geeft een situatie weer met een zeer goede eetlust. De waarde 0 geeft een situatie weer met helemaal geen eetlust. De energiebehoefte in rust kan gemeten worden met behulp van indirecte calorimetrie. De meting is betrouwbaar maar wel kostbaar en slechts in een beperkt aantal ziekenhuizen uitvoerbaar. Indirecte calorimetrie wordt aanbevolen als het inschatten van de energiebehoefte met behulp van de formules onbetrouwbaar of onmogelijk is door bijvoorbeeld een onbetrouwbaar gewicht bij ascites en dehydratie.
2. *Lichaamssamenstelling.* Navragen van het huidige en het gebruikelijke gewicht (bijvoorbeeld een half jaar geleden) geeft een beeld van de voedingstoestand. Door vochtretentie zijn het lichaamsgewicht (zonder oedeem, ook drooggewicht genoemd) en veranderingen hierin moeilijk te bepalen, wat ondergewicht en ongewenst gewichtsverlies kan maskeren. Door wegen na ontwateren kan het drooggewicht worden bepaald. De meting van de bovenarmspieromtrek is een maat voor de spiermassa in het lichaam. Deze meting is toepasbaar als alternatief voor de BMI. De bio-elektrische impedantiemeting (BIA) geeft informatie over de hoeveelheid vetvrije massa. Een voorwaarde voor deze meting is dat patiënten in een gehydreerde toestand moeten zijn. Patiënten met een pacemaker, een ICD of een CRT wordt geadviseerd geen BIA te ondergaan vanwege mogelijke verstoring van deze apparaten door de bij BIA gebruikte zwakstroom.
3. *Functionaliteit.* Om de spierkracht te meten is de handknijpkracht de meest gebruikte maat. De maximale knijpkracht van de hand geeft een goede inschatting van de perifere spierfunctie en is gerelateerd aan de totale hoeveelheid spiermassa in het lichaam. Afname van de spierkracht kan een teken zijn van spierafbraak. Bij een verlies van 10 % van de spiereiwitten zal tevens de spierkracht afnemen.

8.5.3 Dieetbehandeling

De diëtist geeft gericht voedingsadvies om de voedselintake te optimaliseren. Hij berekent de behoefte aan energie en eiwit en probeert samen met de patiënt de voeding zodanig te optimaliseren dat deze behoefte wordt gehaald. De eerste stap is te kiezen voor gewone voedingsmiddelen die rijk zijn aan energie en eiwit.

> **Tips bij verminderde eetlust**
> - Gebruik kleine maaltijden verspreid over de dag, bijvoorbeeld 6–8 keer per dag.
> - Neem een extra broodmaaltijd als de warme maaltijd tegenstaat.
> - Gebruik volle (zuivel)producten.
> - Doe royaal beleg op brood.
> - Voeg een extra klontje (dieet)margarine of boter, een scheutje room, crème fraîche of zure room toe aan de warme maaltijd, soep, pap, vla of yoghurt.
> - Gebruik geen light- of halvaproducten.

8.5.4 Aanvullende dieetpreparaten

In sommige gevallen is de voedselintake zo slecht dat het noodzakelijk is de voeding aan te vullen met dieetpreparaten, zoals drinkvoeding energie- en/of eiwitrijke poeders. Het is belangrijk zich te realiseren dat een dieetpreparaat aanvullend is op de normale voeding en niet in plaats van de gewone voeding moet worden gebruikt. De benodigde hoeveelheid dieetvoeding per dag is afhankelijk van de orale intake van de patiënt. Aan de hand van een voedingsanamnese kan de diëtist bepalen welke dieetpreparaten nodig zijn. Voor de kosten van dieetpreparaten kan een vergoeding worden aangevraagd bij de zorgverzekeraar.

Soms is (tijdelijk) aanvullende sondevoeding nodig wanneer drinkvoeding niet leidt tot een volwaardige inname. Bij het starten van sondevoeding moet wel rekening worden gehouden met het stadium van hartfalen waarin de patiënt verkeert en de prognose. De hoeveelheid sondevoeding is afhankelijk van de energie- en eiwitbehoefte en van de keus voor aanvullende of volledige sondevoeding. De sondevoeding en de infuusvloeistof worden meegeteld voor de totale hoeveelheid vocht die de patiënt mag gebruiken.

> **Vervolg van de casus**
>
> De diëtist besluit in overleg met mevrouw Jansen een energie- en eiwitrijk dieet te starten met daarnaast tweemaal daags een geconcentreerde drinkvoeding in verband met de vochtbeperking die mevrouw heeft. Bij ontslag wordt drinkvoeding aangevraagd bij een facilitair bedrijf en wordt maaltijdservice ingeschakeld omdat mevrouw de energie niet heeft om zelf haar maaltijden te bereiden. Mevrouw wordt poliklinisch doorverwezen naar een fysiotherapeut.

8.6 Richtlijnen goede voeding

Goede voeding is een voorwaarde voor een goede voedingstoestand. In de Schijf van Vijf (◘ fig. 8.2) staan de groepen voedingsmiddelen die samen de basis vormen voor een gezonde voeding. Elk product bevat verschillende voedingsstoffen, in wisselende hoeveelheden. Door gevarieerd te eten zorgt men ervoor dat de voeding alle benodigde voedingsstoffen levert. Eten uit alle vakken van de Schijf van Vijf is hierbij een goed uitgangspunt[4].

8.6 · Richtlijnen goede voeding

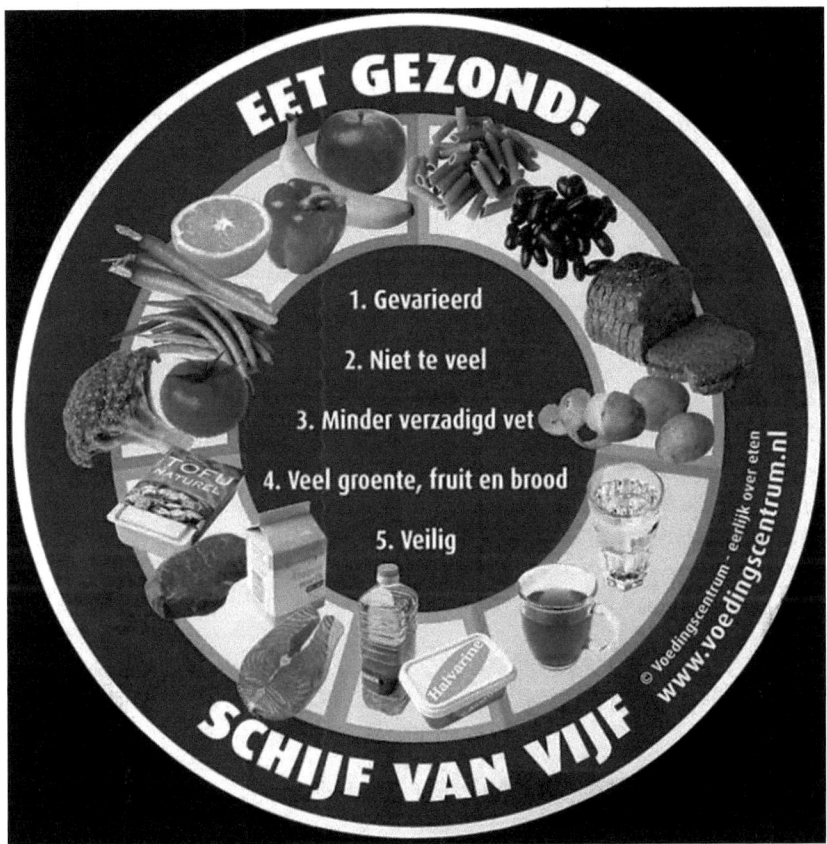

Figuur 8.2 De Schijf van Vijf

Regels voor een gezonde voeding
- Eet gevarieerd.
- Eet niet te veel en beweeg voldoende.
- Eet minder verzadigd vet.
- Eet veel groenten, fruit en brood.
- Eet veilig.

8.6.1 Eet gevarieerd

Kies elke dag iets uit elk vak van de Schijf van Vijf:
- groente en fruit;
- brood, (ontbijt)granen, aardappelen, rijst, pasta of peulvruchten;
- melk(producten zoals kaas), vlees, vis, kip, ei of een plantaardige vervanger;
- vetten en oliën;
- drinken (vocht).

8.6.2 Eet niet te veel en beweeg voldoende

Om op een gezond gewicht te blijven, is het van belang niet te veel te eten en voldoende te bewegen. Het draait uiteindelijk allemaal om balans. Belangrijk is om in ieder geval drie hoofdmaaltijden per dag te gebruiken. Eet niet de hele dag door. Beweeg daarnaast minimaal 30 minuten per dag

8.6.3 Eet minder verzadigd vet

Vet is onmisbaar als brandstof en bouwstof voor het lichaam. Er bestaan gezonde en ongezonde vetten, dus het is belangrijk de goede soorten te kiezen. Het ezelsbruggetje 'verzadigd = verkeerd, onverzadigd = OK' is een handig hulpmiddel voor een gezonder eetpatroon. Het kiezen voor producten met onverzadigd vet verkleint het risico op cardiovasculaire ziekten. Voorbeelden van producten met meer onverzadigd vet zijn halvarine in kuipjes en vloeibaar bak- en braadvet in knijpflessen. Ook alle soorten olie zijn gezond. Frituur daarom met vloeibaar frituurvet of olie in plaats van harde blokken frituurvet.

8.6.4 Eet veel groente, fruit en brood

Het eten van veel groente en fruit verkleint het risico op cardiovasculaire ziekten door onder meer de antioxidanten die ze bevatten. Vezels uit groente, fruit en brood zorgen ook voor een goede darmwerking, spijsvertering en maagvulling en daarmee een verzadigd gevoel. Op deze manier helpen vezels ook om op gewicht te blijven

8.6.5 Eet veilig

Om de risico's op voedselinfectie te verkleinen is het belangrijk om veilig om te gaan met voedsel vanaf het moment van aanschaf, bewaren tot bereiding.
    Vooral ouderen, mensen met een verminderde weerstand, zwangeren en kleine kinderen lopen een groter risico op een voedselinfectie.

8.7 Obstipatie

Obstipatie komt geregeld voor bij patiënten met hartfalen. Dit komt onder meer door een verminderd inspanningsvermogen, waardoor de lichamelijke activiteit meestal afneemt. Ook een verminderde vochtinname kan een rol spelen. Daarnaast kan door vermoeidheid de voedselintake veranderen, waardoor iemand ook minder voedingsvezels binnen krijgt. Tot slot kunnen ook sommige medicijnen obstipatie veroorzaken.
    In veel gevallen is obstipatie te voorkomen. Wanneer het eenmaal is opgetreden, kan dit als zeer belastend worden ervaren. De insteek van voedingsadviezen is vooral gericht op het voorkomen van obstipatie door het verhogen van de vezelinname en door overige leefregels.

8.7.1 Voldoende voedingsvezels voor een goede stoelgang

Voedingsvezels komen voor in voedingsmiddelen van plantaardige herkomst. Er zijn twee soorten: oplosbare en niet-oplosbare. Oplosbare vezels komen vooral voor in groente, fruit en peulvruchten. Deze stimuleren de darmbeweging. De niet-oplosbare vezels komen vooral voor in volkorenproducten zoals brood of pap van grove graansoorten. In de darm zuigen deze vezels als een soort spons het water op, waardoor de ontlasting soepel en zacht blijft. Beide soorten leveren een positieve bijdrage aan een goede darmwerking; variatie is dus belangrijk.

8.7.2 Leefregels

Naast voedingsadviezen zijn ook algemene leefregels belangrijk, zoals op tijd naar het toilet gaan. Ophouden en uitstellen van ontlasting kan al obstipatie veroorzaken. Om de darmperistaltiek te bevorderen is lichaamsbeweging belangrijk.

In sommige gevallen is medicatie nodig als ondersteuning. Wacht hiermee niet te lang, omdat er snel hardnekkige obstipatie ontstaat door verminderde perfusie van oedemateuze darmen. Overleg in dat geval met de behandelend arts of hartfalenverpleegkundige en kies voor een preparaat dat met een minimale hoeveelheid vocht kan worden ingenomen.

8.8 Jicht

Jicht is een reumatische aandoening waarbij urinezuurkristallen neerslaan in de gewrichten, met als gevolg aanvallen van pijnlijke gewrichtsontstekingen.

Urinezuur is een afbraakproduct van purine. Het lichaam maakt purine voor het grootste deel zelf en een klein deel is afkomstig uit de voeding. Normaal gesproken lost urinezuur op in het bloed en komt vervolgens in de urine terecht. Bij jicht wordt er te weinig urinezuur via de urine uit het lichaam verwijderd. Het teveel hoopt zich op in het lichaam en slaat in de vorm van kristallen neer in gewrichten en andere weefsels. Dit kan ontstekingen veroorzaken.

Jicht wordt in principe behandeld met medicijnen. Dieetadviezen kunnen een aanvulling vormen op de behandeling van jicht[6].

8.8.1 De rol van voeding bij jicht

Patiënten kunnen ook zonder een bepaald dieet te volgen al veel doen om de kans op een jichtaanval te verkleinen.

> **Voedingsadviezen ter voorkoming van een jichtaanval**
> − Wees matig met alcohol. Alcohol bevordert de stijging van het urinezuurgehalte in het bloed.
> − Val af bij overgewicht. Hierdoor daalt het urinezuurgehalte in het bloed. Bij te veel afvallen in korte tijd stijgt het juist. Een gewichtsverlies van 5 tot 10 % draagt al bij aan verhoging van de urinezuuruitscheiding via de urine.

- Frisdranken en sinaasappelsap kunnen een jichtaanval uitlokken bij mensen die daar gevoelig voor zijn. Kies daarom voor light-frisdranken, water, koffie en thee en magere melkdranken.
- Gebruik niet meer dan één portie vlees per dag, wat neerkomt op 100–125 gram (inclusief vleeswaren).
- Beperk het gebruik van vis en zeevruchten. Neem liever visoliecapsules om toch voldoende visvetzuren binnen te krijgen.
- Beperk het gebruik van suiker, honing en producten waaraan dit is toegevoegd. Zoetstof kan suiker vervangen.
- Voor de uitscheiding van urinezuur wordt geadviseerd veel te drinken: 2–3 liter per dag. Let wel op bij een vochtbeperking.
- Volg pas een purinebeperkt dieet als de arts dat adviseert.

Bij de afbraak van purine uit de voeding wordt urinezuur gevormd. Daarom werd vroeger vaak gedacht dat iedereen met jicht een strikt purinebeperkt dieet moest volgen. De opvattingen hierover zijn echter veranderd. Soms adviseert een arts toch een purinebeperkt dieet te volgen. Een diëtist kan een persoonlijk dieetadvies geven.

8.9 Overgewicht

Men spreekt van overgewicht met een verhoogd risico voor de gezondheid bij een BMI > 25 kg/m². Bij een BMI > 30 kg/m² is er sprake van obesitas met een duidelijk verhoogd risico op ziekte. Overgewicht zorgt voor een hogere bloeddruk, een toename van het bloedvolume en een verhoging van de vullingsdrukken. Afvallen heeft een gunstig effect op deze aspecten. Gewichtsreductie heeft dus een positief effect op de bloeddruk en daarnaast op het lipidenprofiel. Deze factoren zijn van belang bij de secundaire preventie van coronairlijden, de belangrijkste oorzaak van hartfalen. Door het verminderen van het overgewicht zal de inspanningstolerantie toenemen, wat bij een gelijkblijvende belastbaarheid een vermindering van klachten tot gevolg kan hebben.

Bij patiënten met obesitas (BMI > 30) moet het advies worden overwogen af te vallen met als doel het verminderen van symptomen, het beperken van de progressie van hartfalen en het bevorderen van het algemeen welbevinden. Er hoeft niet gestreefd te worden naar een BMI < 25; gezondheidswinst is al te behalen met 5–10 kg gewichtsverlies of 10 % daling ten opzichte van het oorspronkelijke gewicht. De patiënt kan een energiebeperkt dieetadvies krijgen op basis van de *Richtlijnen Goede Voeding*. Uitgangspunt voor het dieetadvies zijn de voedingsgewoonten van de patiënt. Het advies dient te passen bij het leven dat de patiënt leidt en bij de mogelijkheden die hij heeft om veranderingen in voedings- en beweeggedrag aan te brengen. Daarom is het advies ook maatwerk. Gedragsverandering is nodig om het dieetadvies en de andere leefstijladviezen tot een blijvend onderdeel van de leefwijze van de patiënt te maken. De diëtist stelt zich tijdens de behandeling op als een coach die de patiënt stimuleert zijn sterke kanten te verbeteren of te behouden en aan de zwakke kanten te gaan werken, waardoor gedragsverandering blijvend wordt.

Bij hartfalen NYHA-klasse III en IV wordt niet routinematig geadviseerd af te vallen, omdat bij verdere progressie van hartfalen ongewild gewichtsverlies en anorexie veel voorkomen[6].

8.10 Alcoholgebruik

Hoewel er aanwijzingen zijn dat een beperkt gebruik van alcohol mogelijk licht gunstige gevolgen heeft voor patiënten met cardiovasculaire aandoeningen, luidt het advies van de Gezondheidsraad voor mannen niet meer dan twee alcoholconsumpties per dag en voor vrouwen niet meer dan één. Als hartfalen wordt veroorzaakt door overmatig alcoholgebruik, dient het gebruik van alcohol volledig te worden gestaakt.[1]

8.11 Acute/chronische nierinsufficiëntie

Nierinsufficiëntie (acuut en/of chronisch) is een veel voorkomende aandoening bij patiënten met hartfalen. De medicatie die wordt voorgeschreven bij hartfalen kan de nierfunctie negatief beïnvloeden. Wanneer een patiënt aan beide aandoeningen lijdt, kan aanpassing van het dieet nodig zijn. Daarbij kunnen zowel het hartfalen als de nierinsufficiëntie leiden tot verminderde eetlust, terwijl afvallen veelal niet wenselijk is. Omdat er met zoveel variabelen tegelijkertijd rekening moet worden gehouden, is individuele begeleiding door een diëtist noodzakelijk.

8.12 Voeding in de (pre) terminale fase

> **Palliatieve zorg**
> De Wereldgezondheidsorganisatie (WHO) heeft in 2002 een vernieuwde definitie van palliatieve zorg opgesteld: 'Palliatieve zorg is een benadering die de kwaliteit van leven verbetert van patiënten en hun naasten die te maken hebben met problemen die gerelateerd zijn aan een levensbedreigende aandoening, door het voorkomen en verlichten van lijden, door middel van vroegtijdige signalering en zorgvuldige beoordeling en behandeling van pijn en andere problemen van lichamelijke, psychosociale en spirituele aard.'

In de (pre)terminale fase van hartfalen is dieetadvies gericht op het verbeteren van de kwaliteit van leven en het voorkomen of verlichten van lijden. De diëtist richt zich op de wensen van de patiënt en niet meer op het behalen van een volwaardige intake. Belangrijk is om goed naar de patiënt te luisteren en het voedingsbeleid vooral ook goed met de familie te bespreken. Vaak wil de familie dat de patiënt zo goed mogelijk gevoed blijft, tegen beter weten in.

In de palliatief-terminale fase kan het bewust afzien van geforceerde toediening van vocht en/of voedsel bijdragen aan het verminderen van klachten.

---

1 Bij gebruik van lisdiuretica en bij alcoholabusus dient men ook bedacht te zijn op een thiaminedeficiëntie. Overleg met de arts over het suppleren van thiamine (vitamine B1).

Literatuur

1. Nederlandse Vereniging voor Cardiologie en Nederlandse Hartstichting. Multidisciplinaire richtlijn hartfalen 2010. Utrecht: NVVC; 2010. Beschikbaar via. ▶ https://www.nvvc.nl/media/richtlijn/96/MDR_Hartfalen_definitieve_versie_7juni2010.pdf.
2. McMurray JJ, Adamopoulos S, Anker SD, et al. ESC guidelines for the diagnosis and treatment of acute and chronic heart failure 2012: The task force for the diagnosis and treatment of acute and chronic heart failure 2012 of the European Society of Cardiology. Developed in collaboration with the Heart Failure Association (HFA) of the ESC. Eur J Heart Fail. 2012;14(8):803–69.
3. Gezondheidsraad. Richtlijnen Goede Voeding 2006. Den Haag: Gezondheidsraad; 2006. ▶ http://www.gezondheidsraad.nl/nl/adviezen/gezonde-voeding/richtlijnen-goede-voeding-2006.
4. Nierstichting. Zoutboek. Grip op zout. Bussum: Nierstichting; 2013.
5. Voedingscentrum. ▶ https://www.voedingscentrum.nl/nl.aspx.
6. Dieetbehandelingsrichtlijnen. ▶ http://www.dieetbehandelingsrichtlijnen.nl/.
7. Mijnsbergen L, Veenstra E. Dieetbehandelingsrichtlijn Jicht.
8. Jonkers-Schuitema C, Klos M, Kouwenoord K van Rixel, Kruizenga H, Remijnse-Meester W. Dieetbehandelingsrichtlijn Ondervoeding.
9. Berge JN van de, Bosma S. Dieetbehandelingsrichtlijn Hartfalen.
10. Artsenwijzer diëtetiek, uitgave van Nederlandse Vereniging van Diëtisten. ▶ http://www.artsenwijzer.info/site/index.php Hypertensie en Hartziekten.
11. Dam S. ten, Jonkers-Schuitema C, Vissers S, et al. NV Onderwerp Refeedingsyndroom 2012 Nederlands Voedingsteam Overleg; 2012.

Bewegen en chronisch hartfalen

Erik Hulzebos

9.1 Inleiding – 168

9.2 Hartrevalidatie – 169
9.2.1 Effecten van fysieke training bij patiënten met chronisch hartfalen – 172

9.3 Het opzetten van een bewegingsprogramma – 177
9.3.1 Verbeteren van spierkracht – 177
9.3.2 Modus van de oefeningen – 179
9.3.3 Verbeteren van het uithoudingsvermogen – 180
9.3.4 Aantrekkelijkheid oefenprogramma – 188

9.4 Tot besluit – 188

Literatuur – 189

> **Casus**
>
> De heer Venema (54 jaar) heeft twee jaar geleden een groot myocardinfarct doorgemaakt. Op het spreekuur van de cardioloog klaagt de hij over toenemende kortademigheid en vermoeidheid bij geringe fysieke inspanning. Hij vertelt dat hij het hoofdeinde van zijn bed iets omhoog heeft gebracht, omdat platliggen niet prettig meer is vanwege toenemende dyspneu klachten. Bij lichamelijk onderzoek is wordt vochtophoping gezien, vooral in de onderbenen en enkels en ook in de longen. De cardioloog besluit de heer Venema onmiddellijk op te nemen in het ziekenhuis omdat er sprake is van hartfalen (de patiënt is gedecompenseerd). De cardioloog stelt in eerste instantie een medicamenteus beleid in om hem te recompenseren. Als hij gestabiliseerd is, wordt er gestart met zijn revalidatie. De heer Venema heeft veel vragen over zijn toekomst, zijn functioneren, voeding, medicatie en het revalidatieprogramma. Wat houdt dit allemaal in? Wat kan en mag hij verwachten van deze revalidatie?

9.1 Inleiding

Hartfalen is een complex van klachten en verschijnselen bij een structurele of functionele afwijking van het hart, die leiden tot een tekortschietende pompfunctie van het hart. Centraal bij hartfalen staat een verminderde inspanningstolerantie, die zich uit in klachten van kortademigheid en/of vermoeidheid. Meestal zijn er ook tekenen van vochtretentie, zoals pulmonale crepitaties, perifeer oedeem en verhoogde centraalveneuze druk (CVD), of is er een heffende/verbrede ictus palpabel in linkerzijligging. In ernstiger gevallen kunnen ook tachycardie en tachypneu worden vastgesteld[1].

Er zijn verschillende manieren om patiënten met hartfalen in te delen. De indeling volgens de New York Heart Association (NYHA-indeling) is een veelgebruikte methode die loopt van NYHA-klasse I (geen klachten; behandeld hartfalen) tot aan klasse IV (patiënt heeft klachten in rust, ondanks behandeling). Zoals beschreven in ▶ H. 3 is het nadeel van de NYHA-indeling dat deze erg subjectief is en dat het lastig differentiëren is tussen klasse II- en klasse III-patiënten. Een andere veelgebruikte indeling, die bovendien objectiever is dan de NYHA-indeling, is de indeling volgens Weber[2]. In ◘ tab. 9.1 zijn de meest gebruikte indelingen voor patiënten met hartfalen samengevat.

Veel patiënten met hartfalen ervaren beperkingen in hun werk of in hun sociale en ontspanningsactiviteiten. Dit zal resulteren in een verminderde kwaliteit van leven voor de betreffende patiënt. Hartfalen is in principe goed medicamenteus te behandelen, maar er zijn ook verschillende leefregels die kunnen helpen verdere achteruitgang te voorkomen en de kwaliteit van leven te verbeteren. Een van deze leefregels is het ondernemen van fysieke activiteiten. Hartrevalidatie kan hierbij van groot belang zijn. Hartrevalidatie wordt hier gedefinieerd als 'het geheel van interventies die nodig zijn om voor de patiënt de best mogelijke fysieke, psychologische en sociale voorwaarden te creëren, zodat de patiënt met een subacute of chronische hartziekte door eigen inspanning een zo normaal mogelijke plaats in de gemeenschap kan (terug) innemen en behouden'. Wetenschappelijk onderzoek heeft inmiddels ruimschoots aangetoond dat lichamelijke en sportieve activiteit, fitheid en gezondheid inclusief welbevinden een onderlinge samenhang vertonen en elkaar gunstig kunnen beïnvloeden (zie ◘ fig. 9.1)[3].

9.2 · Hartrevalidatie

Tabel 9.1 Indeling naar inspanningscapaciteit bij patiënten met hartfalen.

Weber-klasse	VO$_2$-max (ml/kg-1/min-1)	MET's	NYHA-klasse	beperking van de functionele capaciteit
A	> 20	>6	I	geen beperkingen (vermoeidheid, hartkloppingen of kortademigheid) bij fysieke activiteiten
B	16–20	5–6	II	lichte beperkingen bij fysieke activiteiten (geen klachten in rust, echter fysieke activiteiten resulteren in moeheid, hartkloppingen of kortademigheid)
C	10–16	3–4	III	fysieke activiteiten zijn beperkt (geen klachten in rust, echter ADL resulteren in moeheid, hartkloppingen of kortademigheid)
D	<0	<3	IV	elke fysieke activiteit geeft klachten van moeheid, hartkloppingen of kortademigheid

MET's: metabole equivalententransformaties (zie ▶ par. 9.2.1), NYHA New York Heart Association, VO$_2$-max: maximaal zuurstofopnamevermogen

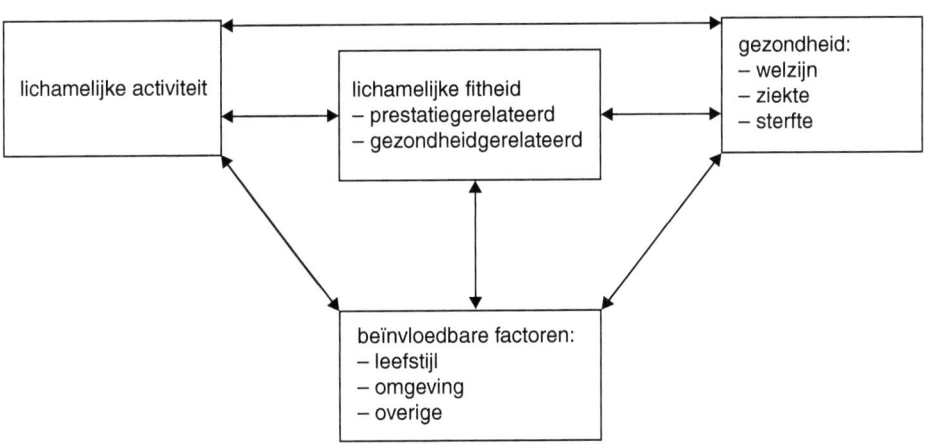

Figuur 9.1 Model voor de relatie tussen lichamelijke activiteit, lichamelijke fitheid en gezondheid. (Bron: Bouchard en Shepard 1994)[25]

9.2 Hartrevalidatie

Hartrevalidatie wordt onderverdeeld in drie fasen (zie fig. 9.2):

1. *Acute fase*
   Na het stellen van de diagnose vormen adequate medicamenteuze behandeling, vroege mobilisatie (om de nadelige invloeden van bedrust tegen te gaan), uitleg over risicofac-

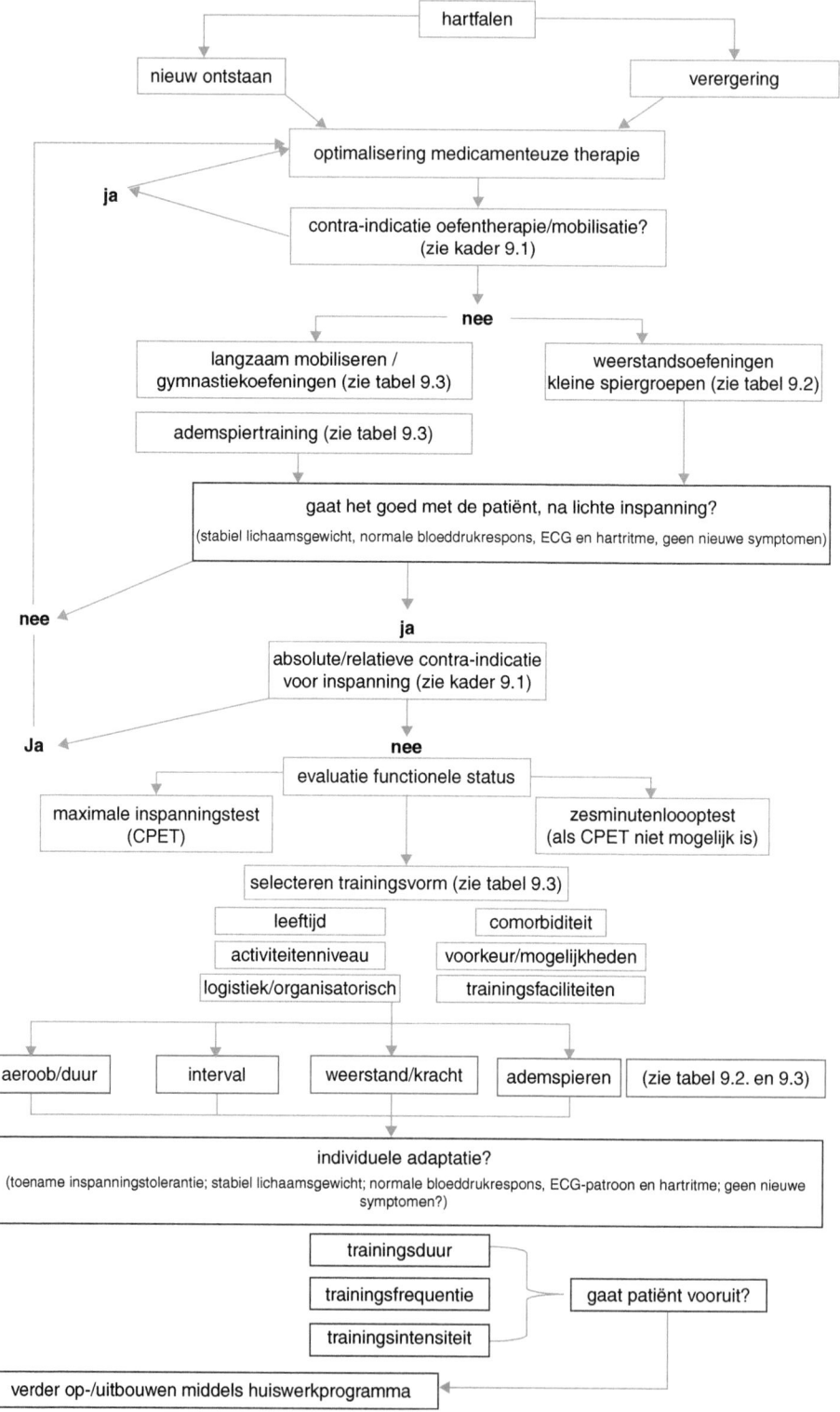

Figuur 9.2 Stroomdiagram voor een trainingsprogramma op maat, op basis van de individuele klinische status en behoefte van de patiënt (bewerking van figuur 1 uit Piepoli et al., 2011)[17].

toren voor hartlijden en hoe deze te modificeren, de voornaamste inhoud van deze fase. Contra-indicaties voor vroeg mobilisatie zijn weergegeven in kader 9.1.
2. *Reconditioneringsfase*
Deze fase wordt in Nederland meestal poliklinisch georganiseerd. De poliklinische revalidatie start gemiddeld vier tot zes weken na het acuut coronair incident of de hartchirurgie en bij patiënten met hartfalen als ze goed medicamenteus zijn ingesteld en voldoende gestabiliseerd (gerecompenseerd). Er vinden dan een klinisch onderzoek, een maximale- of symptoomgelimiteerde inspanningstest en een psychosociaal onderzoek plaats. De belangrijkste componenten van deze fase zijn fysieke training c.q. lichaamsbeweging, informatieoverdracht, risicofactorreductie en indien nodig psychosociale begeleiding.
3. *Onderhoudsfase*
In deze fase worden (aangepaste) fysieke en sportieve activiteiten aangeboden. Blijvende aandacht moet worden besteed aan de reductie van risicofactoren voor hartlijden, vooral inactiviteit.

Kader 9.1 Contra-indicaties voor lichamelijke inspanningstests en training
a. *Contra-indicaties voor inspanningstests en training*
 - <2 dagen na acuut coronair syndroom
 - levensbedreigende cardiale aritmieën
 - acuut hartfalen (tijdens periode van hemodynamische instabiliteit)
 - niet-gecontroleerde hypertensie
 - atrioventriculair blok
 - acute myocarditis en pericarditis
 - symptomatische aortastenose
 - hypertrofische obstructieve cardiomyopathie
 - acute systemische ziekte
 - intracardiale trombus
b. *Contra-indicaties voor training**
 - progressieve toename inspanningstolerantie of dyspneu in rust
 - significante ischemie tijdens laagintensieve inspanning (<2 MET's, <50 W)
 - niet-gecontroleerde diabetes
 - recente embolie
 - tromboflebitis
c. *Verhoogd risico voor training**
 - >1,8 kg toename in lichaamsgewicht de laatste 1-3 dagen
 - dobutaminetherapie
 - afname systolische bloeddruk tijdens inspanning
 - NYHA-klasse IV
 - complexe ventriculaire aritmieën in rust
 - rusthartfrequentie >100 sl/min.
 - comorbiditeit die inspanning limiteert

---

*Atriale fibrillatie/atriale flutter kan als een relatieve contra-indicatie worden gezien. In overleg met de cardioloog kan bepaald worden wat de (inspannings)risico's zijn en/of dit recent is ontstaan of passend is bij (de progressie van) het ziektebeeld.

9.2.1 Effecten van fysieke training bij patiënten met chronisch hartfalen

De verschillende positieve effecten van fysieke training in de reconditioneringsfase (fase 2) zijn uitvoerig onderzocht en beschreven, zelfs ten aanzien van mortaliteit[5]. De maximale zuurstofopname (VO_2-max of VO_2-peak) is de meest gebruikte meting van de cardiorespiratoire fitheid van een individu en een belangrijke voorspeller van mortaliteit[6]. Een toename van 1 MET (3,5 ml O_2/kg^{-1}/min^{-1}) is geassocieerd met een verbetering van de overleving met 10 tot 25%[6]. Stijgingen van de maximale zuurstofopname (VO_2-max) van 10 tot 60% met een gemiddelde van 20% na drie maanden aerobe training werden gerapporteerd[3]. Zelfs patiënten met een ernstig aangetaste linkerventrikelfunctie kunnen vergelijkbare (relatieve) toenamen in het vermogen tot zuurstofopname bereiken in vergelijking met patiënten die een normale of licht gedaalde linkerventrikelfunctie hebben[7]. Bij oudere patiënten met hartfalen (gemiddelde leeftijd tussen de 70 en 81 jaar) nam de loopafstand op de zesminutenlooptest toe en was er een verbetering te zien op de kwaliteit van leven na een trainingsprogramma. Geen effecten werden gezien ten aanzien van VO_2-max, mortaliteit en aantal ziekenhuisopnames[8].

Het meest beschreven effect van fysieke training is het hartslag verlagende (bradycardiserende) effect in rust en tijdens een gegeven submaximale belasting[9]-[11]. De gedaalde hartslag doet de myocardiale zuurstofvraag dalen, waardoor het hart minder wordt belast in rust en tijdens submaximale inspanningen, met als gevolg dat de actieradius van de patiënt groter wordt. Ook een verbeterende linkerventrikelfunctie en coronaire perfusie, een afname van de myocardiale ischemie en een stijging van het slagvolume en het maximale hartminuutvolume zijn beschreven[9]-[11]. Naast de effecten op de hartspier zelf is er de adaptatie in de periferie en vooral in de skeletspieren, zoals een afname van de perifere vaatweerstand en een toename van de capillaire dichtheid, waardoor de spierdoorbloeding toeneemt[9]-[11]. Bovendien nemen de concentratie en de activiteit van oxidatieve spierenzymen toe, waardoor het vrijmaken van energie met zuurstof verbetert[9]-[11]. Bijkomende gunstige effecten van fysieke training zijn een verbetering van de mechanische efficiëntie van bewegen, van de ventilatie en van de kwaliteit van leven[11],[12].

Samenvattend kan gezegd worden dat fysieke training c.q. lichamelijke activiteit de inspanningscapaciteit/-tolerantie en kwaliteit van leven verbetert bij patiënten met hartfalen. Deze effecten zijn niet alleen toe te schrijven aan hemodynamische effecten, zoals de toename van de bloedvoorziening naar de (skelet)spieren (centrale effecten), maar ook aan een verbetering van de zuurstofextractie in de (skelet)spieren zelf (perifeer effect). Dit resulteert in een verbetering van de zuurstofuitwisseling (metabolisme) in de skeletspieren en ook in de ademhalingsspieren, wat tot gevolg heeft dat de skeletspieren minder snel 'verzuren' (verschuiving van de anaerobe drempel) en er dus minder snel (spier)moeheid en kortademigheid optreden. Dit betekent voor de patiënt dat hij beter en langer in staat is de alledaagse fysieke activiteiten en handelingen uit te voeren[13].

Hoewel uit de meeste onderzoeken naar voren komt dat elke vorm van fysieke training (kracht, uithoudingsvermogen, combinatie) gunstige effecten heeft voor de patiënt met hartfalen, is nog onvoldoende duidelijk hoe het optimale trainingsprogramma (vorm, duur en intensiteit) eruit zou moeten zien. Dit komt doordat nog onvoldoende duidelijk is welke (primaire) factoren de verandering in fysieke inspanningscapaciteit bepalen. Wel zijn er aanwijzingen voor een dosis-responsrelatie tussen de trainingsintensiteit en de toename in cardiorespiratoire fitheid[14]-[16]. Bij hogere trainingsintensiteiten zijn niet meer *adverse events* gerapporteerd maar wel een grotere toename van de cardiorespiratoire fitheid (gemiddeld 3,3 ml/O_2/kg/min ~1 MET) in een kortere tijd[14],[16]. Een verbetering van de ejectiefractie in rust was niet consistent en was daarom niet statistisch significant verschillend tussen een aerobe intervaltrainingsgroep en een continue aerobe trainingsgroep[15].

Al in 2001 adviseerde de European Society of Cardiology (ESC) dat patiënten met hartfalen baat hebben bij een fysiek trainingsprogramma[2]. Deze trainingsrichtlijn wordt echter nog altijd maar beperkt toegepast en geïmplementeerd, terwijl er voldoende wetenschappelijk bewijs is dat inspanningsintolerantie heel goed met een fysiek trainingsprogramma te verhelpen is[17]. De ESC adviseert de training (intensiteit) aan te passen aan het inspanningsvermogen, de klachten, de aanwezigheid van ritmeproblemen en de individuele reactie op inspanning (hartfrequentie, bloeddruk en klinische symptomen) van de individuele patiënt. Ook de huidige medicatie, het risicoprofiel, persoonlijke doelen en individuele wensen met betrekking tot lichamelijke activiteiten moeten worden meegenomen bij de keuze van een bewegingsprogramma. In ieder geval dient er altijd gekozen te worden voor een langzaam progressief oplopend belastingsschema (opbouwschema, zie ◘ fig. 9.2).

Functionele capaciteit

Naast het meten van de cardiorespiratoire fitheid (uitgedrukt in VO_2-max of VO_2-max) in het laboratorium, kan iemands functionele capaciteit worden uitgedrukt in metabole equivalenten, ook wel metabole equivalententransformatie genoemd (MET). Hierbij staat 1 MET gelijk aan het zuurstofverbruik in rust (≈ 3,5 ml $O_2/kg^{-1}/min^{-1}$) c.q. het rustmetabolisme. Het mooie van deze metabole equivalententransformatie is dat van elke fysieke activiteit een schatting gemaakt kan worden hoeveel keer deze activiteit het rustmetabolisme overtreft (zie ◘ tab. 9.2). Bijvoorbeeld wandelen met een snelheid van 3 tot 4 km/uur (zie ◘ tab. 9.2) is bij een 'gemiddeld' persoon van 70 kg drie keer (metabool) zwaarder dan rusten.

Met behulp van de MET-methode is het mogelijk om bijvoorbeeld iemands maximale inspanningsvermogen (uitgedrukt in wattage), behaald op de fiets zonder ademgasanalyse tijdens een symptoomgelimiteerde inspanningstest, om te rekenen naar het aantal MET's aan de hand van ◘ tab. 9.2. Zo kan met het maximaal behaalde wattage, omgezet in MET's, het 'functionele' inspanningsvermogen van de patiënt worden bepaald. Aan de hand van dit functionele inspanningsvermogen (huidige belastbaarheid) kan een adequaat bewegingsadvies worden gegeven, omdat met behulp van ◘ tab. 9.2 kan worden gekeken welke dagelijkse, professionele en ontspanningsactiviteit deze persoon op basis van de huidige belastbaarheid qua intensiteit aan zou moeten kunnen. Hierbij dient wel nadrukkelijk te worden opgemerkt dat het aantal MET's bij de beschreven activiteiten in ◘ tab. 9.2 schattingen en gemiddelde waarden betreft. Dit betekent bijvoorbeeld dat een persoon met veel wandelervaring (goede bewegingsefficiëntie) bij een wandelsnelheid van 3 tot 4 km/uur een functioneel inspanningsvermogen kan hebben van twee tot drie keer het rustmetabolisme (2–3 MET's), terwijl een persoon met hetzelfde lichaamsgewicht die nauwelijks wandelt (matige bewegingsefficiëntie) bij dezelfde inspanning een functioneel inspanningsvermogen kan hebben van drie tot vier keer het rustmetabolisme (3–4 MET's). De 'vertaling' van iemands in het laboratorium gemeten maximale inspanningsvermogen naar functionele capaciteit moet dus met de nodige voorzichtigheid gehanteerd worden.

Ondanks bovengenoemde aandachtspunten is het grote voordeel van de MET-methode dat enerzijds iemands huidige en gewenste niveau van functioneren kunnen worden gekwantificeerd in aantallen MET's, en dat anderzijds binnen een multidisciplinair team lichamelijke inspanningsgegevens (afkomstig van verschillende inspanningstests, zowel op de loopband, de fietsergometer als veldtests) gemakkelijker kunnen worden uitgewisseld en vertaald in functionele capaciteit[18].

◘ Tabel 9.2 Metabole equivalenten van enkele activiteiten. (Bron: ► https://www.fysionet-evidence-based.nl/index.php/richtlijnen/richtlijnen/hartrevalidatie-2011)

Vermogen (watt)	metabole equivalenten (MET's)	dagelijkse activiteiten	professionele activiteiten	ontspannings-activiteiten	sportieve activiteiten
0	1	– rustig zitten – eten		– slapen	
1,5	1,5	– zich wassen – zich scheren – zich aankleden – schrijven		– televisiekijken – kaarten – naai- en knipwerk	– rechtop staan 15 minuten
20	2	– auto besturen – koken – borstelen – dweilen – stof afnemen	– licht bureauwerk (bijv. typen) – zittend knutselwerk	– musiceren (piano, gitaar) – lichte houtbewerking – tekenen – vissen – biljarten	– fietsoefeningen met weinig of geen weerstand – wandelen 2,5 km/uur
40	3	– bedden opmaken – stofzuigen – strijken – meubilair boenen – tuinieren – inkopen doen	– herstelwerkzaamheden (radio, tv) – licht laswerk – toonbankbediening – portierswerkzaamheden – licht magazijnwerk – bediening van een bouwkraan – kleer-/schoenmakerswerkzaamheden	– bowling – schilderen – reizen per vliegtuig – auto wassen – boogschieten	– fietsen 8 km/uur – wandelen 3–4 km/uur – lichte oefeningen
60	4	– douchen – ruiten wassen – vloer schrobben – trappen aflopen – elektrisch grasmaaien – seksuele activiteiten (eigen partner)	– schroeven indraaien – electricienswerkzaamheden – metselen – schilderwerk – vrachtwagen besturen	– dansen (traag) – paardrijden (stapvoets)	– fietsen 10 km/uur – wandelen 5 km/uur – volleybal – tafeltennis – golf – zwemmen (schoolslag) – badminton

● Tabel 9.2 (Vervolg)

Vermogen (watt)	metabole equivalenten (MET's)	dagelijkse activiteiten	professionele activiteiten	ontspanningsactiviteiten	sportieve activiteiten
80–90	5	– boodschappen doen – seksuele activiteit (vreemde partner) – spitten in de tuin – grasmaaien	– zwaar bureauwerk – behangen – gemengde arbeid (graven, stenen leggen)	– dansen – vissen (stromend water) – jagen – paardrijden (draf) – golfen	– fietsen 12 km/uur – wandelen 5,5 km/uur – tennis (dubbel) – badminton (enkel) – roeien (trim)
110	6	– trappen oplopen – putten graven	– graven – pneumatisch boren – transport van voorwerpen (20–29 kilo)	– paardrijden (galop) – low impact aerobics	– wandelen 6,5 km/uur – tennis (enkel) – kanovaren – alpineskiën – schaatsen – basketbal – voetbal (niet-competitief)
140	7	– sneeuwruimen (poeder) – hout klieven	– hout zagen – transport van voorwerpen (30–38 kg)	– dansen (swing)	– wandelen 7,5 km/uur – fietsen 15 km/uur – wandelen op lichte helling – schermen – skitouring 4–9 km/uur
160–170	8	– natte sneeuw ruimen – bomen hakken – vloer schrobben	– handmatig zagen – zwaar graafwerk met pikhouweel – verhuiswerk (40 kg) – stal uitmesten	– high impact aerobics	– joggen 8 km/uur – fietsen 19 km/uur – lanlaufen zonder helling – zwemmen (crawl) 35 m/min – paardrijden (racen) – hockey
190–200	9		– werken in hoge temperaturen (hoogovens, tuinbouw) – manueel hooi laden op wagen	– crosscountry lopen	– touwspringen (70–80/minuut) – zwemmen (zeer snel crawl)

◘ Tabel 9.2 (Vervolg)

Vermogen (watt)	metabole equivalenten (MET's)	dagelijkse activiteiten	professionele activiteiten	ontspannings- activiteiten	sportieve activiteiten
220	10	– gewichten >30 kg dragen	– werk in hoogovens en staalnijverheid		– fietsen 23 km/uur – squashen – handbal – roeien – touwspringen (125/min) – hoogspringen – zwemmen rugslag (zeer snel)
240	11			– judo	– touwspringen (145/min) – hardlopen (10 km/uur)
260–270	12	– het dragen/tillen van gewichten tussen de 30 en 50 kg		– rugby	– fietsen 25 km/uur – hardlopen 12 km/uur – zwemmen 3 km/uur
290	13				– hardlopen 15 km/uur
300–340	14–15				– hardlopen 17 km/uur
≥350	≥16	– bomen hakken met bijl			– competitief sporten – fietsen (racen) – hardlopen 18 km/uur – haltertraining (>13 kg)

Psychosociale effecten

De psychologische en sociale voordelen van hartrevalidatie zijn goed gedocumenteerd[19]. Alle patiënten met een acute of chronische cardiale aandoening kunnen voordelen halen uit professionele psychosociale ondersteuning. Men schat dat meer dan 20 % van de hartpatiënten een jaar na het acute incident een zodanig verhoogd en mogelijk blijvend niveau van angst en depressie vertoont, dat professionele interventie vereist is. Multidisciplinaire revalidatie vermindert het niveau van angst en depressie, verbetert de kwaliteit van leven en is tevens geassocieerd met een verminderde behoefte aan gezondheidsinterventies en met minder klinische complicaties[20]. Verder beïnvloedt hartrevalidatie ook de snelheid van werkhervatting gunstig[21].

Secundaire preventie

Verschillende onderzoeken hebben het effect van hartrevalidatie op de mortaliteit en de cardiovasculaire morbiditeit onderzocht, door patiënten onafhankelijk in te delen (te randomiseren) in een oefen- en een controlegroep. In de meeste onderzoeken was de kans op mortaliteit en cardiovasculaire morbiditeit in de revalidatiegroep 20 tot 25 % lager[22].

Een ander belangrijk gegeven is dat bewegingsprogramma's met een langere duur (>36 maanden) een gunstiger effect hebben op mortaliteit in vergelijking met een kortdurend revalidatieprogramma (twaalf weken). Het bovengenoemde onderstreept het belang van de onderhoudsfase (fase 3). Tijdens het revalidatieproces moet dus veel energie worden gestoken in het ontwikkelen van een actieve(re) levensstijl, zodat patiënten gemotiveerd zijn om de (ge-superviseerde) fysieke bewegingsprogramma's zo lang mogelijk vol te houden.

Mogelijke nadelen

Naast bovenstaande positieve effecten van extra lichamelijke activiteit of training dienen ook mogelijke nadelen of kritische punten te worden beschreven. Nadelen van lichamelijke activiteit of training kunnen bestaan uit het vóórkomen van ernstige complicaties tijdens het oefenen, de kostprijs, de tijd en de moeite die het kost om het optimale (trainings)effect te bereiken. Tevens blijkt dat een deel van de patiënten niet wil meedoen of moeite heeft met de therapietrouw. Zie voor de verdere uitwerking t.a.v. het zelfbeeld en zelfvertrouwen te identificeren en de therapietrouw te vergroten, ook ▶ H. 7.[23].

9.3 Het opzetten van een bewegingsprogramma

Voor het opstellen van een adequaat bewegingsprogramma kan de zogenoemde piramidestructuur van fysieke training worden gebruikt. Deze piramide is opgebouwd uit de volgende fundamenten:
1. type oefening c.q. bewegingsvorm (zoals lopen, fietsen of ademspiertraining);
2. modus van de oefening;
3. trainingsomvang (duur, frequentie, intensiteit).

Verder is het belangrijk dat een programma voldoende aantrekkelijk is, om de kans dat patiënten uitvallen zo klein mogelijk te maken. Het langdurige karakter van lichamelijke activiteit is essentieel, wil de patiënt zijn huidige fitnessniveau zo lang mogelijk behouden en preventieve (gezondheid)effecten nastreven. Ook bij patiënten met hartfalen zijn deze algemene regels van toepassing, maar bij hen is vooral de veiligheid van groot belang. Omdat hartpatiënten zowel in de acute fase, de opbouwfase als de onderhoudsfase adviezen dienen te krijgen over inspanning en lichamelijke activiteiten, zijn de fundamenten van de 'piramide' verder uitgeschreven in ◘ fig. 9.2.

9.3.1 Verbeteren van spierkracht

Voor weerstandsoefeningen of krachttraining gold vroeger een contra-indicatie bij hartpatiënten. Als reden hiervoor zag men de uitgesproken stijging in hartfrequentie en bloeddruk; dit zou meer kans geven op myocardischemie als gevolg van een stijgende myocardiale zuurstofvraag. Bovendien kan een langdurige (>3 minuten) isometrische spiercontractie de perifere vaatweerstand verhogen en de linker ventrikel ejectiefractie (LVEF) verlagen, wat een indicatie

● **Tabel 9.3** Implementatie van weerstandtraining en krachtoefeningen[17].

trainingsprogramma	doel	vorm	intensiteit en herhalingen	trainingsvolume
Stap I Pre-training	leren bewegen ter verbetering van de intermusculaire coördinatie	dynamisch	<30% 1-RM 5–10 herhalingen RPE <12	2–3 trainingssessies per week, 1–3 circuits per sessie
Stap II Weerstandtraining	verbeteren aeroob uithoudingsvermogen en intermusculaire coördinatie	dynamisch	30–40% 1-RM 12–15 herhalingen RPE 12–13	2–3 sessies per week, 1 circuit per sessie
Stap III Krachttraining	verbeteren spiermassa (hypertrofie) en intramusculaire coördinatie	dynamisch	40–60% 1-RM 8–13 herhalingen RPE <15	2–3 sessies per week, 1 circuit per sessie

1-RM = 1 herhalingsmaximum, RPE = ervaren mate van belasting

is voor een acute overbelasting van de linkerventrikel. Dit veroorzaakt een tekort aan bloedtoevoer naar hart en hersenen. Patiënten met een slechte linkerventrikelfunctie lopen zodoende het risico om ritmestoornissen of hartfalen te ontwikkelen bij zware (isometrische) weerstandtraining.

De houding ten opzichte van weerstandtraining is veranderd door nieuwe wetenschappelijke inzichten en bewijzen[24]. Op basis van nieuwe wetenschappelijke bevindingen wordt dynamische weerstandsoefeningen tegenwoordig aanbevolen als een veilige en effectieve manier van trainen (eventueel in combinatie met aerobe training) om de perifere maladaptatie van de skeletspieren (en ademspieren) tegen te gaan en de spierfunctie te verbeteren.

Weerstandtraining wordt niet meer zo riskant geacht als vroeger, mits men enkele punten in acht neemt[18].

— Voer voorafgaand aan de training een uitgebreid cardiaal onderzoek uit, met inbegrip van een maximale-inspanningstest.
— De training moet plaatsvinden onder geschoolde (para)medische begeleiding.

Omdat er nog weinig ervaring is met weerstandtraining bij patiënten met hartfalen, is het moeilijk om algemene richtlijnen voor deze patiëntenpopulatie op te stellen. Inmiddels is wel bekend dat ritmische submaximale spiercontractie de veneuze bloedstroom bevordert, de perifere vaatweerstand vermindert en de spierdoorbloeding en het spiermetabolisme handhaaft[24]. De hoeveelheid cardiovasculaire stress tijdens weerstandtraining hangt ook af van welke spiergroep actief is (veel of weinig spiermassa). Dit betekent dat tweezijdig uitgevoerde armoefeningen met dezelfde weerstand meer cardiovasculaire stress veroorzaken dan enkelzijdige armoefeningen.

Enkele richtlijnen voor een weerstandsprogramma zijn gegeven in ● tab. 9.3[17].

Bij de volgende subgroepen van patiënten kunnen kracht- en weerstandsoefeningen geïndiceerd zijn:
— patiënten met een functionele capaciteit van 6 MET's of meer;
— goed ingestelde en stabiele patiënten met hartfalen of na een harttransplantatie.

Bij de laatste groep worden weerstandsoefeningen aanbevolen om verloren spierkracht en spiervolume terug te winnen.

Contra-indicaties voor intensieve weerstandstraining zijn (zie ook ◘ tab. 9.3):
- abnormale hemodynamische reacties en ischemische ECG-veranderingen tijdens aerobe inspanning;
- een slechte linkerventrikelfunctie (ejectiefractie < 30 %);
- instabiele angina pectoris, acuut hartfalen, maligne hypertensie en niet-gecontroleerde ritmestoornissen;
- ernstige symptomen van aortastenose.

Absolute contra-indicaties voor fysieke training zijn:
- vermindering inspanningstolerantie/toename van dyspneu in de voorgaande 3–5 dagen;
- ischemie bij geringe inspanning;
- koorts/acute systeemziekte;
- recente embolie/tromboflebitis;
- pericarditis/myocarditis;
- matige tot ernstige aortastenose;
- recent ontstaan van ernstige ritmestoornissen.

9.3.2 Modus van de oefeningen

Onder de modus van de oefeningen worden verstaan[24]:
- het type spiercontractie (isometrisch, isotoon, isokinetisch, concentrisch, excentrisch);
- de wijze van uitvoering (continu, intermitterend-aeroob, anaeroob);
- de hoeveelheid spiermassa (kleine, grote spiergroepen) die is betrokken bij de oefening.

Dynamisch of statisch
Veelal worden isotone of isokinetische (dynamische) oefenvormen verkozen boven isometrische (statische) oefeningen, omdat bij gezonde proefpersonen het effect op uithoudingsvermogen en kracht minder uitgesproken is bij statische (isometrische) oefeningen. Als dynamische oefeningen (bijvoorbeeld fietsen, lopen, zwemmen) worden uitgevoerd met een grote spiermassa (> 50%; dit is in feite duurtraining), veroorzaken zij een uitgesproken stijging in zuurstofgebruik, hartfrequentie, slagvolume en systolische bloeddruk.

Zijn statische oefeningen geschikt voor patiënten met hartfalen?
Statische oefeningen met een intensiteit van ≥ 50% van de maximale vrijwillige contractie (MVC) kunnen een constrictie induceren van de bloedvaten van de werkende spieren, en veroorzaken hierdoor een stijging van de cardiovasculaire belasting. Bij het aanhouden van een isometrische contractie zal het hartdebiet stijgen als een secundaire reactie op een stijging van de hartfrequentie. Hierdoor zal de arteriële bloeddruk stijgen, het dubbelproduct (RPP; de hartfrequentie × de systolische bloeddruk, wat een goede benadering is van het zuurstofgebruik door het myocard) zal toenemen en de druk op de linkerventrikel zal toenemen. Deze druk wordt nog verder vergroot doordat de meeste mensen de adem inhouden bij statische oefeningen (valsalva manoeuvre). De valsalva manoeuvre kan worden vermeden door gecontroleerd uit te ademen terwijl men een statische contractie volhoudt. Met andere woorden: statische oefeningen met een hoge intensiteit (> 30–40 % Fmax) zijn onveilig voor patiënten met een slechte linkerventrikelfunctie. Toch blijkt uit een studie van Millar (2014)[27] dat isometrische oefeningen resulteren in een stijging van de diastolische bloeddruk, zodat de coronaire perfusiedruk stijgt. Hierdoor zou de doorbloeding in stenotische gebieden en in collateralen gedurende de diastolische fase stijgen. Uit een recent uitgevoerde meta-analyse komt naar

voren dat isometrische spierarbeid minder cardiovasculair schadelijk is dan men oorspronkelijk vermoedde[26]. Statische oefeningen worden voornamelijk anaeroob uitgevoerd, terwijl dynamische oefeningen van meer dan 6 minuten voornamelijk aeroob zullen zijn. Tevens zullen bij inspanningen met een kleine spiermassa (bijvoorbeeld armspieren) de bloeddruk en de hartfrequentie meer stijgen dan bij inspanningen waarbij een grotere spiermassa (bijvoorbeeld beenspieren) wordt gebruikt. Oefenen met kleine spiermassa's kan dus sneller ischemie uitlokken dan inspanningen met eenzelfde relatieve belasting met grotere spiermassa's.

Bij uithoudingstraining zal men meestal continu oefenen, terwijl men bij weerstandstraining voornamelijk intermitterend zal oefenen. Patiënten met een zeer slechte algemene conditie, met hartfalen of ernstig chronisch respiratoir longlijden zijn meestal niet in staat om langdurige inspanningen te leveren. Deze patiënten kunnen echter toch een voldoende trainingsomvang bereiken door intermitterend (intervaltraining) te oefenen.

9.3.3 Verbeteren van het uithoudingsvermogen

Training van het uithoudingsvermogen
Oefenprogramma's die een verbetering beogen van het uithoudingsvermogen, zijn te beschouwen als aerobe trainingsprogramma's[24]. Er zijn grofweg twee trainingsmethoden om dit doel te bereiken: duurtraining en intervaltraining.

Kenmerkend voor *duurtraining* is dat er sprake is van een ononderbroken belasting met een langere duur (>10 minuten) en dat de energie (vrijwel) geheel aeroob (met behulp van zuurstof) wordt vrijgemaakt. De voornaamste voedingsstoffen die tijdens deze inspanning worden gebruikt, zijn koolhydraten en vetten. Voor activiteiten die minder dan 30 minuten duren, zullen koolhydraten de voornaamste bron zijn voor de resynthese van energie (adenosinetrifosfaat; ATP) waarbij de vetten een relatief kleine rol spelen. Bij langere inspanningen (>30 minuten) zal het gebruik van vetten belangrijker worden. De intensiteit die wordt aanbevolen bij verschillende trainingsvormen kan op drie manieren worden uitgedrukt:
1. percentage van de VO_2-max (verkregen uit een maximale ergometrietest);
2. percentage van de voorspelde/gemeten maximale hartfrequentie;
3. met behulp van de borgschaal (subjectieve schaal). Een score op de borgschaal van <13 wordt hierbij aanbevolen (zie verder).

De 'ingrediënten' van duurtraining zijn in ◘ tab. 9.4 nog een keer kort samengevat. Zie voor de verdere invulling van de trainingsvariabelen ◘ tab. 9.5.

Bij *intervaltraining* is er sprake van een systematische afwisseling tussen arbeid en (on)volledig herstel. Katharina Meyer was de eerste auteur die de (cardiovasculaire) effecten van interval training bij patiënten met ernstig hartfalen rapporteerde[29]. Bij deze trainingsvorm werd gebruik gemaakt van korte arbeidsintervallen (30 seconden), die voornamelijk anaeroob zijn. Tijdens deze arbeidsfase zal de zuurstofaanvoer niet voldoende zijn om aan de behoefte te beantwoorden, waardoor een accumulatie van lactaat optreedt. Tijdens de (actieve) herstelfase (±60 seconden) wordt dit lactaat weer als brandstof (deels) gebruikt. Voordeel van deze vorm van (intensieve) intervaltraining is dat de perifere skeletspieren intensiever belast kunnen worden zonder dat het hart (c.q. de linker ventrikel) extra belast wordt. Het voordeel van intervaltraining is dat er sneller c.q. effectiever een trainingseffect kan worden bereikt[28]. Vanuit praktisch oogpunt wordt meestal gebruik gemaakt van een fietsergometer met een arbeidsfase van 30 seconden, met een intensiteit van 50% van iemands maximale inspanningsvermogen (wattage), gemeten met een speciaal ontwikkeld Steep ramp fietsprotocol (25 Watt/10 sec)[29], gevolgd door een herstelfase van 60 seconden waarin gefietst wordt op 10 tot 15 Watt. Er zijn

9.2 · Hartrevalidatie

Tabel 9.4 Trainingsadvies gebaseerd op inspanningscapaciteit gemeten met een inspanningstest en/of zesminutenwandeltest en op basis van leeftijd en activiteitenniveau.

	leeftijd < 65 jaar		leeftijd ≥ 65 jaar	
	actief	sedentair	actief	sedentair
VO$_2$-max ≤ 10 mL/kg/min of < 300 m op de 6-MWT	CT	CT	CT	CT
	RT	RT	RT	RT
	RST	RST	RST	LIT
	LIT	LIT	LIT	
VO$_2$-max > 10 to ≤ 18 mL/kg/min of 300–450 m op de 6-MWT	CT	CT	CT	CT
	RT	RT	RT	RT
	RST	RST	RST	
	IT			
VO$_2$-max > 18 mL/kg/min of > 450 m op de 6-MWT	CT	CT	CT	CT
	RT^a	RT^a	RT^a	RT^a
	RST	RST	RST	RST
	HIT	HIT	HIT	HIT

VO$_2$-max gemeten tijdens een cardiopulmonale inspanningstest is de gouden standaard voor het meten van de cardiorespiratoire fitheid. De zesminutenwandeltest (6-MWT) is een gevalideerde veldtest bij patiënten met hartfalen voor het bepalen van de cardiorespiratoire fitheid.
CT = continue duurtraining; LIT/HIT/IT = laag/hoog-intensieve intervalduurtraining; RST = weerstands-/krachttraining; RT = ademspiertraining; VO$_2$-max = maximale zuurstofopname; actief vs. sedentair: ADL, werk en vrije tijd.
^{a}geïndiceerd bij ademspierzwakte

echter vele andere variaties mogelijk die ook effectief zijn gebleken. Weston et al.[28] adviseert, op basis van een uitgevoerde systematische literatuurstudie, een trainingsintensiteit op 85–95 % van iemands maximale hartslagfrequentie gedurende 4 minuten gevolgd door een passief of actief herstel op een hartfrequentie van 70 % van de maximale hartslagfrequentie, gedurende 3 minuten. Dit wordt dan 4 keer achter elkaar uitgevoerd voorafgegaan door een warming-up van 10 minuten (intensiteit van 60 % van de maximale hartslagfrequentie) en de training wordt afgesloten met een 5 minuten durende cooling-down op 50 % van de maximale hartslagfrequentie[28].

Oefenfrequentie

De meest aanvaarde minimale frequentie om het cardiovasculaire uithoudingsvermogen en de algemene gezondheidstoestand van een patiënt te verhogen, is driemaal per week, waarbij hoogstens twee dagen zonder oefenen na elkaar komen. Vijf keer per week zou beter zijn, maar is niet altijd praktisch haalbaar. De duur en de frequentie van oefenen c.q. trainen zijn nauw met elkaar verbonden. De duur en de frequentie van oefenen bij een individuele patiënt met hartfalen zijn afhankelijk van zijn 'baseline' (zijn minimale klinische en functionele status). In het algemeen kan worden gesteld dat patiënten met chronisch hartfalen met een functionele capaciteit van < 3 MET's (25 tot 40 W) gebaat zijn bij drie tot vier korte oefensessies per dag van 5 tot 10 minuten. Patiënten met een functionele klasse van 3–5 MET's (40–80 W) zijn het

Tabel 9.5 Belangrijkste onderdelen van elke trainingsvorm (gymnastiek, vroege mobilisatie/ambulantie, uithoudingsvermogen, interval, kracht en ademspieren).

	mobilisatie-/ ambulantie- training	duurtraining	intervaltraining	weerstands-/ krachttraining	ademspier- training
belangrijke variabelen		VO_2-max, VE/VCO_{2slope}, VAT, SB-P_{piek} en HF_{piek} voor en na training	VO_2-max, VE/VCO_{2slope}, VAT, SBP_{piek} en HF_{piek} voor en na training	spiermassa (hypertrofie)	PI_{max}: ervaren mate van dyspneu tijdens inspanning m.b.v. borgschaal (RPE)
hoe te starten	zo snel mogelijk na mobilisatie patiënt; intensiteit verhogen op basis van RPE	eerste fase: lage intensiteit (40–50 % VO_2-max), tot een trainingsduur van 10–15 min; duur en frequentie langzaam opbouwen op basis van symptomen en klinische status	lage intensiteit en langzaam opbouwen, bijv. korte inspanning (10 s) op een lage intensiteit (50 % piekcapaciteit) en lange herstelperiode (80 s) gedurende 5–10 min	intensiteit: <30 % 1-RM; herhalingen: 5–10; frequentie: 2–3× p/wk, 1–3 circuits per sessie	
opbouw		intensiteit: primair langzaam opbouwen (50 tot >60 en zelfs >70 % of VO_2-max); secundair de trainingsduur verlengen tot 15–30 min; onderhoudsfase: begint meestal na 3–6 maanden	hoge intensiteit: eerst de duur (10–30s) uitbouwen met verkorting van de hersteltijd (80–60 s) en daarna de intensiteit verhogen (60–100 % piekcapaciteit); trainingsduur uitbouwen tot 15–30 min, daarna de trainingsfrequentie en duur per sessie verhogen	intensiteit: 30–50 % 1-RM; RPE: 12–13; herhalingen: 15–25; frequentie: 2–3× p/wk, 1 circuit per sessie	
optimale intensiteit	RPE <15	RPE <15	RPE <15	intensiteit: 40–60 % 1-RM; RPE <15; herhalingen: 8–15; frequentie: 2–3× p/w, 1 circuit per sessie	RPE <15

Tabel 9.5 (Vervolg)

	mobilisatie-/ ambulantietraining	duurtraining	intervaltraining	weerstands-/ krachttraining	ademspiertraining
inspanningscapaciteit		verbetering inspanningstolerantie (tijd, VO_2-max, belasting), VE/VCO_2, RPP at VAT; submaximale inspanningcapaciteit (6-MLT)	verbetering inspanningstolerantie (tijd, VO_2-max, belasting), VE/VCO_2, RPP at VAT; submaximale inspanningcapaciteit (6-MLT)	verbetering inspanningstolerantie (tijd, VO_2-max, belasting) en efficiëntie (VO_2/WR); submaximale inspanningscapaciteit (6-MLT)	verbetering inspanningstolerantie (tijd, VO_2-max, watt); submaximale inspanningscapaciteit (6-MLT) ventilatoire capaciteit
hemodynamische effecten	niet bekend	toename rust en HMV_{piek}, myocardiale perfusie en diastolische functie; voorkomt ongewenste LV-modellering, verbetering LVEF	hoogintensieve intervaltraining verbetert rust-LVEF	toename rust-LVEF	
respiratoire effecten		afname excessieve ventilatie; verbetering cardiorespiratoire controle door afname hypersensibiliteit en spier- en chemoreflexrespons			toename inspiratoire en expiratoire kracht
perifere effecten	onbekend	verbetering endotheelfunctie en piekbloedflow benen; preventie van spiermassareductie quadriceps; verbetering spierkracht; afname neurohormonale activatie, pro-inflammatoire cytokineproductie, oxidatieve stress, anabole/katabole onbalans en apoptose		toename kracht onderste- en bovenste extremiteit; verbetering perifere endotheelfunctie, toename mitochondriële ATP-productie en grotere capillaire dichtheid	

Tabel 9.5 (Vervolg)

	mobilisatie-/ ambulantietraining	duurtraining	intervaltraining	weerstands-/ krachttraining	ademspiertraining
andere effecten	afname limiterende symptomen; verbetering musculoskeletale flexibiliteit, coördinatie, spierkracht en respiratoire capaciteit beter omgaan met ADL			verbetering neuro-modulatie; afname inflammatoire en negatieve cytokine-effecten; toename musculoskeletale flexibiliteit, coördinatie, spierkracht, uitvoering ADL	
voordelen	eenvoudig uit te voeren en goed te verdragen door de patiënt	inspanning op lage belasting; goed reproduceerbaar en voorgeschreven belasting met continue monitoring HF, hartritme en bloeddruk; eenvoudig in ziekenhuis uit te voeren	inspanning afwisselend op erg lage en hoge belasting	behalve de centraalveneuze adaptaties, is weerstandstraining ook preventief t.a.v. musculoskeletale blessures, osteoporose en sarcopenie; bovendien is weerstandstraining effectief t.a.v. valpreventie en fysiek functioneren bij fragiele ouderen	
beperkingen	weinig specifiek en vooral geschikt voor personen met nog voldoende inspanningscapaciteit	kosten en beschikbaarheid trainingsapparatuur langetermijncompliantie	nog te weinig wetenschappelijke data beschikbaar om HIIT routinematig toe te passen bij matig- tot hoog risicopatiënten korte- en lange termijn compliantie	de noodzaak van een individueel afgestemd trainingsprogramma en geschikte apparatuur maakt het minder geschikt voor klinische toepassing	korte- en langetermijncompliantie

9.2 · Hartrevalidatie

☐ Tabel 9.5 (Vervolg)

	mobilisatie-/ ambulantie-training	duurtraining	intervaltraining	weerstands-/ krachttraining	ademspier-training
veiligheid	– Supervisie is verplicht tijdens de initiële fase. Continue of frequente monitoring is essentieel tijdens de thuistrainingsfase. – Veiligheid is belangrijk als de vooruitgang van de inspanning is toegespitst op de individuele patiënt en langzaam wordt opgebouwd. – Een goed opgesteld trainingsprogramma is gebaseerd op een adequate bepaling van de trainingsintensiteit en trainingsomvang, met een goede detectie van *adverse events*. Additioneel met gebruikmaking van ecg.				
setting	klinisch en poliklinisch (in een fitnesscentrum voor de fittere patiënten en in de onderhoudsfase)				

1-RM = een herhalingsmaximum; RPE = ervaren mate van belasting; 6-MLT = Zes minuten looptest; VE/VCO_{2slope} = [ventilatoire drive voor CO_2]; VAT = [ventilatoire anaerobe drempel]; SBP_{piek} = systolische bloeddruk?]; HF_{piek} = [maximale hartslagfrequentie?]; PI_{max} = [maximale inspiratoire monddruk?]; VO_2/WR = aerobe efficientie?].

meest gebaat bij sessies van 15 minuten, een of twee keer per dag. Bij patiënten met een functionele klasse > 5 MET's worden drie tot vijf sessies per week aanbevolen, met een duur van 20–30 minuten per sessie[2].

Oefenintensiteit

Essentieel bij patiënten met hartfalen is dat de oefenintensiteit nauwkeurig en individueel bepaald wordt. Elke schatting van het prestatievermogen van waaruit een oefenintensiteit kan worden berekend, is omwille van de grote spreiding rond het gemiddelde niet toepasbaar op de individuele patiënt. Voor het berekenen van de oefenintensiteit zal men dus steeds moeten uitgaan van gemeten variabelen en zal men steeds voorafgaande aan een oefenprogramma over een evaluatie van de inspanningstolerantie dienen te beschikken. Vanuit de gegevens van een gegradueerde maximale of symptoom gelimiteerde inspanningstest kan men dan een individueel aangepaste oefenintensiteit kiezen.

De inspanningsintensiteit kan worden uitgedrukt op basis van het vermogen (in wattage) of vermogen tot zuurstofopname (VO_2-max). Voor activiteiten in het dagelijkse leven is dit weinig bruikbaar, aangezien zowel wattage als zuurstofopname omgerekend moet worden naar energieverbruik. Andere mogelijkheden om de intensiteit uit te drukken zijn de trainingshartfrequentie, het metabole equivalent (MET) of de mate van subjectieve inspanning (borgscore). Een van de gemakkelijkste parameters om de intensiteit van een trainingsprogramma te controleren en te evalueren is de hartfrequentie. De hartfrequentie neemt tijdens inspanning tamelijk lineair toe met stijgende inspanning en deze relatie is voor elk individu goed reproduceerbaar.

De meest gebruikte methode voor het berekenen van de trainingshartfrequentie is de formule van Karvonen, die rekening houdt met de hartfrequentie (Hf) in rust.

Formule van Karvonen

Hf-training = Hf-rust + x % Hf-reserve

Waarbij x de gewenste trainingsintensiteit is en HF-reserve = Hf-max − HF-rust (Hf-max = 220 − leeftijd (in jaren)).

◘ Tabel 9.6 De 15-punts borgschaal voor de mate van subjectief ervaren inspanningsgevoel. (Bron: ► https://www.fysionet-evidencebased.nl/index.php/richtlijnen/richtlijnen/hartrevalidatie-2011)

numerieke indeling	verbale indeling
6	–
7	heel erg licht
8	–
9	erg licht
10	–
11	matig zwaar
12	–
13	redelijk zwaar
14	–
15	zwaar
16	–
17	behoorlijk zwaar
18	–
19	zeer zwaar
20	–

Bij duurtraining wordt meestal een intensiteit tussen de 60 en 70 % van de Hf-reserve aangehouden en bij intervaltraining tussen de 70 en 95 %.

Verder is het aan te bevelen om behalve met de hartfrequentie ook te werken met de borgschaal. Dit is een 15-puntsschaal waarop de patiënt met een cijfer het subjectief ervaren inspanningsgevoel kan weergeven (zie ◘ tab. 9.6). Deze borgschaal kan gebruikt worden om de ervaren mate van vermoeidheid in de benen of het ervaren gevoel van kortademigheid tijdens fysieke activiteiten te 'objectiveren'. Een borgscore van ≥ 18 wil zeggen dat de patiënt zich maximaal heeft ingespannen. Bij patiënten met chronisch hartfalen wordt bij fysieke inspanning een borgscore van ≤ 13 geadviseerd. Als een patiënt geleerd heeft de borgschaal adequaat te gebruiken, kan dit instrument ook worden ingezet voor instructies en adviezen aan de patiënt. Bovendien is het een handige methode om bij patiënten die bètablokkers gebruiken, de ervaren inspanningsintensiteit te beoordelen.

Opbouw van het programma (zie ◘ tab. 9.5)

De mate van trainingsprogressie moet steeds individueel opnieuw bepaald worden, mede op basis van de functionele capaciteit, de klinische status, de individuele adaptatie aan het trainingsprogramma, secundaire aandoeningen en de biologische leeftijd. In het algemeen heeft de opbouw van een trainingsprogramma bij patiënten met hartfalen de volgende volgorde: in eerste instantie wordt de trainingsduur opgevoerd, daarna de frequentie en tot slot de intensiteit (zie ◘ fig. 9.2).

Drie stappen van progressie zijn:
1. *Acute fase.* De intensiteit moet in deze fase zo laag mogelijk worden gehouden (40–50 % van de VO_2-max) totdat een oefenduur van 10 tot 15 minuten is bereikt. De duur en de

frequentie van het oefenen of trainen worden uitgebouwd afhankelijk van de symptomen en de klinische status.
2. *Verbeteringsfase.* Tijdens de verbeterfase is het eerste doel de oefenduur uit te breiden naar 15 tot 20 minuten en indien dit getolereerd wordt naar 30 minuten. Het tweede doel is het gradueel laten toenemen van de oefen- c.q. trainingsintensiteit naar 50, 60, 70, 80 % en zelfs 90 % van de VO_2-max. Natuurlijk alleen als dit door de patiënt getolereerd wordt.
3. *Onderhoudsfase.* De onderhoudsfase begint meestal na zes maanden revalidatie. Na zes maanden zijn de veranderingen of verbeteringen nog maar minimaal. Klinisch stabiele patiënten moeten worden aangemoedigd om hun inspanningscapaciteit zo goed mogelijk te behouden en te onderhouden om de afname zo veel mogelijk te vertragen.

Vervolg van de casus

De heer Venema werd in eerste instantie medicamenteus behandeld en mocht zich nog niet lichamelijk inspannen. Na vijf dagen was hij volgens de cardioloog voldoende gecompenseerd en stabiel genoeg om een voorzichtige start te maken met de revalidatie. De heer Venema is volgens een gradueel activiteitenregime gemobiliseerd. De hier gebruikte activiteitenrichtlijn is gebaseerd op de mate van linkerventrikeldisfunctie en klinische tekenen of symptomen en op de cardiopulmonale respons (de hartfrequentie mag niet meer dan 20-30 slagen boven de hartfrequentie in rust uitkomen zonder hypoadaptieve bloeddrukrespons [10-20 mmHG afname] en zonder disritmieën of kortademigheid).

Vijf weken na ontslag uit het ziekenhuis werd de heer Venema onderworpen aan een symptoomgelimiteerde inspanningstest op de fietsergometer. Zijn lichaamsgewicht bedroeg toen 92 kg bij een lichaamslengte van 1,84 m. Hij slikte op dat moment een plaspil, een ACE-remmer en een statine.

In rust had hij (zonder bètablokkers) een hartfrequentie van 62 slagen/min en een bloeddruk van 112/74 mmHg. Bij de inspanningstest werd gestart met een belasting van 20 W en werd de weerstand elke minuut met 20 W opgevoerd, in principe tot uitputting of tot het verschijnen van symptomen die onderbreking van de test noodzakelijk maken.

De heer Venema moest de test stoppen vanwege kortademigheid en moeheid in de benen na 22 seconden op 100 W te hebben gefietst. Aan het einde van de test ondervond hij een lichte retrosternale beklemming, uitstralend naar de keel. Op het elektrocardiogram (ECG) was een ST-depressie te bespeuren van 2 mm en werden aan het eind van de inspanning enkele unifocale ventriculaire extrasystolen opgemerkt. De laatste metingen aan het eind van de inspanningstest waren:
- hartfrequentie 156 sl/min (94 % van voorspelde maximale hartfrequentie [220 - leeftijd]);
- bloeddruk 142/86 mmHg;
- VO_2-max van 1578 ml/min;
- gasuitwisselingsverhouding (RER = VCO_2/VO_2) is 1,15;
- borgscore = 18 (kortademigheid);
- borgscore = 17 (moeheid in de benen).

Deze waarden (Hf-max; RER en borgscore), samen met de reden van stoppen, tonen aan dat de inspanning als maximaal kan worden beschouwd. Met welke intensiteit mag/kan de heer Venema nu oefenen?

De klinische klachten aan het einde van de test en de ECG-veranderingen, hoewel borderline significant, wijzen op myocardischemie. Voor deze ischemische klachten wordt de heer Venema terugverwezen naar de behandelend cardioloog. Tot die tijd dient de oefenintensiteit onder de ischemische drempel te liggen (dat wil zeggen voordat ST-depressie op het ECG en klinische symptomen optreden). Wanneer we meneer Venema een fysieke inspanning laten leveren tussen de 40 en 60% van zijn maximale inspanningstolerantie, kunnen we met behulp van de formule van Karvonen een onder- en bovengrens van de oefenhartfrequentie berekenen:

- ondergrens 62 + 40% (156 – 62) = 100 slagen/min
- bovengrens 62 + 60% (156 – 62) = 118 slagen/min
- borgscore van 12–13.

Bij deze inspanning blijft zijn hartfrequentie ver beneden het niveau waarbij ischemie optreedt (156 slagen/min).

9.3.4 Aantrekkelijkheid oefenprogramma

Het oefenprogramma moet voldoende aantrekkelijk blijven om vroegtijdige afbreking te voorkomen. Dit kan door voldoende variatie aan te brengen. Door de patiënten in een groep te laten oefenen, zullen zij ook meer gemotiveerd zijn. Een oefenprogramma kan afwisselend worden gemaakt door gebruik te maken van:
- partneroefeningen;
- circuittraining;
- het inschakelen van hulpmiddelen in de oefensessies;
- het aanbieden van spelvormen.

Uiteraard dient men ervoor te waken dat de oefenintensiteit aan iedere patiënt aangepast blijft. Competitieve activiteiten worden daarom afgeraden.

9.4 Tot besluit

In de Richtlijn Hartrevalidatie (NVVC/NHS) zijn adviezen voor de indicatie hartfalen geformuleerd[21].

Vervolg van de casus

De heer Venema heeft nu drie maanden hartrevalidatie achter de rug. Hij is weer aan het werk (kantoorwerk), maar minder fanatiek dan vroeger. Om te komen tot de Nederlandse bewegingsrichtlijn (minimaal 30 minuten per dag matige inspanning gedurende zeven dagen per week) gaat hij nu met de fiets naar zijn werk in plaats van met de auto. Verder heeft hij zich aangesloten bij de stichting Hart in Beweging, waar hij twee keer per week aan lichaamsbeweging doet. De heer Venema is tevreden over zijn huidige niveau van functioneren en ervaart geen beperkingen in zijn fysieke activiteiten.

Literatuur

1. Hoes AW, Voors AA, Rutten FH, Van Lieshout J, Janssen PGH, Walma EP. NHG-standaard. Hartfalen. Tweede herziening. Huisarts Wet. 2010;53(7):368–89.
2. Working Group on Cardiac Rehabilitation & Exercise Physiology and Working Group on Heart Failure of the European Society of Cardiology. Recommendation for exercise training in chronic heart failure patients. Eur Heart J. 2001;22:125–35.
3. McMurray JJ, Adamopoulos S, Anker SD, et al. ESC guidelines for the diagnosis and treatment of acute and chronic heart failure 2012: The Task Force for the Diagnosis and Treatment of Acute and Chronic Heart Failure 2012 of the European Society of Cardiology. Developed in collaboration with the Heart Failure Association (HFA) of the ESC. Eur J Heart Fail. 2012;14(8):803–69.
4. Taylor RS, Sagar VA, Davies EJ, et al. Exercise-based rehabilitation for heart failure. Cochrane Database Syst Rev. 2014;27(4):CD003331.
5. Naci H, Ioannidis JP. Comparative effectiveness of exercise and drug interventions on mortality outcomes: metaepidemiological study. BMJ. 2013;347–77.
6. Weston KS, Wisløff U, Coombes JS. High-intensity interval training in patients with lifestyle-induced cardiometabolic disease: a systematic review and meta-analysis. Br J Sports Med. 2014;48(16):1227–34.
7. Nieuwland W. Effects of cardiac rehabilitation on functional capacity and quality of life in patients with normal and impaired left ventricular function [proefschrift]. Groningen; Rijksuniversiteit Groningen: 2000. ISBN 90-75092-20-2.
8. Chen YM, Li Y. Safety and efficacy of exercise training in elderly heart failure patients: a systematic review and meta-analysis. Int J Clin Pract. 2013;67(11):1192–8.
9. Ventura-Clapier R, Mettauer B, Bigard X. Beneficial effects of endurance training on cardiac and skeletal muscle energy metabolism in heart failure. Cardiovasc Res. 2007;73(1):10–8.
10. Crimi E, Ignarro LJ, Cacciatore F, et al. Mechanisms by which exercise training benefits patients with heart failure. Nat Rev Cardiol. 2009;6(4):292–300.
11. Piepoli MF. Exercise training in heart failure. Curr Heart Fail Rep. 2006;3(1):33–40.
12. Davies EJ, Moxham T, Rees K, et al. Exercise training for systolic heart failure: Cochrane systematic review and meta-analysis. Eur J Heart Fail. 2010;12(7):706–15.
13. McConnell TR. A review to develop an effective exercise training for heart failure patients. Eura Medicophys. 2005;41(1):49–56.
14. Ismail H, McFarlane JR, Nojoumian AH, et al. Clinical outcomes and cardiovascular responses to different exercise training intensities in patients with heart failure: a systematic review and meta-analysis. JACC Heart Fail. 2013;1(6):514–22.
15. Haykowsky MJ, Timmons MP, Kruger C, et al. Meta-analysis of aerobic interval training on exercise capacity and systolic function in patients with heart failure and reduced ejection fractions. Am J Cardiol. 2013;111(10):1466–9.
16. Meyer P, Gayda M, Juneau M, et al. High-intensity aerobic interval exercise in chronic heart failure. Curr Heart Fail Rep. 2013;10(2):130–8.
17. Piepoli MF, Conraads V, Corrà U, et al. Exercise training in heart failure: from theory to practice. A consensus document of the Heart Failure Association and the European Association for Cardiovascular Prevention and Rehabilitation. Eur J Heart Fail. 2011;13(4):347–57.
18. Bartlo P. Evidence-based application of aerobic and resistance training in patients with congestive heart failure. J Cardiopulm Rehabil Prev. 2007;27(6):368–75.
19. Mampuya WM. Cardiac rehabilitation past, present and future: an overview. Cardiovasc Diagn Ther. 2012;2(1):38–49.
20. Samartzis L, Dimopoulos S, Tziongourou M, et al. Effect of psychosocial interventions on quality of life in patients with chronic heart failure: a meta-analysis of randomized controlled trials. J Card Fail. 2013;19(2):125–34.
21. Commissie Cardiovasculaire Preventie en Hartrevalidatie. Praktijkrichtlijn hartrevalidatie. Utrecht: NVVC; 2011. ▶ https://www.nvvc.nl/hr.
22. VanHees L, Schepers D, Fagard R. Comparison of maximum versus submaximum exercise exercise testing in providing prognostic information after acute myocardial infarction and/or coronary artery bypass grafting. Am J Cardiol. 1997;80:257–62.
23. Thomas CM. The influence of self-concept on adherence to recommended health regimens in adults with heart failure. J Cardiovasc Nurs. 2007;22(5):405–16.

24. Volaklis KA, Tokmakidis SP. Resistance exercise training in patients with heart failure. Sports Med. 2005;35(12):1085–103.
25. Bouchard, C., & Shephard, R.J. (1994). Physical activity, fitness and health: The model and key concepts. In C. Bouchard, R.J. Shephard, & T. Stephens (eds.), *Physical activity, fitness and health: International proceedings and consensus statement* (pp. 11–20). Champaign, IL: Human Kinetics Publishers.
26. Carlson DJ, Dieberg G, Hess NC, Millar PJ, Smart NA. Isometric exercise training for blood pressure management: a systematic review and meta-analysis. Mayo Clin Proc. 2014 Mar;89(3):327–34.
27. Millar PJ, McGowan CL, Cornelissen VA, Araujo CG, Swaine IL. Evidence for the role of isometric exercise training in reducing blood pressure: potential mechanisms and future directions. Sports Med. 2014 Mar;44(3):345–56.
28. Weston KS, Wisløff U, Coombes JS. High-intensity interval training in patients with lifestyle-induced cardiometabolic disease: a systematic review and meta-analysis. Br J Sports Med. 2014 Aug;48(16):1227–34.
29. Meyer K, Samek L, Schwaibold M, Westbrook S, Hajric R, Beneke R, Lehmann M, Roskamm H. Interval training in patients with severe chronic heart failure: analysis and recommendations for exercise procedures. Med Sci Sports Exerc. 1997 Mar;29(3):306–12.

Palliatieve zorg bij patiënten met hartfalen

Tiny Jaarsma, Martje van der Wal

10.1 Inleiding – 192

10.2 Verloop van hartfalen – 193

10.3 Begrippen – 195

10.4 Communicatie over het verloop van de ziekte – 196
10.4.1 Wat te bespreken en te beslissen? – 196

10.5 Uitzetten van ICD/pacemaker in de laatste levensfase – 197

10.6 Wilsverklaring – 198

10.7 Symptoomverlichting in de laatste levensfase – 199

10.8 Terminale zorg of zorg in de stervensfase – 199

10.9 Tot slot – 200

Literatuur – 200

10.1 Inleiding

Ondanks de verbeterde overleving van patiënten met hartfalen blijft de prognose slecht en hebben veel patiënten last van verschillende belastende symptomen en klachten. Wat de beperkte overleving en de ziektelast betreft is hartfalen in zekere zin vergelijkbaar met sommige andere ernstige en/of chronische aandoeningen zoals COPD of bepaalde vormen van kanker[1,2]. Lerend van de oncologie wordt nu ook binnen de hartfalenzorg gesproken over een 'palliatieve benadering' van patiënten.

Gedurende het hele verloop van hartfalen kan, gelijktijdig met een actieve 'curatieve' benadering, ook een palliatieve benadering van patiënten van toepassing zijn.

Palliatieve zorg is een benadering die de kwaliteit van leven verbetert van patiënten en hun naasten die te maken hebben met een levensbedreigende aandoening, door het voorkomen en verlichten van lijden door middel van vroegtijdige signalering en zorgvuldige beoordeling en behandeling van pijn en andere symptomen van lichamelijke, psychosociale en spirituele aard (definitie van WHO).

Onder een palliatieve benadering wordt verstaan dat er in de behandeling expliciet aandacht is voor het verbeteren van de kwaliteit van leven van patiënten en hun naasten en voor symptoombestrijding en het optimaal beperken van het lijden. In de huidige praktijk wordt een dergelijke benadering bij patiënten met hartfalen niet altijd toegepast en is men vooral bezig met verlenging van het leven, optimaliseren van medicatie, aandacht voor therapietrouw, implanteren van devices en de patiënt zo lang mogelijk uit het ziekenhuis houden. Zonder het belang van deze behandeldoelen van tafel te schuiven, wordt in professionele richtlijnen geadviseerd dat er tijdens het gehele verloop van hartfalen zowel een ziekte- als een symptoomgerichte benadering moet worden toegepast (zie fig. 10.1)[3,6].

Het ontbreken van aandacht voor een palliatieve benadering wordt vaak toegeschreven aan de onvoorspelbare aard van het hartfalen en het daardoor niet altijd inzien van het belang van een palliatieve benadering. Als een patiënt net de diagnose hartfalen heeft gehoord, wordt er veelal niet meteen met hem over het verwachte ziekteverloop gesproken. Maar ook tijdens de fase van optimaliseren van het medische beleid vinden veel professionals het nog 'geen tijd' om over het verloop van de ziekte te praten[7]. Een palliatieve benadering op basis van de WHO-definitie kan echter goed samengaan met behandelingsopties die gericht zijn op verbetering van de hartfunctie en de prognose[1,8].

Open en duidelijke communicatie over het verloop van de ziekte is van belang om een goede kwaliteit van zorg te bieden gedurende het hele ziektetraject. Het ontbreken van een goed en duidelijk gesprek over de prognose en over behoeften en wensen van de patiënten in de verschillende fasen van de ziekte kan bij hen leiden tot angst en onzekerheid, zoals angst voor de dood, angst voor pijn, verlies van onafhankelijkheid en waardigheid. Binnen het multidisciplinaire hartfalenteam is niet altijd duidelijk of en welke informatie over de prognose aan de patiënt en diens naasten is verstrekt en door wie. Dit kan ertoe leiden dat iedereen op elkaar wacht met het geven van goede informatie aan de patiënt over diens prognose en voorkeuren voor curatieve en palliatieve zorg.

Toch blijkt uit onderzoek dat veel patiënten en hun naasten het belangrijk vinden dat er open en eerlijke communicatie plaatsvindt over de levensverwachting en de behandelopties gedurende het ziekteverloop. Natuurlijk is er geen 'standaard' benadering voor optimale communicatie met de patiënt en zijn naasten over deze onderwerpen; dat verschilt per individuele patiënt en zijn omstandigheden. In dit hoofdstuk worden achtergronden bij palliatieve zorg voor patiënten met hartfalen besproken en worden enkele praktische aanwijzingen gegeven met betrekking tot palliatieve zorg en communicatie met patiënten gedurende het verloop van hun ziekte. Daarnaast willen we de lezer verwijzen naar algemene literatuur en richtlijnen over palliatieve zorg bij chronisch zieken.

10.2 · Verloop van hartfalen

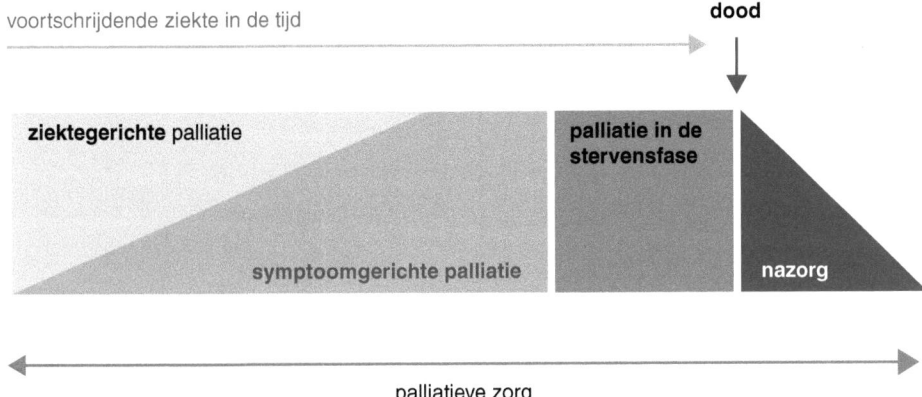

Figuur 10.1 Het spectrum van palliatieve zorg (bron: pallialine.nl) [11].

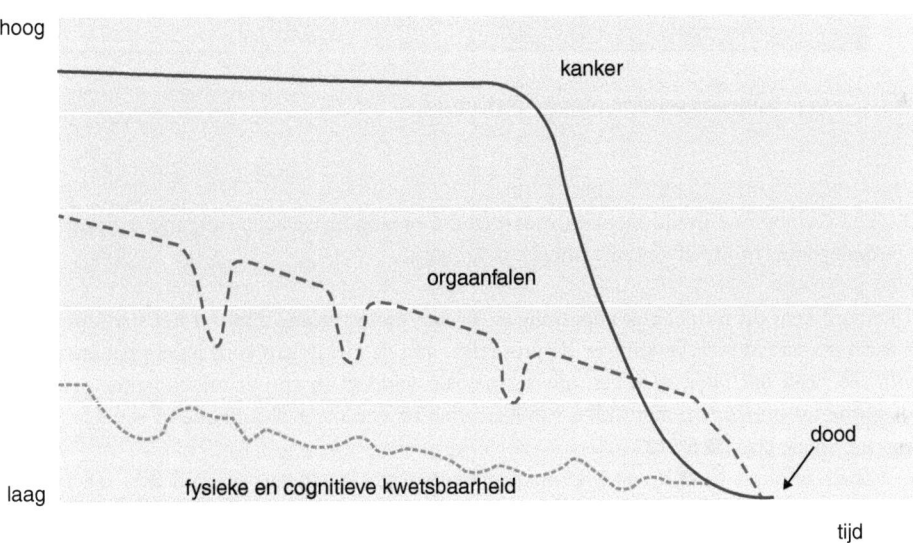

Figuur 10.2 Verloop van verschillende aandoeningen.

10.2 Verloop van hartfalen

Iedere ziekte heeft globaal gezien een bepaald verloop. Daarbij kunnen drie hoofdgroepen worden onderscheiden (zie fig. 10.2).

1. Een verloop met een min of meer stabiele fase, gevolgd door een relatief korte periode van plotselinge en snelle achteruitgang. Dit verloop is vrij specifiek voor kanker, maar is natuurlijk niet altijd zo duidelijk.
2. Een verloop met een geleidelijke, maar progressieve achteruitgang, met tussentijdse ernstige episoden van acuut ziek zijn (exacerbaties), zoals bij chronisch obstructief longlijden en hartfalen.

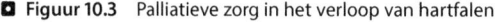

Figuur 10.3 Palliatieve zorg in het verloop van hartfalen.

3. Een verloop met in tijd moeilijk voorspelbare en langdurige achteruitgang zoals bij hoge ouderdom (*frailty* of kwetsbaarheid) of dementie.

Uiteraard kent dit model ook beperkingen. Er kan grote variatie zijn wat het stadium betreft waarin de patiënt zich bevindt en de progressie van de ziekte kan voor iedere patiënt anders zijn. Zo heeft hartfalen vaak een onvoorspelbaar verloop en zijn er verschillende fasen van diagnose tot overlijden, met tijden van exacerbaties, een meer chronische of stabiele fase en een terminale fase (fig. 10.3)[9].

Zoals getoond in fig. 10.3, kunnen patiënten met hartfalen verschillende exacerbaties doormaken in het verloop van de ziekte, die meestal uitmonden in heropnames in het ziekenhuis of extra bezoeken van/aan een huisarts of hartfalenpoli. Deze heropnames hebben vaak een negatieve invloed op de kwaliteit van leven van patiënten en hun families en zijn verantwoordelijk voor hoge kosten binnen de gezondheidszorg. Tijden van verslechtering of exacerbatie kunnen aanleiding zijn het beleid te herzien of doelen van behandeling en zorg aan te passen. In het Engels wordt in dit verband gesproken van 'changing gear', wat vertaald kan worden als 'veranderen van versnelling'.

Volgens diverse richtlijnen is een patiënt met een zeer slechte prognose te herkennen aan de volgende risicofactoren[10,11]:
- hogere leeftijd[11];
- eerdere opnames in verband met exacerbatie hartfalen of andere frequente episoden van decompensatie ondanks optimale medicatie[10,11];
- afwezigheid van reversibele oorzaken voor hartfalen[11];
- onvoldoende reactie op behandeling[11];
- ernstige comorbiditeit[11];
- aanwezigheid van depressie[11];

- gewichtsverlies >7,5% in 6 maanden[10,11], sinustachycardie in stabiele fase, lage bloeddruk (als uiting van *forward failure*), lage urineproductie[11];
- zeer ernstige disfunctie van de linkerventrikel met een sterk vergroot hart en een ejectiefractie (EF) <25%[11];
- herhaaldelijk een laag serumnatrium (<130 mmol/l), progressieve nierfunctiestoornissen, NT-proBNP boven 2000 pg/ml (BNP boven 1000 pg/ml)[11];
- VO_2max (maximale zuurstofopnamecapaciteit van het lichaam) <13 ml/kg/min[11];
- slechte levenskwaliteit met symptomen horend bij NYHA-klasse IV[10];
- afhankelijkheid bij de meeste ADL-activiteiten[10];
- klinische beoordeling als zijnde aan het levenseinde[10].

10.3 Begrippen

Palliatieve zorg, zoals eerder in dit hoofdstuk omschreven volgens de WHO-definitie, richt zich dus op verlichting van pijn en andere symptomen, verbetert de kwaliteit van leven en beschouwt sterven als een normaal proces. Palliatieve zorg is er niet zozeer op gericht de dood te versnellen of uit te stellen, maar steun te bieden aan patiënten om hun leven zo goed mogelijk te laten zijn totdat zij sterven. Deze holistische benadering doet ook een beroep op de emotionele en spirituele aspecten van patiëntenzorg en ondersteunt de familie en informele zorgverleners tijdens de ziekte en het overlijden[8].

Palliatieve zorg wordt ook wel omschreven als zorg die zich richt op het verbeteren van de kwaliteit van leven van patiënten die te maken hebben met een aandoening die op middellange termijn levensbedreigend is, waarbij genezing niet (meer) mogelijk is. Gezien de chroniciteit van hartfalen en het uitblijven van genezing bij de meeste patiënten, lijkt een palliatieve benadering ook op hen van toepassing. Palliatieve zorg kan jaren duren. Zorg die echt gericht is op de laatste maanden van iemands leven, wordt zorg in de stervensfase genoemd.

De *stervensfase* is de fase die direct voorafgaat aan het overlijden, de fase waarin de dood zich onafwendbaar aandient. De patiënt in deze fase zal naar verwachting binnen enkele dagen overlijden. Bij de zorg rond het sterven komen alle aspecten van palliatieve zorg samen: het verlichten van symptomen, de aandacht voor psychosociale en spirituele problematiek en een goede organisatie van zorg. Voor patiënten in de stervensfase zijn vooral de volgende aspecten van belang: adequate verlichting van pijn en andere symptomen, het vermijden van een onnodig lange stervensduur, het behouden van een gevoel van controle over het eigen leven, het nemen van duidelijke beslissingen door zorgverleners, het voorbereid worden op het sterven, de mogelijkheid krijgen het leven af te ronden en het versterken van de band met de naasten. Naasten geven aan dat zorgverleners bekend dienen te zijn met de complexe eisen die aan mantelzorgers worden gesteld en met hun behoefte aan informatie en professionele deskundigheid[11].

Een patiënt met hartfalen kan overlijden aan een acute hartstilstand ten gevolge van ritmestoornissen, maar vaak is de achteruitgang ook geleidelijk. Uiteindelijk kunnen patiënten in toenemende mate gehinderd worden door extreme vermoeidheid en het vasthouden van vocht, waardoor onder meer kortademigheid in rust kan ontstaan.

De term *hospicezorg* wordt vaak gebruikt om servicemodellen te beschrijven. Er zijn twee soorten hospices in Nederland: hospices die vooral door vrijwilligers worden gerund (vaak bijna-thuishuizen genoemd) en hospices waar vooral professionals werken. In de hospices waar alleen vrijwilligers werken, wordt de verpleegkundige zorg verleend alsof de bewoner thuis woont: door de verzorgenden en verpleegkundigen van de thuiszorg. De medische zorg blijft in handen van de eigen huisarts. Als deze te ver van het hospice woont, kan een huisarts uit de regio van het hospice worden ingeschakeld om de zorg over te nemen.

In de andere soort hospices wordt de verpleegkundige zorg verleend door eigen verpleegkundigen en verzorgenden. Deze hospices hebben veelal een eigen arts in dienst. Afhankelijk van de situatie kunnen hospicearts en huisarts – samen met de patiënt en diens naasten – afstemmen wie welke taken op zich neemt[11].

10.4 Communicatie over het verloop van de ziekte

Het ontbreken van duidelijke terminologie en de onvoorspelbaarheid van het verloop van hartfalen kunnen een belemmering vormen voor het bespreken of aanbieden van palliatieve zorg bij patiënten met hartfalen. Uit onderzoek blijkt dat sommige patiënten denken dat artsen of verpleegkundigen geen informatie willen geven over de prognose of het verloop van de ziekte, terwijl andere patiënten juist zelf aangeven niet te veel te willen weten[13,14]. Sommige patiënten zijn bang dat er niet goed voor hen zal worden gezorgd aan het eind van hun leven, of dat symptomen niet effectief worden bestreden, anderen zijn bang familie en andere naasten tot last te zijn[15]. Uit eerder onderzoek is bekend dat patiënten met hartfalen weinig inzicht in de aard van hun ziekte hebben en dat de prognose en zorg rond het levenseinde nauwelijks onderwerp van gesprek zijn[16,17].

10.4.1 Wat te bespreken en te beslissen?

Allereerst is er een aantal algemene uitgangspunten die kunnen helpen om een gesprek over het verloop van de ziekte goed te laten verlopen. Gebruik bijvoorbeeld in gesprekken over het levenseinde woorden als 'doodgaan' en 'sterven' en vermijd woorden als 'terminaal' en 'fataal'. Vermijd zinnen als 'we kunnen niets meer voor u doen' maar richt de aandacht op de dingen die wel voor de patiënt gedaan kunnen worden (bijvoorbeeld pijnbestrijding, behandelen van benauwdheid, stervensbegeleiding). Andere algemene kernpunten zijn weergegeven in het kader. (Zie voor uitgebreide adviezen ook KNMG handreiking *'Tijdig spreken over het levenseinde'*.)

> **Kernpunten voor communicatie over het ziekteverloop[18]**
> 1. Moedig de patiënt aan om iemand (bijvoorbeeld een familielid) bij het gesprek aanwezig te laten zijn.
> 2. Zorg ervoor dat iedereen zich van het belang van het gesprek bewust is.
> 3. Zorg voor voldoende tijd en privacy.
> 4. Zorg dat je de feiten kent.
> 5. Stel vast wat de patiënt/familie/naasten al weten.
> 6. Wees open en eerlijk.
> 7. Geef de patiënt niet het gevoel dat hij is 'opgegeven'.
> 8. Behoud hoop waar mogelijk (ook al is er geen hoop op genezing, de patiënt kan wel hoop worden geboden op een zo goed mogelijke kwaliteit van leven).
> 9. Benadruk wat er voor de patiënt kan worden gedaan: symptoombestrijding, psychologische steun of praktische hulp.

10. Geef aanvullende uitleg als de patiënt en zijn familie dat wensen.
11. Luister naar zorgen.
12. Sta het uiten van emotie toe.
13. Betrek de patiënt en zijn familie bij besluitvorming.
14. Vermijd voorbarige of onrealistische geruststelling.
15. Vat het gesprek samen.
16. Geef de gelegenheid om op het gesprek terug te komen.
17. Zorg voor een aanspreekpunt in geval van vragen.

De volgende punten kunnen aan de orde komen in gesprekken gedurende het verloop van hartfalen:
- de prognose van hartfalen en het verwachte verloop;
- de mogelijkheden van hulp en begeleiding thuis of vanuit het ziekenhuis;
- de behoeften van patiënt en familie op gebied van spiritualiteit, emotie en sociale steun;
- wensen omtrent reanimatie en levensbeëindiging;
- het behoud van autonomie en controle door de patiënt;
- 'wat te doen' in geval van verslechtering, hartstilstand, acute klachten enzovoort: wat zijn wensen, verwachtingen, mogelijkheden;
- de plaats waar de patiënt wil sterven;
- bij een patiënt met een CRT/ICD/LVAD moet worden besproken en gepland wat de patiënt wil (bijvoorbeeld met betrekking tot een eventuele batterijvervanging, of wat mogelijk is in het eindstadium, zoals het uitschakelen van de shockfunctie van de ICD) (zie ▶ par. 10.5).

Patiënten willen mogelijk ook zelf een duidelijkere rol spelen bij het bespreken van het verloop van het hartfalen. Op de site ▶ www.heartfailurematters.org is een kort scenario beschreven dat patiënten misschien kan helpen een gesprek te voeren met familie of naasten over het mogelijke verloop van de ziekte.

In veel ziekenhuizen is een palliatief team werkzaam met onder meer artsen en verpleegkundigen/verpleegkundig specialisten die in consult gevraagd kunnen worden bij vragen over palliatieve zorg. Ook zijn er regionale netwerken palliatieve zorg die 24 uur per dag bereikbaar zijn voor vragen (▶ www.netwerkpalliatievezorg.nl)

10.5 Uitzetten van ICD/pacemaker in de laatste levensfase

Een functionerend ICD kan het overlijdensproces verstoren door het afgeven van shocks[19]. Door het ontbreken van systematische studies is onbekend hoe vaak dit precies voorkomt, maar uit een onderzoek kwam naar voren dat 8 van de 100 patiënten met een ICD die overleden, shocks hadden gekregen in de minuten voor overlijden. Een shock tijdens het sterfbed is een heel ingrijpende, onaangename gebeurtenis. In de eerste plaats voor de patiënt, maar ook voor de naasten en de hulpverleners. Als het voortzetten van een ICD-behandeling medisch zinloos is geworden, ligt het besluit de behandeling te staken bij de arts. Uitgangspunt hierbij is het bereiken van consensus tussen de behandelaar en de wilsbekwame patiënt. Als de behandeling (nog) niet als medisch zinloos wordt beschouwd, of wanneer er wordt getwijfeld, kan deactivatie alleen plaatsvinden als de patiënt daartoe besluit. Het deactiveren van een ICD komt overeen met het staken van een behandeling en valt daarmee onder normaal medisch handelen en niet onder de Wet toetsing levensbeëindiging op verzoek en hulp bij zelfdoding. Als degene die de deactivatie moet uitvoeren, daartegen bezwaren heeft, kan hij hiertoe niet gedwongen worden. Dan zal een vervanger moeten worden gevonden, en wel zo dat dit voor de patiënt geen vertraging oplevert. Een functionerende pacemaker of biventriculaire pacing (CRT) zal het overlijdensproces niet verstoren maar kan wel belangrijk zijn voor het comfort van de patiënt. Deactivatie van de pacemakerfunctie of CRT kan cardiale klachten veroorzaken of toename van cardiale klachten geven. Dit is niet altijd goed te voorspellen. Deactivatie van de pacemakerfunctie of CRT is daarom niet wenselijk. Er kan worden gekozen voor het uitschakelen van de shockfunctie..

Als een patiënt of behandelend arts de pacemakerfunctie wil laten deactiveren, moet deze goed op de hoogte zijn van de gevolgen van deactivatie.

Anticiperend op de mogelijk ongewenste effecten van ICD-therapie tijdens het overlijdensproces, dient de mogelijkheid om de ICD te deactiveren op diverse momenten in het behandeltraject ter sprake te worden gebracht. Deactivatie vindt meestal plaats in het ziekenhuis na overleg met de behandelend cardioloog. Als een patiënt niet meer in staat is om naar het ziekenhuis te komen, kan de noodprocedure in gang worden gezet om deactivatie thuis te laten plaatsvinden[19]. Dit gebeurt dan bijvoorbeeld door een pacemakertechnicus van het ziekenhuis. Voor het uitzetten van een ICD is altijd een verklaring van een arts nodig. Dit kan ook de huisarts zijn.

10.6 Wilsverklaring

In een schriftelijke wilsverklaring geeft iemand aan hoe zijn toekomstige medische verzorging eruit moet zien[20]. Dit document geeft de wensen van de patiënt weer, inclusief welke behandelingen hij in bepaalde situaties wil krijgen of juist niet.

In een wilsverklaring kan een patiënt verschillende wensen vastleggen, bijvoorbeeld:
- *Behandelverbod*. Bij een behandelverbod legt iemand vast onder welke omstandigheden hij weigert medische behandelingen te ondergaan. Bijvoorbeeld als de patiënt in coma ligt of door een ziekte niet meer aanspreekbaar is. Bij een behandelverbod kan de patiënt ook het toedienen van voedsel en vocht verbieden. In een wilsverklaring kan ook worden aangegeven wie over de patiënt mag beslissen als die dat zelf niet meer kan. De wettelijke regeling van de schriftelijke wilsverklaring maakt het mogelijk dat patiënten kunnen aangeven dat zij hun leven beëindigd willen zien, indien zij in een situatie van uitzichtloos en ondraaglijk lijden komen te verkeren maar zelf niet meer in staat zijn hun wil kenbaar te maken. Het erkennen van een schriftelijke wilsverklaring is vooral van belang bij de beslissing van een arts om in te gaan op het euthanasieverzoek wanneer de patiënt zijn wil niet meer mondeling kenbaar kan maken. De schriftelijke wilsverklaring geldt dan als een weloverwogen verzoek om euthanasie. Het voorhanden zijn van de wilsverklaring ontslaat de arts echter nooit van zijn plicht om, in het licht van de zorgvuldigheidseisen voor levensbeëindiging op verzoek, zijn eigen afweging te maken[21].
- *Verklaring niet-reanimeren*. In een verklaring niet-reanimeren legt de patiënt vast dat hij niet gereanimeerd wil worden. Hiervoor wordt geadviseerd een niet-reanimerenpenning te dragen.

Een patiënt kan zelf een wilsverklaring opstellen of een standaardwilsverklaring gebruiken. Zorgverleners kunnen patiënten vragen of ze een dergelijke wilsverklaring hebben. Wanneer de gezondheidstoestand verandert, is het belangrijk om opnieuw te kijken naar de beslissingen die in de wilsverklaring zijn opgenomen en te zorgen dat ze nog steeds de huidige wensen weerspiegelen.

10.7 Symptoomverlichting in de laatste levensfase

Symptoomverlichting dient centraal te staan in de behandeling van hartfalen gedurende het gehele beloop. Daarbij is optimale bestrijding van symptomen zoals kortademigheid, vermoeidheid en depressie belangrijk. Hiervoor verwijzen we de lezer ook naar ▶ H. 6.

Het ontbreekt vaak aan goed wetenschappelijk bewijs om bij hartfalenpatiënten een optimale symptoombehandeling te kunnen bereiken, maar vanuit andere velden (bijvoorbeeld de oncologie) zijn interventies bekend die effectief blijken te zijn. Diverse richtlijnen (bijvoorbeeld van het Integraal Kankercentrum Nederland (▶ http://www.pallialine.nl/) geven praktische aanwijzingen voor zowel hartfalenspecifieke symptomen als andere klachten die relevant kunnen zijn in de laatste levensfase, zoals decubitus of verwardheid.

Optimaal symptoombeleid heeft betrekking op het proces van analyse en behandeling van symptomen, de evaluatie van het effect en het bijstellen van het beleid. Hierbij worden vier stappen doorlopen[22].

- Stap 1: Breng de problematiek in kaart: medische gegevens, comorbiditeit, medicatie, prioriteiten van de patiënt, status van de patiënt (psychisch, functioneel, sociaal, spiritueel).
- Stap 2: Vat de problematiek en het beleid samen: wat zijn beïnvloedende factoren, welke behandeling is zinvol, haalbaar, gewenst, wat is het doel van het beleid en wat wordt het voorgestelde beleid?
- Stap 3: Maak afspraken over de evaluatie van het beleid: meten van het effect aan de hand van klachten en welbevinden.
- Stap 4: Stel het beleid zo nodig bij en blijf evalueren: continueer het beleid, stel het bij of maak een nieuwe analyse.

10.8 Terminale zorg of zorg in de stervensfase

Zorg die echt gericht is op de laatste maanden van iemands leven wordt terminale zorg genoemd. Door de onvoorspelbaarheid van het ziekteverloop bij hartfalen is het moeilijk om precies aan te geven wanneer dit zal zijn. Een aantal aandachtspunten in de zorg wordt hierna genoemd.

- Stel de zorgprioriteiten vast (bijvoorbeeld instellen van wensdieet, opheffen van een eventuele vochtbeperking, wensen van de patiënt ten aanzien van de zorg).
- Doe zo min mogelijk een beroep op de cognitieve vermogens van de patiënt als hij zich ziek of vermoeid voelt.
- Bespreek angst van de patiënt.
- Maak duidelijk dat de dood bespreekbaar is.
- Moedig de patiënt en zijn familie aan over hun gevoelens met betrekking tot de dood te praten.
- Steun de patiënt en zijn familie in de verschillende stadia van rouw.
- Beperk het ongemak tot een minimum.
- Dien orale medicijnen op een andere wijze toe als de patiënt niet goed meer kan slikken (i.v., i.m., s.c., rectaal).

- Stel maaltijden uit als de patiënt vermoeid is.
- Bied de patiënt vaak iets te drinken en (aangepast) eten aan.
- Neem de lichamelijke verzorging over (evt. samen met de familie).
- Blijf bij de patiënt als hij bang is.
- Respecteer de behoefte aan privacy.
- Pas de omgeving zo nodig aan al naar gelang de wensen en behoeften van de patiënt (denk bijvoorbeeld aan muziek, eigen beddengoed, foto's van familie, persoonlijke bezittingen, verlichting).
- Help de patiënt en zijn familie geestelijke steun te verkrijgen.
- Ondersteun familieleden die bij de patiënt willen blijven.
- Betrek de familieleden desgewenst bij beslissingen over de zorg.
- Stimuleer de patiënt en zijn familie om de begrafenis of crematie te bespreken.

10.9 Tot slot

Optimale zorg voor patiënten met hartfalen omvat een palliatieve benadering, dat wil zeggen expliciete aandacht voor het verbeteren van de kwaliteit van leven van patiënten en hun naasten en voor symptoombestrijding en het optimaal beperken van het lijden. Deze zorg is ziekte- en symptoomgericht. Juist omdat het verloop van hartfalen zo onvoorspelbaar is, is het belangrijk dat verwachtingen van de patiënt en zijn naasten op verschillende momenten worden besproken. Dit kan bijvoorbeeld zijn bij het bespreken van een mogelijke CRT-implantatie of heropname in het ziekenhuis. Maar er kunnen ook andere gelegenheden worden benut om de mogelijke prognose of verwachtingen voor de toekomst te bespreken: bij eventuele vervanging van de ICD, bij het overwegen van batterijvervanging, na optimaliseren van de medicatie of bij een gesprek met de patiënt en zijn familie over hun plannen voor het komende jaar. Sommige teams hanteren een duidelijk protocol en hebben werkafspraken over het bespreken van het verloop van de ziekte en de prognose, maar in de meeste teams bestaan dergelijke afspraken nog niet. Toch geven patiënten aan het op prijs te stellen dat er een open en eerlijke communicatie is over de toekomst, zodat zij met realistische verwachtingen hun toekomst in het licht van de verwachte resterende levensduur kunnen plannen.

Literatuur

1. Stewart S, MacIntyre K, Hole DJ, et al. More 'malignant' than cancer? Five-year survival following a first admission for heart failure. Eur J Heart Fail. 2001;3(3):315–2.
2. Murray SA, Sheikh A. Palliative care beyond cancer: care for all at the end of life. Br Med J. 2008;336:958–9.
3. Goodlin SJ, Hauptman PJ, Arnold R, et al. Consensus statement: palliative and supportive care in advanced heart failure. J Card Fail. 2004;10:200–9.
4. Allen LA, Stevenson LW, Grady KL, et al. Decision making in advanced heart failure: a scientific statement from the American Heart Association. Circulation. 2012;125:1928–52.
5. Metra M, Ponikowsky P, Dickstein K, et al. Advanced chronic heart failure: a position paper from the Study Group on Advanced Heart Failure Association of the European Society of Cardiology. Eur J Heart Fail. 2007;9(6–7):684–94.
6. Jaarsma T, Beattie JM, Ryder M, et al. Palliative care in heart failure: a position statement from the palliative care workshop of the Heart Failure Association of the ESC. Eur J Heart Fail. 2009;11:433–43.
7. Hjelmfors L, Strömberg A, Friedrichsen M, et al. Communicating prognosis and end-of-life care to heart failure patients: a survey of heart failure nurses' perspectives. Eur J Cardiovasc Nurs. 2014;13(2):152–61.

Literatuur

8. World Health Organization. WHO Definition of Palliative Care. Geneva: World Health Organization; 2009. ▶ http://www.who.int/cancer/palliative/en/.
9. Rolland, JS. Chronic illness and the life cycle: a conceptual framework. Fam Process. 1987:26:203–21.
10. McMurray JJ, Adamopoulos S, Anker SD, et al. ESC Guidelines for the diagnosis and treatment of acute and chronic heart failure 2012: The task force for the diagnosis and treatment of acute and chronic heart failure 2012 of the European Society of Cardiology. Developed in collaboration with the Heart Failure Association (HFA) of the ESC. Eur Heart J. 2012;33:1787–847 and Eur J Heart Fail. 2012;14:803–69.
11. ▶ www.pallialine.nl.
12. ▶ http://www.palliatievezorg.nl/page_828.html.
13. Strömberg A, Jaarsma T. Thoughts about death and perceived health status in elderly patients with heart failure. Eur J Heart Fail. 2008;10:608–13.
14. Heyland DK, Dodek P, Rocker G, et al; Canadian Researchers End-of-Life Network(CARENET). What matters most in end-of-life care: perceptions of seriously ill patients and their family members? CMAJ. 2006;174:627–33.
15. Willems DL, Hak A, Visser F, et al. Thoughts of patients with advanced heart failure on dying. Palliat Med. 2004;18:564–72.
16. Barclay S, Momen N, Case-Upton S, et al. End-of-life care conversations with heart failure patients: a systematic literature review and narrative synthesis. Br J Gen Pract. 2011;61:e49–62.
17. Low J, Pattenden J, Candy B, et al. Palliative care in advanced heart failure: an international review of the perspectives of recipients and health professionals on care provision. J Card Fail. 2011;17:231–52.
18. Lawrie I, Kite S. Communication in heart failure. In: Johnson M, Lehman R. Heart failure and palliative care. Oxford: Radcliffe Publishing Ltd; 2006.
19. NVvC. Richtlijn ICD/pacemaker in de laatste levensfase. Utrecht: Nederlandse Vereniging voor Cardiologie; 2013. ▶ https://www.nvvc.nl/media/richtlijn/99/ICD_protocol_postmortem_explantatie_bij_overlijden_final%20na%20commentaar%20NVVC%20dec%202010.pdf.
20. ▶ http://www.rijksoverheid.nl/onderwerpen/levenseinde-en-euthanasie/vraag-en-antwoord/wat-is-een-wilsverklaring.html.
21. Brochure Rijksoverheid. Euthanasie: vragen en antwoorden. ▶ http://www.rijksoverheid.nl/documenten-en-publicaties/brochures/2010/11/12/euthanasie-vragen-en-antwoorden.html.
22. Gootjes JRG, Jobse AP, Graeff A de. Palliatieve zorg. Zakboekje. Utrecht: Vereniging Integrale Kankercentra; 2010.

Familiezorg en verpleegkundige zorg voor familie van patiënten met hartfalen

Marie Louise Luttik

11.1 **Inleiding** – 204

11.2 **Signaleren en vaststellen van (over)belasting** – 206
11.2.1 Belasting objectief en subjectief – 207
11.2.2 Vaststellen van objectieve belasting – 207
11.2.3 Vaststellen van subjectief ervaren belasting – 209

11.3 **Resultaten en interventies bij (dreigende) overbelasting** – 209
11.3.1 Interventies – 211

Literatuur – 212

> **Casus**
>
> De heer Bos (68) is sinds 1969 getrouwd met mevrouw Bos (66), ze wonen in de stad Groningen. De heer Bos lijdt sinds enkele jaren aan hartfalen. Hij gaat steeds verder achteruit; hij heeft al last van kortademigheid en vermoeidheid bij weinig inspanning. Zijn vrouw heeft alle huishoudelijke taken op zich genomen en laat de hond uit. Ook heeft ze haar baan bij de bibliotheek opgezegd om er meer voor haar echtgenoot te kunnen zijn. Mevrouw Bos helpt haar man met de ADL omdat hij dit zelf vaak te vermoeiend vindt. Omdat de heer Bos af en toe nog steeds vocht vasthoudt in zijn benen, heeft hij steunkousen aangemeten gekregen. Zijn echtgenote helpt ook bij het aantrekken van de steunkousen.
>
> Mevrouw Bos heeft zelf al jaren artrose in haar knieën en heeft hier regelmatig veel last van. Doordat ze de laatste tijd erg moe is, heeft ze geen zin om activiteiten te ondernemen en nemen haar sociale contacten af. De heer en mevrouw Bos zijn meestal samen thuis en komen weinig de deur uit. Vanwege de ernst van zijn hartfalen (NYHA-III) durft de heer Bos geen auto meer te rijden en mevrouw Bos kan geen lange stukken rijden vanwege haar artrose. Hierdoor kunnen ze hun kinderen die in Amsterdam wonen niet meer bezoeken. Ze missen hun kinderen en kleinkinderen erg, maar spreken hier niet veel over.
>
> Mevrouw Bos geeft aan dat ze bang is voor de toekomst omdat ze niet weet wat er zal gebeuren als ze zelf niet meer voor haar man kan zorgen. Ze piekert hier veel over en heeft last van sombere gedachten. Daardoor slaapt ze slecht. Bovendien moet haar man vaak 's nachts naar de wc waardoor zij ook wakker wordt. De heer Bos neemt zijn plastabletten vaak later op de avond in als hij vergeten is ze voor het eten in te nemen. Mevrouw Bos houdt de medicijninname van haar echtgenoot in de gaten omdat ze weet dat hij hier slordig mee omgaat. Ze is bang dat hem iets ergs overkomt als hij zijn medicijnen niet op tijd inneemt[1].

11.1 Inleiding

Voor patiënten met hartfalen is het van cruciaal belang dat zij, naast professionele zorg, ook hulp en ondersteuning krijgen vanuit hun directe sociale omgeving, van hun partner, familie en andere directe naasten. Onderzoek heeft aangetoond dat patiënten met hartfalen die steun ontvangen van hun partner, familie en andere directe naasten beter in staat zijn tot effectieve zelfzorg en zelfmanagement[2,3]. Aan de andere kant is bekend dat gebrek aan steun van partners en familie kan leiden tot achteruitgang en complicaties bij patiënten met hartfalen[4].

Maatschappelijke ontwikkelingen als vergrijzing en noodzakelijke kostenbesparingen in de gezondheidszorg maken dat er vanuit de overheid steeds meer nadruk wordt gelegd op de eigen verantwoordelijkheid en zelfredzaamheid van mensen. Hiermee samenhangend wordt ook een steeds groter beroep gedaan op hulp en ondersteuning door partners, familie en andere directe naasten bij het omgaan met een ziekte als hartfalen en bijbehorende beperkingen in het dagelijks leven[5].

Het zorgen voor een zieke partner of een ziek familielid is in de meeste gevallen niet een bewuste keuze. Voor echtparen is de keuze om voor hun partner te gaan zorgen als deze zorg nodig heeft vaak heel vanzelfsprekend. Ook voor andere familieleden vormt de familieband de motivatie om te zorgen voor een hulpbehoevend familielid. Vaak raken mensen heel geleidelijk betrokken in het zorgproces en overkomt het hen min of meer[6]. Zorgen voor een dierbare partner of familielid vraagt meestal echter veel energie en kan emotioneel zwaar zijn. Het kan positieve gevoelens met zich meebrengen en bevrediging geven, maar kan ook samengaan met onplezierige emoties als verdriet, angst, machteloosheid en eenzaamheid. Onderzoek laat zien dat het zorgen voor een dierbaar familielid grote invloed heeft op leven en welzijn van de zorgende partner en zorgende familieleden. Een deel van deze familiezorgers geeft dan ook aan zich overbelast te voelen. Deze overbelasting kan psychisch van aard zijn, vaak in de vorm van depressieve klachten, maar ook sociaal, bijvoorbeeld in de vorm van eenzaamheid. Daarnaast kan er sprake zijn van fysieke overbelasting (vermoeidheid) en financiële druk[6]. Het is dan ook belangrijk dat verpleegkundigen en andere professionele hulpverleners aandacht hebben voor de gehele zorgsituatie van patiënten; de patiënt met hartfalen en zijn of haar sociale omgeving: partner, echtgenoot, familie en andere naasten.

Patiënten en hun familie kunnen behoefte hebben aan verschillende vormen van ondersteuning, zoals informatie en voorlichting over hartfalen en de bijbehorende behandeling en leefregels, of praktische hulp bij bijvoorbeeld het huishouden of de lichamelijke verzorging van de patiënt. Daarnaast kunnen patiënten met hartfalen en hun familie behoefte hebben aan ondersteuning in het omgaan met de veranderingen in rollen en relaties tussen patiënt en partner en tussen patiënt en andere familieleden. Relevante verpleegkundige diagnoses in dit verband vallen onder het domein 'rollen en relaties' en betreffen de verpleegkundige diagnose '(risico op) overbelasting van de mantelzorger' en soms de diagnose 'verstoorde gezinsprocessen' (zie kaders)[7].

Verpleegkundige diagnose '(Risico op) overbelasting van de mantelzorger' (gebaseerd op NANDA-I, 2014)[7]
Definitie: problemen met vervulling van de mantelzorgtaken
Etiologie:
- gezondheid van de zorgontvanger
  - ernst van de ziekte
  - chroniciteit van de ziekte
  - cognitieve problemen
- gezondheid van de mantelzorger
  - lichamelijke problemen
  - onrealistische verwachtingen van zichzelf
- relatie tussen mantelzorgverlener en zorgontvanger
  - voorgeschiedenis van een slechte relatie
- verzorgende activiteiten
  - 24 uurs verantwoordelijkheid
  - complexiteit van activiteiten
- bronnen
  - formele hulp en ondersteuning
  - inadequate informele hulp en ondersteuning

Symptomen:
- bezorgdheid over de zorg voor de zorgontvanger indien de mantelzorgverlener deze niet kan bieden
- bezorgdheid over de toekomst aangaande de gezondheid van de zorgontvanger
- bezorgdheid over de toekomst aangaande het vermogen van de mantelzorgverlener om zorg te blijven bieden
- depressieve gevoelens

- verstoorde slaap
- toegenomen emotionele labiliteit
- tijdgebrek voor vervulling van eigen behoeften
- stress
- onzekerheid over de veranderende relatie met de zorgontvanger

Verpleegkundige diagnose 'Verstoorde gezinsprocessen' (gebaseerd op NANDA-I, 2014)[7]
Definitie: verandering in gezinsrelaties en/of gezinsfunctioneren
Etiologie:
- verandering in de gezondheidsstatus van een gezinslid
- rolverschuivingen binnen het gezin
- verandering in de sociale status van het gezin
- bijstelling van de gezinsfinanciën

Symptomen:
- veranderingen in toegewezen taken
- veranderingen in communicatie patronen
- veranderde uitingen over conflicten binnen het gezin
- veranderingen in de onderlinge ondersteuning
- veranderingen in de tevredenheid met het eigen gezin
- veranderingen in lichamelijke klachten
- veranderingen in stressreducerend gedrag

Verpleegkundigen hebben een belangrijke rol in het signaleren en voorkomen van overbelasting van families en familiezorgers en van verstoring van relaties binnen het gezin of de familie. In dit hoofdstuk wordt bewust gebruikgemaakt van de begrippen 'familiezorg' en 'familiezorgers'. 'Familie' verwijst nadrukkelijk niet alleen naar echtgenoten, partners en familieleden maar ook naar vrienden, buren en andere naasten. Het begrip familiezorg benadrukt echter het belang van een familiegerichte aanpak, met aandacht voor de patiënt in zijn sociale omgeving en het effect van bijvoorbeeld de ziekte hartfalen op onderlinge relaties binnen het gezin of tussen familieleden. Het begrip familiezorger verwijst naar diegene die vanuit zijn sociale (familie)relatie met de patiënt, zorg verleent aan de patiënt en zijn familie en is in die zin gelijk aan het begrip mantelzorger.

In dit hoofdstuk besteden we aandacht aan het kunnen signaleren en/of voorkomen van overbelasting van familiezorgers en hoe de verpleegkundige daarin kan ondersteunen.

11.2 Signaleren en vaststellen van (over)belasting

In het gesprek met de patiënt is het belangrijk te achterhalen of er iemand in zijn naaste omgeving is die ondersteunt en zorg verleent. Dit is vaak de echtgenoot of partner, die bijvoorbeeld helpt bij wassen en aankleden, en/of een zoon of dochter die meegaat naar de cardioloog, medicatie ophaalt en uitzet of de financiële administratie doet.

Het is aan te bevelen om met de belangrijkste familiezorgers een afspraak te maken om na te gaan hoe zij de zorgsituatie ervaren, of er sprake is van (over)belasting en of eventueel ondersteuning nodig is. Het is belangrijk dit gesprek te beginnen met een open vraag: 'vertel eens ...' of 'hoe is het eigenlijk om ...'. Het verhaal van de familiezorgers biedt waarschijnlijk al belangrijke informatie over voor hun situatie.

11.2.1 Belasting objectief en subjectief

Als het gaat om de belasting van familiezorgers, worden daarbij twee aspecten onderscheiden: objectieve en subjectieve belasting.

Bij objectieve belasting gaat het om de concrete, objectief vast te stellen zorgtaken die de familie uitvoert. Het kan dan, zoals in de casus van het echtpaar Bos, gaan om:
- praktische ondersteuning zoals huishoudelijke taken of het doen van de financiële administratie;
- taken die met de behandeling van hartfalen te maken hebben, zoals het ophalen en uitzetten van de medicatie;
- emotionele ondersteuning en hulp bij de lichamelijke verzorging.

Het uitvoeren van allerlei zorgtaken wordt door veel mensen als vanzelfsprekend gedaan en lang niet altijd als belastend ervaren.

Bij de ervaren of subjectieve belasting gaat het om gevoelens en emoties met betrekking tot de zorgsituatie. Het wel of niet ervaren van belasting hangt samen met verschillende persoonlijke factoren, zoals de mentale en lichamelijke gezondheid van de mantelzorger zelf, het soort relatie (partner, kind of vriend) en de kwaliteit van de relatie tussen de familiezorger en de patiënt. Ook omgevingsfactoren zoals de aan- of afwezigheid van steun voor de familiezorger of de financiële situatie kunnen een rol spelen[8].

11.2.2 Vaststellen van objectieve belasting

Voor het vaststellen van de objectieve belasting is het belangrijk te kijken naar soort en aantal taken die familieleden uitvoeren. Een hulpmiddel daarbij kan zijn de DOBI (Dutch Objective Burden Inventory; zie kader), waarin veelvoorkomende taken zijn opgenomen die specifiek zijn voor familiezorgers van patiënten met hartfalen [9]. Onderzoek laat zien dat vooral ondersteuning in de persoonlijke verzorging, zoals hulp bij het wassen en aankleden, als belastend kan worden ervaren.

> **Dutch Objective Burden Inventory.**
> **Persoonlijke verzorging**
> Heeft u uw partner of naaste in de afgelopen drie maanden geholpen:
> 1. bij het eten en drinken
> 2. bij het wassen en douchen
> 3. bij het aan- en uitkleden
> 4. bij het naar het toilet gaan (op de po gaan)
> 5. bij de uiterlijke verzorging (haren kammen, nagels verzorgen, tandenpoetsen)
> 6. bij het lopen in en om het huis

7. bij het in en uit de stoel of het bed komen
8. bij het traplopen
9. bij het aannemen van een gemakkelijke houding in bed

Welke van de volgende uitspraken zijn op u van toepassing?
10. Ik moet 24 uur per dag beschikbaar zijn voor de zorg voor mijn partner.
11. Mijn partner of naaste heeft ook 's nachts regelmatig mijn hulp nodig.

Praktische en behandelingsgerelateerde ondersteuning
Bent u degene die:
12. het lichte huishoudelijk werk doet (stoffen, afwassen)
13. het zware huishoudelijke werk doet (stofzuigen, dweilen)
14. de boodschappen doet
15. de algemene financiële en administratieve zaken regelt
16. formulieren ten behoeve van uitkeringen en vergoedingen invult
17. zorgt dat er hulp komt wanneer dat nodig is
18. eventueel hulpmiddelen en aanpassingen aanvraagt

Heeft u uw partner of naaste in de afgelopen drie maanden geholpen:
19. bij het aanvragen van nieuwe recepten voor medicijnen
20. bij het kopen en/of ophalen van de medicijnen
21. bij het inschakelen van een hulpverlener bij vragen en/of problemen
22. in de vorm van het bijwonen van gesprekken met artsen en andere hulpverleners

Motiverende ondersteuning
Heeft u uw partner of naaste in de afgelopen drie maanden ondersteund:
23. bij het volgen van de voorschriften over de in te nemen hoeveelheid vocht
24. bij het volgen van het voorgeschreven dieet (bijvoorbeeld zoutarme producten zoeken, zoutarm koken)
25. bij het regelmatig wegen
26. bij het uitvoeren van de voorgeschreven lichamelijke activiteit en/of bewegingsoefeningen
27. door te motiveren tot het volhouden van het voorgeschreven dieet
28. door te motiveren tot het stoppen met roken of het verminderen van het roken
29. door te motiveren tot activiteiten en beweging
30. door te motiveren tot het (op tijd) innemen van de medicijnen
31. door te motiveren tot het volhouden van de voorgeschreven adviezen met betrekking tot de hoeveelheid in te nemen vocht
32. door te motiveren tot het weer beginnen met werken

Emotionele ondersteuning
Heeft u uw partner of naaste in de afgelopen drie maanden ondersteund in de vorm van:
33. troost bieden
34. praten om angst te verminderen
35. praten om somberheid te verminderen
36. praten over zorgen en problemen
37. begrip tonen
38. gezelschap houden

Vervolgens is het belangrijk te kijken naar verschillende aspecten van de uitvoering van deze zorgtaken, zoals de duur en de intensiteit van de zorg die wordt verleend; hoe lang wordt er al zorg verleend en hoeveel (uren) zorg wordt verleend?

Wat ook extra belastend kan zijn is wanneer de zorg moet worden gecombineerd met andere activiteiten zoals de zorg voor kinderen of werk. Ook de aard van de lichamelijke en psychische beperkingen van de hartfalenpatiënt kan bepalend zijn. Wanneer er bijvoorbeeld sprake is van cognitieve achteruitgang of gedragsproblemen, vormt dat een extra belasting voor mantelzorgers. Tot slot is het wel of niet krijgen van steun uit de eigen sociale omgeving een belangrijke factor die de ervaren belasting van familiezorgers beïnvloedt. Om al deze elementen in kaart te brengen, kan bijvoorbeeld gebruik worden gemaakt van de vragenlijst 'kenmerken van mantelzorg' zoals die is ontworpen door het expertisecentrum Mantelzorg (zie ◘ fig. 11.1, ▶ http://www.expertisecentrummantelzorg.nl/Site_EM/docs/pdf/Instructie_Formulier_Mantelzorg.pdf).

11.2.3 Vaststellen van subjectief ervaren belasting

Om te bepalen hoe familiezorgers hun situatie ervaren (subjectieve belasting), is het allereerst belangrijk om hierover met familiezorgers in gesprek te gaan en direct te vragen naar emoties en ervaringen rondom de zorgsituatie. Het heeft de voorkeur dit gesprek aan te gaan met patiënt en de familiezorger gezamenlijk, maar soms kan het beter zijn familieleden los van de patiënt aandacht te geven. Juist omdat veel mantelzorgers het vanzelfsprekend vinden dat zij zorg verlenen, is het voor hen vaak moeilijk aan te geven dat het te veel wordt. Wanneer een familiezorger aangeeft moeite te hebben met het uitvoeren en volhouden van de zorgtaken, is dat dan ook een belangrijke aanwijzing voor (dreigende) overbelasting. Ook wanneer de familiezorger (zoals mevrouw Bos in de casus) aangeeft zich zorgen te maken over de toekomst (bijvoorbeeld door opmerkingen als: 'wie moet het overnemen als ik het niet meer kan doen?'), is dat een belangrijk signaal dat aandacht verdient. Om een iets objectievere indruk te krijgen van de ervaren belasting kan een meetinstrument worden gebruikt, zoals de Self-Rated Burden-schaal (SRB; zie ◘ fig. 11.2). Hierbij kan de mantelzorger op een schaal van 0–100 aangeven in hoeverre hij de zorg als belastend ervaart[10]. Wanneer de familiezorger gevraagd wordt zijn score toe te lichten, kan dat een goede opening zijn voor het gesprek over de zorgsituatie. Daarnaast kan deze score gebruikt worden als 'meetinstrument' voor het verbeteren van de situatie met behulp van passende acties en interventies.

11.3 Resultaten en interventies bij (dreigende) overbelasting

Bij (dreigende) overbelasting van de familiezorger(s), zoals in de casus van de familie Bos het geval lijkt, of bij (dreigende) verstoring van het normale gezinsleven, richt de verpleegkundige ondersteuning zich in het algemeen op het behouden en/of bevorderen van de gezondheid, het welzijn en het uithoudingsvermogen van de familie. Het formuleren van concrete resultaten hangt af van de individuele en specifieke zorgsituatie, maar dit kunnen bijvoorbeeld zijn[2,10]:

- dat de familiezorger praat over zorgen en frustraties die betrekking hebben op verantwoordelijkheden rondom de zorg voor de patiënt;
- dat de familiezorger een persoon of een instantie vindt die hulp kan bieden;
- dat de familiezorger veranderingen kan benoemen waardoor het dagelijks leven draaglijker zou worden.

kenmerken mantelzorg

	groen	oranje	rood
1. Hoeveel uur per week verleent u zorg en ondersteuning?	☐ 0–2 uur	☐ 2–7 uur	☐ 8 uur of meer
2. Hoeveel dagen in de week verleent u zorg en ondersteuning?	☐ 0–1 dag	☐ 1–2 dagen	☐ 3 of meer dagen
3. Hoe lang zorgt u al?	☐ 1 maand	☐ 2 maanden	☐ 3 maanden of meer, nl ....
4. Hoe vaak doet u huishoudelijke taken, zoals stofzuigen, wassen, strijken, boodschappen doen?	☐ soms	☐ regelmatig	☐ vaak
5. Hoe vaak verleent u begeleidende taken, zoals regelen van afspraken met de arts eb vervoer, financiële administratie, emotionele steun?	☐ soms	☐ regelmatig	☐ vaak
6. Hoe vaak doet u verzorgende taken, zoals helpen bij wassen en aankleden, medicijnen toedienen, tillen of wondverzorging?	☐ soms	☐ regelmatig	☐ vaak
7. Combineert u de zorg voor uw (...................) met eigen huishouden, zorg voor kinderen, betaald of vrijwillig werk, opleiding, andere mantelzorg?	☐ 0–1 andere activiteiten, nl.	☐ 2–3 andere activiteiten, nl.	☐ 4 of meer andere activiteiten nl. ....
8. Hoe ervaart u de fysieke beperkingen in het dagelijks functioneren van uw naaste?	☐ licht	☐ matig	☐ ernstig
9. Hoe ervaart u de psychische beperkingen van uw naaste?	☐ licht	☐ matig	☐ ernstig
10. Is er sprake van gedragsproblemen?	☐ licht	☐ matig	☐ ernstig
11. Kunt u uw naaste langer dan een half uur alleen laten?	☐ ja	☐ soms	☐ nee
12. Deelt u uw mantelzorg met familieleden, buren of vrienden	☐ ja, regelmatig	☐ ja, soms	☐ nee
13. Zorgt u ook nog voor anderen in uw omgeving?	nee	soms	ja
subtotaal	...... x 1=	...... x 2 = ...	...... x 3 = ...
totaal			

behoefte aan ondersteuning

Heeft u behoefte aan ondersteuning bij uw mantelzorgtaken? Zo ja, welke? Zo nee, waarom niet?
_____
_____

Weet u waar u terecht kunt voor ondersteuning? (bijv. steunpunt mantelzorg, thuiszorg, dagopvang).
_____

Maakt u gebruik van een van deze vormen van ondersteuning? Zo ja, welke? Zo nee, waarom niet?
_____

Dit formulier is ontwikkeld in samenwerking tussen het Expertisecentrum Mantelzorg, het Integraal Kankercentrum Zuid en de Brabantse Raad Informele Zorg, met financiële steun van de provincie Noord-Brabant. Dit formulier mag vrij gebruikt worden. Bronvermelding is niet nodig

◘ **Figuur 11.1** Vragenlijst Kenmerken mantelzorg.

11.3 · Resultaten en interventies bij (dreigende) overbelasting

Vul op onderstaande schaal in hoe zwaar u de zorg voor de cliënt op dit moment vindt.

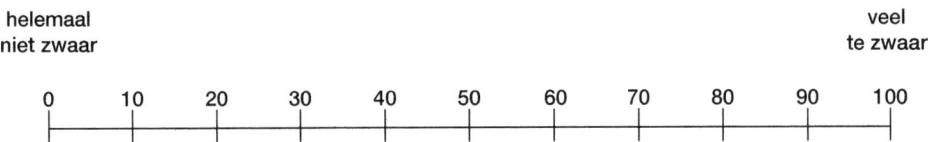

□ Figuur 11.2 Meten van subjectief ervaren belasting: de Self-Rated Burden-schaal (SRB).

Verpleegkundige ondersteuning kan zich ook richten op de directe omgeving van de familie. Doelen kunnen dan bijvoorbeeld zijn[11,12]:
- dat iemand anders in de directe omgeving van de familiezorger bereid is zorgtaken over te nemen;
- dat mensen in de directe omgeving begrip tonen voor de dagelijkse verantwoordelijkheden van de familiezorgverlener.

11.3.1 Interventies

Om deze resultaten te bereiken kan de verpleegkundige verschillende activiteiten ondernemen [12,13].
- Bespreek met de patiënt en zijn familie de veranderingen in taken en rollen van de partner of het gezins- of familielid als gevolg van de ziekte.
- Erken de ervaren belasting van de familiezorgers en mogelijke negatieve emoties en waardeer de zorg die de familieleden verlenen.
- Moedig familie en patiënt aan te bespreken en te aanvaarden dat zij afhankelijk zijn van elkaar.
- Signaleer conflicten of stoornissen in de communicatie tussen patiënt en familie en help deze op te lossen, of verwijs zo nodig door naar bijvoorbeeld maatschappelijk werk.
- Bespreek met de familiezorgers de risico's van langdurig zorg verlenen en bespreek (persoonlijke) grenzen van het zorg verlenen.
- Bespreek strategieën om familiezorgers te helpen zelf lichamelijk en geestelijk optimaal gezond te blijven (denk bijvoorbeeld aan het nemen van rust en tijd voor jezelf).
- Bespreek het belang van het behouden van eigen activiteiten en een eigen sociaal netwerk.
- Ga samen met patiënt en familiezorgers na wie in de naaste omgeving zorgtaken kan overnemen.
- Bespreek de mogelijkheden van (en accepteer) hulp van anderen: naasten, vrijwilligers of professionele hulpverleners.
- Geef informatie en voorlichting over het ondersteuningsaanbod in de directe omgeving van de familie, zoals een mantelzorghulplijn of Steunpunten Mantelzorg.
- Bespreek, indien nodig, de mogelijkheden van respijtzorg, waarbij de zorg voor de patiënt tijdelijk wordt overgenomen zodat de familie tijdelijk wordt ontlast.
- Neem, indien nodig en in overleg met de familiezorgers, de zorg over of schakel andere professionele ondersteuning in.

Literatuur

1. Torensma M. en Van der Spoel F. HBO-scriptie Verpleegkunde *Het gewicht van de mantel der liefde*. Academie voor Verpleegkunde, Hanzehogeschool Groningen, 2013 niet gepubliceerd
2. Wu JR, Moser DK, Chung ML, et al. Predictors of medication adherence using a multidimensional adherence model in patients with heart failure. J Card Fail. 2008;14(7):603–14.
3. Rohrbaugh MJ, Shoham V, Coyne JC, et al. Beyond the 'self' in self-efficacy: Spouse confidence predicts patient survival following heart failure. J Fam Psychol. 2004;18(1):184–93.
4. Chin MH, Goldman L. Correlates of early hospital readmission or death in patients with congestive heart failure. Am J Cardiol. 1997;79(12):1640–4.
5. Raad voor de Volksgezondheid en Zorg. Gezondheid 2.0: U bent aan zet. Den Haag: Koninklijke Broese & Peereboom; 2010.
6. Buijsen H, Adriaansen M. Hulpverlening aan mantelzorgers. Een leerboek voor verpleegkundigen. Amsterdam: Uitgeverij Boom; 2005.
7. NANDA-International. Verpleegkundige diagnoses en classificaties. 2012–2014. Houten: Bohn Stafleu van Loghum; 2014.
8. Luttik ML, Jaarsma T, Veeger N, Tijssen J, Sanderman R, van Veldhuisen DJ. Caregiver burden in partners of heart failure patients; limited influence of disease severity. EJHF, 2007;9:695–701.
9. Luttik ML, Jaarsma T, Tijssen JGP, et al. The objective burden in partners of heart failure patients: development and initial validation of the Dutch Objective Burden Inventory (DOBI). Eur J Cardiovasc Nurs. 2008;7:3–9.
10. Kragt I. Overbelasting van mantelzorgers. Op zoek naar het beste meetinstrument. Enschede: Universiteit Twente; 2007.
11. Moorhead S, Johnson M, Maas ML, et al. Verpleegkundige Zorgresultaten. Amsterdam: Reed Business; 2011.
12. Carpenito JL. Zakboek verpleegkundige diagnosen. Groningen: Noordhof Uitgevers; 2008.
13. Bulechek GM, Butcher HK, McCloskey Dochterman J. Verpleegkundige Interventies. Amsterdam: Reed Business; 2010.

Diseasemanagement

Josiane Boyne en Tiny Jaarsma

12.1 Inleiding – 214

12.2 Diseasemanagement bij hartfalen – 215
12.2.1 Intramuraal model: de hartfalenpoli – 216
12.2.2 Extramurale of ambulante modellen – 217
12.2.3 Transmurale modellen – 218
12.2.4 Samenwerkingsmodellen – 218
12.2.5 eHealth – 219

12.3 De rol van het hartfalenteam – 220
12.3.1 Hartfalenverpleegkundige – 222
12.3.2 Cardioloog – 222
12.3.3 Apotheker – 222
12.3.4 Diëtist – 223
12.3.5 Ergotherapeut – 223
12.3.6 Fysiotherapeut – 223
12.3.7 Huisarts – 223
12.3.8 Maatschappelijk werker – 224
12.3.9 Palliatieve zorg/palliatief team – 224
12.3.10 Praktijkondersteuner – 224
12.3.11 Psycholoog, psychiater en verpleegkundig specialist psychiatrie – 225
12.3.12 Seksuoloog – 225

12.4 Professionele ontwikkeling van hartfalenverpleegkundige en verpleegkundig specialist – 225

12.5 Tot slot – 226

Literatuur – 226

Casus

Mevrouw L. Vanheugten (83 jaar) is sinds zes jaar weduwe. Zij heeft drie kinderen; een dochter woont in de buurt, op ongeveer 10 km afstand. Nadat zij drie jaar terug een groot hartinfarct heeft gehad, is mevrouw bekend bij de cardioloog en de hartfalenverpleegkundige. In het afgelopen half jaar werd ze drie keer opgenomen met klachten van hartfalen. De eerste keer bleek dat ze haar medicatie niet goed had ingenomen. De tweede keer werd echografisch een forse achteruitgang van de pompfunctie van haar hart waargenomen en een ernstige mitralisinsufficiëntie. De laatste keer bleek mevrouw dermate achteruit te zijn gegaan, dat in overleg met haar en de kinderen is besloten dat de behandeling vooral gericht zal zijn op symptoombestrijding. Nu heeft ze een subclaviakatheter gekregen voor intraveneuze toediening van diuretica thuis om de klachten zo veel mogelijk te beperken. Mevrouw heeft veel moeite met haar dagelijkse verzorging en de huishoudelijke taken. Bovendien is ze slechtziend en heeft ze moeite om de verschillende medicijnen uit elkaar te houden; ze neemt wel eens een dubbele dosis. Ook komt het voor dat ze vergeet haar medicatie in te nemen. Ze heeft veel last van kortademigheid en vermoeidheid.

De dochter maakt zich ernstig zorgen over hoe het verder moet en heeft intensief contact met de hartfalenverpleegkundige. In gezamenlijk overleg is de thuiszorg ingeschakeld voor de lichaamsverzorging; het technische thuisteam regelt de infusie en verzorgt de insteekplek van de subclaviakatheter, bij de apotheek is medicatie geregeld in de vorm van een blister/baxter en bovendien verzorgt de apotheek de intraveneuze diuretica in de vorm van een Easypump®, zodat mevrouw toch enigszins mobiel kan blijven. (De Easypump® is een ballonnetje van elastomeer dat leegloopt door de druk van de ballon; hiervoor is geen stroomvoorziening nodig.) De dochter heeft de huishoudelijke taken op zich genomen. Om mevrouw Vanheugten optimaal te kunnen monitoren is telebegeleiding overwogen, maar vanwege haar slechtziend- en slechthorendheid verloopt communicatie op afstand moeizaam en daardoor is deze vorm van begeleiding voor haar minder geschikt. De huisarts is geïnformeerd dat er geen klinische interventies meer zullen plaatsvinden en dat mevrouw palliatief behandeld wordt. De huisarts en de hartfalenverpleegkundige gaan regelmatig bij mevrouw langs. Er is contact met het palliatieve team dat de huisarts en de hartfalenverpleegkundige adviseert. Bij mevrouw Vanheugten in de huiskamer ligt een klapper met behulp waarvan familie en zorgverleners onderling communiceren.

12.1 Inleiding

In de Nederlandse richtlijn met betrekking tot de zorg voor patiënten met hartfalen wordt een aanpak volgens het 'diseasemanagmentmodel' geadviseerd[1]. Diseasemanagement kan worden omschreven als: 'een brede programmatische aanpak van chronische ziekten, waarbij een sluitende keten wordt gevormd van diagnostiek, behandeling en begeleiding, maar ook van preventie, vroeg opsporen en zelfmanagement. De brede aanpak wordt vastgelegd in multidisciplinaire zorgstandaarden en wordt georganiseerd rond de patiënt en zijn aandoening, waarbij zo veel mogelijk aansluiting wordt gezocht met diens omgeving'[2].

Kenmerken van diseasemanagement zijn:
- een programmatische en systematische aanpak van één gezondheidsprobleem;
- het creëren van een continuüm van preventie, behandeling en zorg, met een prominente plek voor educatie en zelfmanagement;

- een geprotocolleerde werkwijze, volgens richtlijnen en zorgstandaarden;
- een geïntegreerde aanpak en gezamenlijke verantwoordelijkheid van huisartsen, medisch specialisten, paramedici en patiënten zelf, waarbij de zorg zo veel mogelijk wordt uitgevoerd door gespecialiseerde verpleegkundigen, inclusief daartoe opgeleide praktijkondersteuners (taakherschikking)[2].

De zorg voor chronische patiënten vergt een andere inrichting dan de zorg voor acute patiënten. De zorg voor de acute patiënt speelt zich overwegend af in de tweede lijn en in het specialistische vakgebied; de zorg voor chronische patiënten vindt hoofdzakelijk thuis plaats. Van de patiënt met een chronische aandoening wordt in principe een langdurige en actievere bijdrage in het zorgproces gevraagd. Patiënten met een chronische aandoening worden gestimuleerd om verantwoordelijkheid te dragen voor de aspecten van hun aandoening waarop zijzelf invloed kunnen uitoefenen, zoals gezond gedrag, het naleven van de afgesproken behandeling, het voorkomen en tijdig herkennen van complicaties en hoe hier adequaat mee om te gaan.

Bij diseasemanagement spelen zowel zorgverleners als de patiënt en zijn naasten een belangrijke rol. Werd het in het verleden als voldoende beschouwd om de patiënt te informeren, nu ligt er ook nadruk op de benadering van de patiënt en op gedeelde besluitvorming tussen patiënt en zorgverlener.

Diseasemanagement voor patiënten met hartfalen wordt in het Nederlands ook wel een hartfalenzorgprogramma, een hartfalenprogramma of hartfalenzorg genoemd.

Dit hoofdstuk geeft inzicht in de aspecten waaraan een hartfalenzorgprogramma volgens de richtlijnen moet voldoen, de verschillende organisatievormen en de mogelijke rollen van de betrokken zorgverleners en mantelzorg[1].

12.2 Diseasemanagement bij hartfalen

Door het chronische en soms instabiele karakter van hartfalen worden veel patiënten met hartfalen vaak opgenomen. Redenen van heropname zijn onder andere verslechtering van het hartfalen vanwege het progressieve verloop van de aandoening, therapieontrouw, infecties en comorbiditeit zoals ontregelde diabetes, nierfalen en anemie[3,4].

Om heropnames te voorkomen en de door verschillende disciplines geleverde zorg op elkaar te laten aansluiten, is het belangrijk dat zorg gestructureerd wordt aangeboden en dat de samenwerking goed wordt afgestemd.

Vanuit de literatuur is het niet duidelijk wat de optimale vorm van organisatie van zorg is (intra-, extra-, transmuraal), maar de componenten van een optimaal hartfalenzorgprogramma zijn wel beschreven in de multidisciplinaire richtlijnen voor hartfalen (zie kader)[1,5].

Componenten van een hartfalenzorgprogramma (1)[5]

- Multidisciplinaire werkwijze, vaak gecoördineerd door een hartfalenverpleegkundige/verpleegkundig specialist of huisarts, in gestructureerde samenwerking met andere zorgverleners uit de zorgketen;
- al tijdens ziekenhuisopname instromen in het zorgprogramma en snelle follow-up na ontslag door een polikliniek- of huisbezoek, telefonische ondersteuning en/of eventueel telemonitoring;
- goede bereikbaarheid en toegankelijkheid van de zorgverleners;

- bij dreigende exacerbatie extra aandacht en therapieadviezen;
- optimalisering van medicamenteuze therapie, dat wil zeggen (op)titratie tot aanbevolen doses (zie ▶ H. 4);
- op indicatie, adequate doorverwijzing naar centra voor geavanceerde behandeling;
- adequate patiëntenvoorlichting met speciale aandacht voor therapietrouw, zelfzorg en vroege symptoomherkenning, met eventueel dosisaanpassingen van diuretica door de patiënt zelf;
- psychosociale ondersteuning voor de patiënt en zijn naasten.

Hartfalenzorgprogramma's kunnen in verschillende vormen worden georganiseerd en aangeboden. Er kan onderscheid worden gemaakt tussen intramurale, extramurale en transmurale modellen. Veel van deze programma's zijn geëvalueerd in onderzoek en over het algemeen laten de resultaten zien dat zorg geleverd door een multidisciplinair team tot betere uitkomsten leidt, zoals minder ziekenhuisopnames (wegens hartfalen of om andere redenen), langere overleving, betere kwaliteit van leven en lagere kosten. Veel van deze programma's zijn gericht op het verbeteren van de zelfzorgactiviteiten van de patiënt[6,7]. Uit een recente Cochrane-analyse kwamen sterke aanwijzingen naar voren dat zorgprogramma's geleid door een gespecialiseerde hartfalenverpleegkundige leiden tot betere uitkomsten voor patiënten met hartfalen. Gesteld werd echter ook dat er nog geen uitspraak over kan worden gedaan of de zorg op de hartfalenpoli dan wel in een thuiszorgprogramma beter of slechter is[8].

12.2.1 Intramuraal model: de hartfalenpoli

In intramurale modellen wordt de zorg verleend aan patiënten die zijn opgenomen in het ziekenhuis, of op de polikliniek voor de ambulante patiënt na ontslag uit ziekenhuis. De zorg wordt geleverd door in hartfalen gespecialiseerde zorgverleners op de hartfalen- of cardiologische polikliniek. Na een opname of na het stellen van de diagnose worden patiënten vaak verwezen naar de hartfalenpoli om daar verder begeleid te worden in het omgaan met hartfalen. Daar wordt de medicatie geoptimaliseerd en wordt voorlichting gegeven over de behandeling, leefregels, revalidatie en consequenties van hartfalen voor het dagelijks leven. Op de meeste hartfalenpoli's worden patiënten meerdere malen uitgenodigd voor een bezoek. De meeste hartfalenpoli's zijn laagdrempelig toegankelijk, bijvoorbeeld door een telefonisch spreekuur of een inloopspreekuur voor het geval zich een toename van de klachten voordoet of bij vragen van de patiënt.

In Nederland hebben twee onderzoeken plaatsgevonden waarbij gekeken is naar de effecten van gestructureerde hartfalenzorg op een hartfalenpoli. Dit waren het COACH- en het DEAL-onderzoek, die beide wisselende resultaten lieten zien.

Aan het COACH-onderzoek namen 1023 patiënten deel uit 17 verschillende ziekenhuizen; de follow-up was 18 maanden. Patiënten werden toegewezen aan een van drie groepen: een controlegroep die basiszorg kreeg van de cardioloog en twee interventiegroepen die, bovenop de basiszorg, additionele zorg kregen in de vorm van respectievelijk 9 en 18 contacten met de hartfalenverpleegkundige. Bovendien kregen patiënten uit de meest intensieve groep (18 contacten) twee huisbezoeken van de hartfalenverpleegkundige en twee contacten met een multidisciplinair team. In het COACH-onderzoek vond men geen verschil tussen de groepen in heropnames en mortaliteit na 18 maanden[9].

Het DEAL-onderzoek, waaraan 240 patiënten deelnamen gedurende één jaar, werd uitgevoerd in twee centra. De interventie bestond uit een intensieve follow-up met 9 geplande contacten met een gespecialiseerde arts op het gebied van hartfalen en een hartfalenverpleegkundige. Na een jaar waren patiënten in de interventiegroep significant minder vaak opgenomen of/en overleden[10]. Uit deze onderzoeken en diverse andere internationale onderzoeken blijkt dat er geen eenduidige blauwdruk is voor de 'ideale' hartfalenpoli.

Ieder Nederlands ziekenhuis kan op eigen wijze vorm geven aan zijn hartfalenpolikliniek en daardoor varieert het aanbod. Zo zijn er programma's die gericht zijn op snelle diagnostiek in een 'zorgstraat' en andere programma's die multidisciplinaire zorg aanbieden.

De voordelen van het begeleiden van een patiënt op de hartfalenpoli boven de begeleiding in de thuiszorg is dat specialistische expertise of aanvullende diagnostiek gemakkelijk toegankelijk is en dat er binnen relatief korte tijd veel patiënten kunnen worden gezien (zonder reistijd voor de hulpverlener). Nadelen kunnen zijn dat niet alle patiënten gemakkelijk naar de polikliniek kunnen komen en dat niet alle ziekenhuizen ruimte en faciliteiten kunnen vrijmaken voor een dergelijke polikliniek.

12.2.2 Extramurale of ambulante modellen

Vanuit de huisartsenpraktijk

Bij extramurale of ambulante hartfalenzorgmodellen wordt ernaar gestreefd in de eerstelijns- of huisartsenpraktijk dan wel in de thuissituatie zorg aan te bieden die specifiek gericht is op de behoeften van de hartfalenpatiënt thuis. Het verschil met zorg op de hartfalenpoli is vaak niet de inhoud van zorg, maar de plaats van zorgverlening. Uit onderzoek blijkt dat er geen verschil met betrekking tot overleving of heropnames is als de langetermijnnazorg wordt gegeven op de hartfalenpoli of in de eerste lijn[11].

Een Nederlands onderzoek naar het verschil tussen hartfalenzorg in de eerste lijn en dezelfde zorg in de hartfalenpolikliniek laat zien dat patiënten die in een stabiele situatie verkeren, veilig kunnen worden teruggewezen naar de huisarts waar het optimale medicatie en therapietrouw van patiënten betreft. In het COACH-2-onderzoek werden uitkomsten van een groep patiënten op een hartfalenpoli vergeleken met uitkomsten van patiënten die na optimalisatie van behandeling en voorlichting werden ontslagen uit de hartfalenpoli en terugverwezen naar de eerste lijn[12]. In het COACH-2-onderzoek bleek dat het merendeel van de deelnemende patiënten optimale hartfalenmedicatie kreeg voorgeschreven zoals aanbevolen in de Nederlandse en Europese richtlijnen voor chronisch hartfalen. Zowel aan het begin van het onderzoek als na twaalf maanden behandeling en begeleiding door de huisarts of het hartfalencentrum, was er geen verschil in voorgeschreven hartfalenmedicatie in beide groepen. De therapietrouw van patiënten was hoog en ook hierin was er geen verschil tussen beide groepen.

In een aantal plaatsen in Nederland is men bezig met uitbreiding van de zorg aan patiënten met hartfalen in de eerste lijn. Zo zijn er allerlei initiatieven gestart waarbij patiënten vanaf de hartfalenpoli worden teruggewezen naar de huisarts voor verdere begeleiding. Verder zijn er initiatieven voor zelfstandige behandelklinieken in de eerste lijn en de zogenoemde 'anderhalvelijnszorg', waarbij de cardioloog zorg verleent in een huisartsenpraktijk dan wel in een speciaal daarvoor ontwikkeld centrum.

Daarnaast is er een aantal specifieke behandelopties voor patiënten die eerder in het ziekenhuis plaatsvonden maar nu thuis kunnen worden gegeven, bijvoorbeeld het intraveneus toedienen van dopamine, dobutamine of diuretica. Dergelijke initiatieven vragen om duidelijke werkafspraken over de taken en verantwoordelijkheden van betrokken zorgverleners in de eerste en tweede lijn en intensief onderling overleg en contact.

Vanuit de thuiszorg

Het geven van voorlichting en het begeleiden van chronisch zieken behoren sinds lange tijd tot de taken van hulpverleners in de eerste lijn. Zo geven wijkverpleegkundigen (met of zonder specialisatie in hart- en vaatziekten) extra voorlichting over hulpmiddelen en begeleiden zij medicatie-inname. Meer recent is er ook aandacht voor specialisatie op het gebied van hartfalen.

In Australië is gedurende 12 tot 18 maanden het effect geëvalueerd van nazorg door een – aan een ziekenhuis verbonden – gespecialiseerde hartfalenverpleegkundige in de thuissituatie, die nauw contact onderhoudt met de huisarts en de apotheker[13]. Uit analyses van dit gerandomiseerde onderzoek is gebleken dat 71% van de huisbezoekgroep en 75% van de hartfalenpolikliniekgroep is opgenomen of overleden en dat er geen verschil was tussen beide groepen. Wel waren de kosten in de huisbezoekgroep lager.

12.2.3 Transmurale modellen

Bij transmurale zorg of geïntegreerde zorg (*integrated care*) is er sprake van multidisciplinaire samenwerking en gedeelde verantwoordelijkheid tussen zorgverleners in de eerste en tweede lijn in het uitvoeren (en financieren) van zorg. Soms wordt vanuit het ziekenhuis zorg geboden in de thuissituatie, wat strikt gezien geen transmurale zorg is, maar 'ziekenhuisverplaatste zorg'. Er zijn vaak geen criteria om te bepalen welke patiënten in de eerste dan wel in de tweede lijn kunnen worden behandeld. Het lijkt echter niet voldoende om patiënten alleen te beoordelen op de ernst van hun hartfalen. Ook de mate van instabiliteit en mobiliteit zijn belangrijk om mee te nemen in de overwegingen over de plaats van behandeling en zorg. In Maastricht is voor dat doel een classificatiesysteem ontwikkeld (NIM), dat gebruikt kan worden bij de toewijzing aan een zorgverlener en de keuze van de plaats waar de zorg wordt geleverd[14].

12.2.4 Samenwerkingsmodellen

Naast intra-, extra- of transmurale vormen zijn er verschillende andere samenwerkingsprojecten tussen de eerste en de tweede lijn mogelijk. Een voorbeeld is de samenwerking tussen de hartondersteuningspolikliniek van het Medisch Centrum Zuiderzee en Thuiszorg Icare aangaande patiënten met ernstig hartfalen die vanwege hun leeftijd en de ernst van hun symptomen niet in staat zijn de hartfalenpoli te bezoeken. De thuiszorgverpleegkundige is opgeleid tot hart- en vaatverpleegkundige en heeft een educatieve en signalerende functie ten aanzien van de patiënt. Bovendien speelt zij een rol bij het optimaliseren van de therapie door het titreren van de medicatie. De thuiszorgverpleegkundige rapporteert aan de huisarts en de verpleegkundig specialist in het ziekenhuis, waarop een van beiden actie onderneemt als het niet goed gaat met de patiënt. Zo nodig overlegt de verpleegkundig specialist met de cardioloog.

Een ander voorbeeld van nauwe samenwerking is een situatie waarin per patiënt een deel van de zorg op de hartfalenpoli en een deel in de thuiszorg plaatsvindt, of waarbij sommige patiënten zorg op de hartfalenpoli krijgen terwijl andere, minder mobiele patiënten de zorg thuis krijgen. In Stadskanaal hebben cardiologen en hartfalenverpleegkundigen van het Refaja Ziekenhuis in samenwerking met de thuiszorgorganisaties een protocol ontwikkeld waarin de thuisbegeleiding staat beschreven. Hierdoor krijgt de patiënt in de thuissituatie dezelfde informatie aangeboden als op de hartfalenpolikliniek in het Refaja Ziekenhuis. Na een eerste bezoek aan de hartfalenpoli kunnen patiënten verder worden gevolgd in de thuiszorg door een verpleegkundige met extra hartfalenkennis, of verder begeleid worden op de hartfalenpoli. Er is contact tussen de verpleegkundige op de hartfalenpoli en de verpleegkundige vanuit de thuiszorg. Als patiënten extra zorg of hulp nodig hebben (bijvoorbeeld palliatieve zorg of extra ondersteuning bij ADL) wordt dit verzorgd door de huisarts of de thuiszorg.

12.2.5 eHealth

eHealth kan worden omschreven als: 'het gebruik van nieuwe informatie- en communicatietechnologieën, en met name internettechnologie, om gezondheid en gezondheidszorg te ondersteunen of te verbeteren'. Andere termen die veel worden gebruikt in deze context zijn 'telemonitoring', 'mHealth' (*mobile health*) en 'telebegeleiding'. Het inzetten van eHealth kan een geschikt medium zijn om tegemoet te komen aan de toenemende vraag om patiënten actief te betrekken in het behandelingsproces, hun kennis te vergroten of hun zelfzorg te verbeteren. Met betrekking tot diseasemanagement kan eHealth een rol vervullen in de programmatische aanpak en de geïntegreerde aanpak en gezamenlijke verantwoordelijkheid van alle betrokken zorgverleners. Voor de patiënt kan eHealth een rol spelen bij continue monitoring van klachten en symptomen, en bijdragen aan continue educatie en ondersteuning van zelfmanagement.

Er zijn verschillende toepassingen van eHealth, bijvoorbeeld de invasieve of niet-invasieve verzameling van patiëntgegevens.

Invasieve telemonitoring
Bij sommige patiënten met een pacemaker of ICD/CRT kan telemonitoring plaatsvinden. Bij een aantal pacemakers/CRT's kan de intrathoracale impedantie worden gemeten, een diagnostische functie om het vochtgehalte in de longen te controleren. Hiervoor wordt een elektrisch stroompje van de in de rechterventrikel ingebrachte pacemakerdraad naar het pacemakerkastje in de linkerborstkasholte gestuurd. De weerstand van de elektrische signalen door de longen wordt gemeten en opgeslagen. Er is een verband tussen de gemeten elektrische weerstand en het vochtgehalte in de longen. Een dalende weerstand wijst op een toename van het vochtgehalte in de longen en een stijgende weerstand op een afname. Bij een afgenomen weerstand (toename van vocht) kan er een signaal naar een hulpverlener worden gestuurd. Het voordeel van deze methode is dat ruim voor het ontstaan van de klachten afwijkende waarden kunnen worden geregistreerd, zodat de patiënt in een vroeg stadium onder de aandacht van een zorgverlener komt. Hierdoor kan indien nodig vroegtijdig actie worden ondernomen[16,17]. Een nadeel van intrathoracale metingen is dat er (met de nu beschikbare technologie) vaak sprake is van vals-positieve meldingen, wat voor onrust zorgt bij de patiënt en het zorggebruik kan doen oplopen. Bij sommige invasieve monitoringmethoden kan de patiënt zelf een alarm aflezen of horen en daarop actie ondernemen, zoals de leefstijl aanpassen of contact opnemen met een zorgverlener. De DOT-HF studie, waarbij akoestische alarmering bij patiënten werd ingeschakeld, werd vroegtijdig beëindigd vanwege het extreem oplopende zorggebruik. Ook was er sprake van veel vals-positieve alarmeringen, wat eveneens tot gevolg had dat het zorggebruik ten onrechte toenam[18]. Op dit ogenblik zijn er nog veel vraagtekens rond de waarde en de plaats van invasieve monitoring en zijn talrijke ontwikkelingen gaande om deze vorm van monitoring te optimaliseren.

Niet-invasieve telemonitoring

Bij deze vorm van telemonitoring verrichten de patiënten zelf een aantal metingen (bijvoorbeeld gewicht en bloeddruk) en de resultaten worden draadloos doorgegeven vanaf het huis van de patiënt naar de computer van een zorgverlener. Symptomen zoals kortademigheid en oedemen kunnen gemonitord worden door de patiënt dagelijks vragen te stellen, waarvan de antwoorden eveneens aan de zorgverlener worden doorgegeven. Er zijn diverse systemen voor dergelijke niet-invasieve monitoring beschikbaar met verschillende te meten gegevens, zoals bloeddruk, pols, gewicht en saturatie. Er zijn ook ontwikkelingen gaande om intra-thoracale impedantie niet-invasief te meten.

Voor- en nadelen en verwachtingen van eHealth

De verwachtingen van telemonitoring zijn hoog gespannen en komen niet altijd uit[19]. Zo is niet duidelijk welke patiënten gebaat zijn bij eHealth en welk systeem het beste past bij welk type patiënt. Een technisch struikelblok is dat de gegevens meestal niet kunnen worden ingelezen in bestaande patiëntenregistratiesystemen, met als gevolg dat de informatie niet of suboptimaal gedeeld wordt en slechts door een beperkt aantal zorgverleners wordt gezien. Ook ontbreekt in sommige gevallen de structurele financiering. Een ander probleem is de verdeeldheid onder de zorgverleners zelf, die de vrijheid hebben om telebegeleiding al dan niet in te zetten.

Tegelijkertijd ontbreekt op dit moment het eenduidige bewijs dat telemonitoring kosteneffectief is. Als men diverse kleine onderzoeken leest en combineert in een review, blijkt telemonitoring effectief in het verbeteren van sterfte, het verminderen van opnames wegens hartfalen en het verbeteren van kwaliteit van leven. De resultaten van grote gerandomiseerde studies zijn echter tot op heden niet eenduidig. Een Amerikaans onderzoek waaraan 1653 patiënten deelnamen, vond geen verschil in mortaliteit en ziekenhuisopnames voor hartfalen bij recent ontslagen patiënten met hartfalen[20]. In Nederland vond onderzoek naar telebegeleiding bij hartfalen plaats aan de universiteit van Maastricht. Hieraan namen 382 patiënten deel, van wie er 197 werden voorzien van een Health Buddy®. Dit onderzoek liet 44% minder opnames voor hartfalen zien, wat echter een niet-significant verschil was. Ook werden een verbeterde ziektespecifieke kennis, een verbetering van de zelfzorg en een gunstig effect op het voorkomen van depressie waargenomen. Er werd geen verschil gemeten voor therapietrouw, kwaliteit van leven en kosten[21-23].

Dat begeleiding op afstand in de toekomst een steeds grotere rol zal spelen lijkt onvermijdelijk. Het is op dit ogenblik niet helder welk systeem het meest geschikt is; de zorgvraag, de doelstelling en de organisatie van de zorg zijn leidend bij de keuze van het systeem. Er zijn nog veel onduidelijkheden over het al dan niet inzetten van zogenoemde callcenters of het direct terugvoeren van de gegevens naar de hartfalenpolikliniek, de huisartsenpraktijk of de patiënt zelf. Ook het gebruik van smartphones en iPads, apps en andere digitale hulpmiddelen lijkt veelbelovend en wordt volop ontwikkeld en geëvalueerd.

12.3 De rol van het hartfalenteam

Een multidisciplinaire benadering van patiënten met hartfalen blijkt het meest effectief[25], maar de optimale samenstelling van een multidisciplinair team staat niet vast en kan op diverse manieren worden ingevuld. Dit wisselt per centrum en is afhankelijk van de lokale organisatie, de aanwezige expertise en middelen, maar ook van de behoefte van de patiëntenpopulatie.

12.3 · De rol van het hartfalenteam

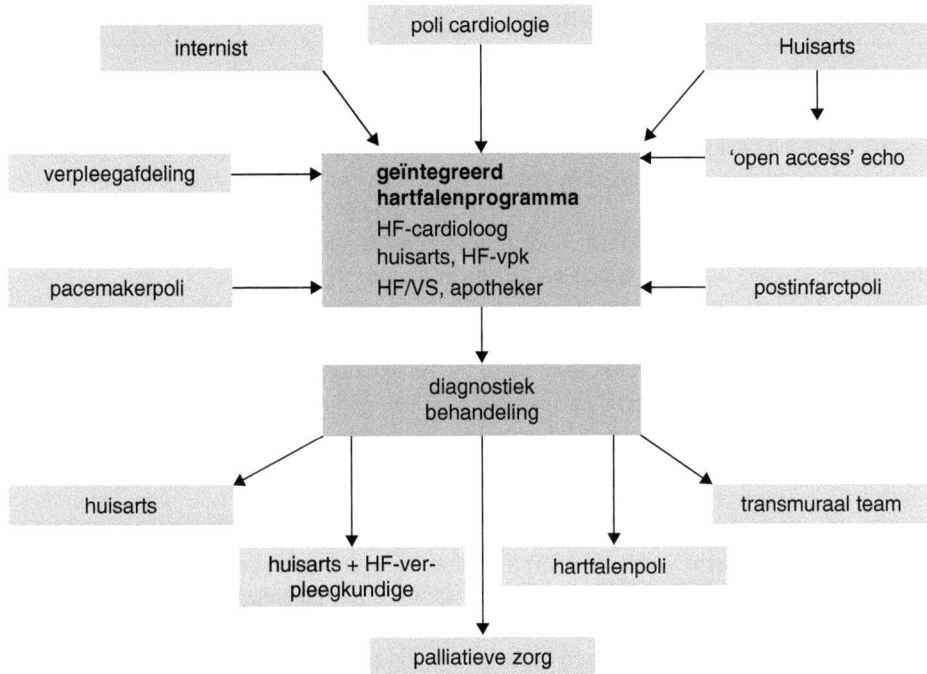

Figuur 12.1 Voorbeeld van een geïntegreerd hartfalenzorgprogramma, beschouwd vanuit de organisatie van zorg[28]

Goede gesprekstechnieken en communicatieve vaardigheden zijn belangrijk voor optimale begeleiding en bejegening van de chronisch zieke patiënt. Het is aan te bevelen dat een gemeenschappelijke communicatietechniek wordt gehanteerd om zowel de onderlinge communicatie als de communicatie met de patiënt te standaardiseren en problemen van communicatieve aard te voorkomen.

In sommige centra bestaat het multidisciplinair hartfalenteam uit een cardioloog en een hartfalenverpleegkundige, andere teams betrekken tevens een fysiotherapeut, een diëtist, een psycholoog en andere paramedici, zij het soms in wisselende combinaties. Er is geen duidelijke taakomschrijving van ieder teamlid, maar als uitgangspunt kan worden gesteld dat elke expertise die nodig is om tegemoet te komen aan de aanbevolen componenten van een zorgprogramma (fig. 12.1), in het team vertegenwoordigd dient te zijn. De invulling van de taken kan echter per centrum verschillen[27].

Het is belangrijk dat de zorg wordt afgestemd op de individuele patiënt, wat kan betekenen dat de multidisciplinaire samenstelling individueel wordt bepaald en per patiënt kan verschillen.

In Nederland wordt de zorg voor patiënten met hartfalen ingevuld volgens de lokale mogelijkheden en afspraken. Aangezien de hartfalenverpleegkundige en de cardioloog de meest frequent betrokken zorgverleners zijn in het multidisciplinaire behandelingsteam, worden zij het eerst besproken. Vervolgens komen de overige betrokken disciplines in een hartfalenteam in alfabetische volgorde aan bod.

12.3.1 Hartfalenverpleegkundige

Sinds eind jaren negentig zijn in Nederland hartfalenverpleegkundigen betrokken bij de zorg voor patiënten met hartfalen, waarbij hun rol zich voor het eerst uitstrekte tot de polikliniek, waar voorheen enkel klinische zorg werd geleverd. De hartfalenverpleegkundige is een gespecialiseerde verpleegkundige die de opleiding tot hart- en vaatverpleegkundige met uitstroomprofiel hartfalen heeft gevolgd, of is een verpleegkundige met ruime ervaring in de hartfalenzorg die zich gespecialiseerd heeft door training *on-the-job*. Het afgelopen decennium zijn bovendien verpleegkundig specialisten aan de hartfalenzorg toegevoegd. De verpleegkundig specialist is een masteropgeleide verpleegkundige met als aandachtsgebied chronische aandoeningen. De rol van de hartfalenverpleegkundige is veelzijdig en omvat educatie en begeleiding van de patiënt en zijn naasten, ondersteuning van de zelfzorg, follow-up na ontslag en optimalisatie van de medische behandeling zoals het instellen op optimale medicatie. In de loop van de tijd en met het toenemen van de scholingsmogelijkheden zijn de taken van de hartfalenverpleegkundige uitgebreid met het uitvoeren van lichamelijk onderzoek en het voorschrijven van medicatie door de verpleegkundig specialist. De verpleegkundig specialist werkt zelfstandig en heeft op de afdeling soms de rol van afdelingsarts.

Verder kan verwacht worden dat verpleegkundigen steeds meer gaan werken met eHealth. Zorg via eHealth vraagt om aanscherping van aanwezige competenties. Omdat de verpleegkundige de patiënt niet ziet, kan het een uitdaging zijn zich een goed beeld van de situatie te vormen. Hiervoor zijn uitgebreide en intensieve ziektekennis en uitgebreide anamnestische en communicatieve vaardigheden nodig.

De huidige ontwikkeling om de zorg meer te laten plaatsvinden in en rondom de thuissituatie van de patiënt, betekent dat ook de gespecialiseerde zorgverlening zich verplaatst. Dit kan inhouden dat het werkveld van de hartfalenverpleegkundige wordt uitgebreid naar de eerste lijn of dat er een taak aan wordt toegevoegd, namelijk het fungeren als back-up voor de eerstelijns hulpverleners. Het belang van een goede samenwerking tussen de betrokken hulpverleners zal hierdoor toenemen.

12.3.2 Cardioloog

De cardioloog is verantwoordelijk voor diagnostiek en behandeling bij patiënten met hartfalen en heeft een rol in de meeste multidisciplinaire zorgprogramma's. Sommige centra hebben een gespecialiseerde hartfalencardioloog. In een aantal centra bestaat de mogelijkheid om naast de hartfalencardioloog ook andere gespecialiseerde cardiologen, zoals de interventie-, de ritme- en de pacemakercardioloog, te betrekken als de situatie daarom vraagt.

12.3.3 Apotheker

De bijdrage van de apotheker kan bestaan uit ondersteuning van professionals, zoals begeleiding en follow-up van de medicatieprescriptie, en educatie van de patiënt. Een Nederlands onderzoek naar de rol van de apotheker, uitgevoerd in twee centra in Tilburg, wees uit dat de betrokkenheid van de apotheker voorschrijffouten kan voorkomen. De apotheker beoordeelde de ontslagmedicatie van de patiënt voorafgaand aan ontslag uit het ziekenhuis en er was overleg met de cardioloog voorafgaand aan het vrijgeven van het recept aan de patiënt. Ook had de apotheker een rol bij het informeren van de patiënt, het bespreken van de medicatiebijwerkingen en het verstrekken van een medicatieoverzicht na ontslag. De betrokkenheid van de apotheker leidde tot een afname van het aantal voorschrijffouten met 58%[29].

Ook uit ander onderzoek bleek dat betrokkenheid van de apotheker kan leiden tot consequenter voorschrijven van ACE-remmers bij ontslag, minder medicatiefouten (vooral bij transitie van patiënten) en beter medicatiegebruik door patiënten[30,31].

De apotheker speelt een belangrijke rol in het voorkomen van medicatiefouten door de distributie van medicatie aan te passen aan de patiënt. Zo kunnen er medicijnweekdozen en baxters worden klaargemaakt waardoor de patiënt de medicatie niet meer zelf hoeft uit te zetten; dit kan medicatiefouten voorkomen.

Ook bij de thuisinfusie en bij patiënten met een *ventricular assist device* kan de apotheker een rol spelen[32].

12.3.4 Diëtist

In de Nederlandse richtlijn voor hartfalen wordt geadviseerd een voedingsdeskundige/diëtist in het hartfalenteam op te nemen. Ondanks een minder strikt vocht- en zoutbeperkt dieet dan voorheen is een optimaal voedingsadvies belangrijk, vooral bij onbedoeld gewichtsverlies en cachexie, complexe of meerdere diëten en overgewicht. Een Amerikaans onderzoek met 50 patiënten met hartfalen liet zien dat begeleiding door een diëtist resulteerde in een toename van de kennis over zoutbeperking, het lezen van etiketten en het beoordelen van de hoeveelheid zout in voeding[34]. Zie voor uitgebreidere informatie over voeding ▶ H. 8).

12.3.5 Ergotherapeut

In sommige centra wordt de patiënt tijdens het revalidatieprogramma in contact gebracht met de ergotherapeut. Deze helpt patiënten hun hartfalen in te passen in het dagelijks leven door adviezen te geven over energiemanagement, het verdelen van rust en inspanning en het vereenvoudigen van taken zodat deze minder energie kosten.

12.3.6 Fysiotherapeut

Deelnemen aan fysieke activiteiten is belangrijk om fysieke achteruitgang te voorkomen en de kwaliteit van leven te verbeteren. Bewegen, conditietraining, of deelname aan een hartfalenrevalidatieprogramma wordt aanbevolen voor alle patiënten met hartfalen[1]. De taak van de fysiotherapeut is hen een aangepast bewegingsprogramma aan te bieden (zie ▶ H. 9). Ondanks de overwegend gunstige studieresultaten is niet bij elk hartfalenteam een fysiotherapeut betrokken.

12.3.7 Huisarts

De huisarts speelt een belangrijke rol in het hele ziekteverloop van hartfalen en daarom is intensief contact tussen huisarts en tweede lijn van groot belang. Patiënten met hartfalen melden zich meestal eerst met hun klachten bij de huisarts, en vaak is het ook de huisarts die een belangrijke rol speelt in de laatste levensfase.

De populatie hartfalenpatiënten die door de huisarts wordt behandeld wijkt in grote lijnen af van de populatie die in de tweede lijn wordt behandeld. Patiënten in de eerste lijn zijn vaak ouder, hebben meer comorbiditeiten met inherent daaraan polyfarmacie, en vaak beperkte mogelijkheden voor verdere medische interventie. Bij nieuw gediagnosticeerde patiënten is er primair aandacht voor symptoombestrijding. Bovendien start de huisarts medicamenteuze therapie conform de richtlijnen en verwijst vervolgens al dan niet door naar de poli cardiologie of de hartfalenpoli voor verder onderzoek en/of behandeling(sadvies)[35]. De diagnostische mogelijkheden van de huisarts zijn de laatste jaren uitgebreid en vooral de mogelijkheid tot het laten bepalen van (pro)BNP biedt het voordeel dat de doorverwijzing er duidelijker door verloopt.

De huisarts wordt bij slechts 30% van de multidisciplinaire hartfalenprogramma's aangewezen als betrokkene op structurele basis[27]. De verwachting is dat patiënten na interventie en optimaliseren van de behandeling in toenemende mate zullen worden teruggewezen naar de eerste lijn, wat zal leiden tot een forse toename van het aantal patiënten met hartfalen dat wordt behandeld in de eerste lijn.

12.3.8 Maatschappelijk werker

De maatschappelijk werker kan een patiënt begeleiden in het omgaan met hartfalen in het dagelijks leven. Ook bij het aanvragen van hulpmiddelen, arbeids- en inkomensgerelateerde problemen kan deze hulpverlener een rol spelen.

12.3.9 Palliatieve zorg/palliatief team

Hartfalenzorgprogramma's richten zich vooral op de diagnostische fase, de behandelingsfase en de follow-up. Grote afwezige onder de fasen in het ziekteproces die standaard in een programma worden opgenomen, is het levenseinde. Patiënten met hartfalen ervaren bij het naderende levenseinde veel klachten waarop door betrokken zorgverleners geen adequate actie wordt ondernomen,[36]. Goede zorg voor de terminale patiënt wordt in geen van de hartfalenzorgprogramma's vermeld, en dit terwijl het bieden van de juiste zorg en aandacht tijdens het levenseinde zo enorm belangrijk is voor de patiënt, en voor zijn naasten bij het verwerken van het verlies. Op dit moment wordt palliatieve zorg nog vaak beschouwd als een bijzonder zorgaanbod, dat losstaat van de geleverde zorg en slechts in beeld komt wanneer de betrokken zorgverleners het naderende levenseinde als een probleem ervaren.

12.3.10 Praktijkondersteuner

De praktijkondersteuner is een verpleegkundige die is opgeleid voor werkzaamheden in de huisartsenpraktijk. De rol van praktijkondersteuners in de zorg voor hartfalen is nog niet onderzocht. Gezien de huidige ontwikkelingen zal hun betrokkenheid bij het programma in de toekomst verder toenemen. Praktijkondersteuners kunnen samen met de huisarts een grote rol spelen in de educatie en follow-up van de stabiele patiënt met hartfalen. Met betrekking tot de zorg voor de complexere patiënten kan de praktijkondersteuner samenwerken met de hartfalenpoli. Dit is afhankelijk van ervaring, deskundigheid en vaardigheden.

12.3.11 Psycholoog, psychiater en verpleegkundig specialist psychiatrie

Patiënten met een chronische aandoening zoals hartfalen hebben een verhoogde kans op het ontwikkelen van depressie. Om optimale zorg en behandeling te kunnen aanbieden is het belangrijk deze symptomen vroeg op te sporen[37]. De screening van depressie kan worden uitgevoerd door, onder andere, de hartfalenverpleegkundige. Een psycholoog kan een belangrijke taak hebben in het behandelen en begeleiden van patiënten met angst en depressie, daarnaast kunnen een psychiater en/of een verpleegkundig specialist psychiatrie worden betrokken. Bij patiënten met een ernstige depressie is het nodig dat medicatie wordt voorgeschreven. Ook bij angststoornissen kan medicatie worden voorgeschreven. In veel gevallen gebeurt dit door of op advies van een psychiater. In veel ziekenhuizen is een verpleegkundig specialist ziekenhuispsychiatrie aanwezig die een rol kan spelen bij het beoordelen van een ernstige depressie of een angststoornis. De verpleegkundig specialist kan ook medicatie voorschrijven.

12.3.12 Seksuoloog

De met regelmaat voorkomende seksuele problematiek en de impact daarvan vergen in sommige gevallen betrokkenheid van een seksuoloog in het hartfalenteam. Er zijn geen hartfalenstudies bekend waarbij een seksuoloog wordt ingezet of waarbij interventies op het vlak van seksuele problematiek door een hartfalenverpleegkundige of andere betrokken zorgverleners nader zijn onderzocht, maar eventuele doorverwijzing naar een seksuoloog wordt wel aanbevolen[38].

12.4 Professionele ontwikkeling van hartfalenverpleegkundige en verpleegkundig specialist

Toen in Nederland de eerste hartfalenpoliklinieken openden, gingen hartfalenverpleegkundigen bij elkaar op werkbezoek. Daarbij werd informatie mondeling overgedragen van de ene op de andere verpleegkundige, eventueel aangevuld met folders en protocollen. De werkgroep Hartfalen van de NVHVV (Nederlandse Vereniging voor Hart- en Vaatverpleegkundigen) heeft zich in het begin van het vorige decennium ingezet om de taken van de hartfalenverpleegkundige vast te leggen in een beroepsdeelprofiel. Dit beroepsprofiel heeft als basis gediend voor een professionele opleiding tot hart- en vaatverpleegkundige, die samen met de hogeschool Utrecht en de werkgroepen Revalidatie en Vasculaire Verpleegkunde van de NVHVV werd ontwikkeld. De opleiding biedt de mogelijkheid uit te stromen in een van drie profielen: vasculaire zorg, revalidatie en hartfalen. Sinds 2004 hebben 110 verpleegkundigen de opleiding afgerond, waarvan 65 met de uitstroommodule hartfalen.

Enkele jaren eerder werden door diverse hogescholen ook hbo-masteropleidingen aangeboden. De Master in Advanced Nursing Practice (MANP), de huidige verpleegkundig specialist (VS), die altijd een verpleegkundige achtergrond heeft, en de *physician assistant* (PA), die een verpleegkundige dan wel een paramedische achtergrond heeft. Op dit ogenblik werken ongeveer 50 physician assistants en 200 verpleegkundig specialisten in het veelal intramurale, cardiologische vakgebied, waaronder hartfalen valt.

In de Wet op de beroepen in de individuele gezondheidszorg (Wet BIG, artikel 36) is bepaald welke beroepsbeoefenaren UR-geneesmiddelen (UR = uitsluitend op recept) mogen voorschrijven. Van oudsher zijn dat artsen, tandartsen en verloskundigen die in het BIG-regis-

ter staan ingeschreven. Sinds 1 januari 2012 is door de minister van VWS, bij wijze van experiment, voor vijf jaar voorschrijfbevoegdheid toegekend aan de verpleegkundig specialist en de physician assistant. Medicatie mag worden voorgeschreven onder de volgende voorwaarden.
- Er is een diagnose gesteld door een arts, tandarts of verloskundige.
- De voorschrijver moet zich houden aan de medische standaarden en protocollen met betrekking tot het voorschrijven van geneesmiddelen.
- De voorschrijver schrijft alleen voor binnen het eigen deskundigheidsgebied.

Deze ontwikkelingen hebben er voor dezelfde periode toe geleid dat de hbo-masteropgeleide verpleegkundigen en paramedici het recht hebben een wettelijk beschermde titel te voeren.

Behalve het voeren van de beroepstitel brengt de inschrijving in het BIG-register ook met zich mee dat 1) de beroepsbeoefenaar de bevoegdheid krijgt om werkzaam te zijn op bepaalde gebieden van de individuele gezondheidszorg – de voorbehouden handelingen – en 2) daarbij onderworpen is aan het tuchtrecht.

In Nederland zijn de hartfalenverpleegkundigen georganiseerd binnen de NVHVV. Zowel in Europees verband als in Amerika zijn hartfalenverpleegkundigen actief in professionele organisaties. In Europa zijn de hartfalenverpleegkundigen binnen de European Society of Cardiology (ESC) (▶ http://escardio.org) georganiseerd in de CCNAP (Council for Cardiovascular Nursing and Allied Professionals) en in de HFA (Heart Failure Association). Deze organisaties organiseren activiteiten voor hartfalenverpleegkundigen (congressen, bijscholing) en hebben ook een Europees curriculum voor hartfalenverpleegkundigen ontwikkeld. In Amerika zijn de hartfalenverpleegkundigen georganiseerd in de AAHFN (American Association for Heart Failure Nurses). Dit is een zelfstandige organisatie die congressen en bijscholing organiseert en daarnaast patiëntenvoorlichtingsmateriaal ontwikkelt (▶ http://www.aahfn.org/).

12.5 Tot slot

De zorg voor patiënten met hartfalen kan op verschillende manieren georganiseerd worden, zowel intra-, extra- als transmuraal. Diverse disciplines hebben zitting in het hartfalenteam, afhankelijk van de behoeften van de individuele patiënt, de aanwezige middelen en de opleiding en expertise van betrokken hulpverleners. De afgelopen jaren is er veel gedaan om de hartfalenzorg te professionaliseren op zowel het gebied van beroepsontwikkeling en scholing als dat van hulpmiddelen om de zelfzorg van de patiënt te verbeteren, zoals diverse vormen van telemonitoring. Gezien de ontwikkelingen in de communicatietechnologie en de discussies binnen de verpleegkundige beroepsgroep, zijn ook de komende jaren nog veranderingen in de organisatie van zorg te verwachten.

Literatuur

1. CBO. Multidisciplinaire richtlijn Hartfalen, 2010. Beschikbaar via: ▶ https://www.nvvc.nl/media/richtlijn/96/MDR_Hartfalen_definitieve_versie_7juni2010.pdf.
2. ▶ http://www.cardss.nl/storage-downloads/programmatekst_Diseasemanagement_chronische_ziekten.pdf
3. Annema C, Luttik ML, Jaarsma T. Reasons for readmission in heart failure: Perspectives of patients, caregivers, cardiologists, and heart failure nurses. Heart & Lung: J Acute Crit Care. 2009;38(5):427–34.
4. Desai AS, Stevenson LW. Rehospitalization for heart failure: Predict or prevent? Circ. 2012;126:501–6.

Literatuur

5. McMurray JJ, Adamopoulos S, Anker SD, et al. ESC guidelines for the diagnosis and treatment of acute and chronic heart failure 2012: The Task Force for the Diagnosis and Treatment of Acute and Chronic Heart Failure 2012 of the European Society of Cardiology. Developed in collaboration with the Heart Failure Association (HFA) of the ESC. Eur J Heart Fail. 2012;14(8):803–69.
6. McAlister FA, Stewart S, Ferrua S, et al. Multidisciplinary strategies for the management of heart failure patients at high risk for admission: a systematic review of randomized trials. J Am Coll Cardiol. 2004;44(4):810–9.
7. Rich MW, Beckham V, Wittenberg C, et al. A multidisciplinary intervention to prevent the readmission of elderly patients with congestive heart failure. N Engl J Med. 1995;18:1190–5.
8. Takeda A, Taylor SJ, Taylor RS, et al. Clinical service organisation for heart failure. Cochrane Database Syst Rev. 2012;12:9.
9. Jaarsma T, Wal MH van der, Lesman-Leegte I, et al. Effect of moderate or intensive disease management program on outcome in patients with heart failure: Coordinating Study Evaluating Outcomes of Advising and Counseling in Heart Failure (COACH). Arch Intern Med. 2008;168(3):316–24.
10. Bruggink-André de la Porte PW, Lok DJ, Veldhuisen DJ van, et al. Added value of a physician-and-nurse-directed heart failure clinic: results from the Deventer-Alkmaar heart failure study. Heart. 2007;93:819–25.
11. Schou M, Gustafsson F, Videbaek L, et al. Extended heart failure clinic follow-up in low-risk patients: a randomized clinical trial (NorthStar). Eur Heart J. 2013;34:432–42.
12. Luttik ML, Jaarsma T, van Geel PP, Brons M, Hillege HL, Hoes AW, de Jong R, Linssen G, Lok DJ, Berge M, van Veldhuisen DJ. Long-term follow-up in optimally treated and stable heart failure patients: primary care vs. heart failure clinic. Results of the COACH-2 study. Eur J Heart Fail. 2014 Nov;16(11):1241–8.
13. Stewart S, Carrington MJ, Marwick TH, et al. Impact of home versus clinic-based management of chronic heart failure: the WHICH? (Which Heart Failure Intervention Is Most Cost-Effective & Consumer Friendly in Reducing Hospital Care) multicenter, randomized trial. J Am Coll Cardiol. 2012;60(14):1239–48.
14. Gommers W, Pol P van, Beijer M, et al. Trazohart als innovatief model voor transmurale zorg voor hartfalenpatiënten. Hart Bull. 2002;33:35–9.
15. Raad voor de Volksgezondheid en Zorg. E-health in zicht. Zoetermeer: RVZ: 2002. ► http://www.rvz.net/uploads/docs/Advies_-_Ehealth_in_zicht.pdf.
16. Small RS, Wickemeyer W, Germany R, et al. Changes in intrathoracic impedance are associated with subsequent risk of hospitalizations for acute decompensated heart failure: clinical utility of implanted device monitoring without a patient alert. J Card Fail. 2009;15(6):475–81.
17. Whellan DJ, Al-Khatib SM, Kloosterman EM, et al. Changes in intrathoracic fluid index predict subsequent adverse events: Results of the multi-site program to access and review Trending INformation and Evaluate CoRelation to Symptoms in Patients with Heart Failure Trila (PARTNERS HF). J Card Fail. 2008;14(9):799.
18. Veldhuisen DJ van, Braunschweig F, Conraads V, et al. Intrathoracic impedance monitoring, audible patient alerts, and outcome in patients with heart failure. Circulation. 2011;124:1719–26.
19. Vries AE de, Wal MH van der, Nieuwenhuis MM, et al. Health professionals' expectations versus experiences of internet-based telemonitoring: survey among heart failure clinics. J Med Internet Res. 2013;15(1):e4. doi:10.2196/jmir.2161.
20. Chaudhry SI, Mattera JA, Curtis JP, et al. Telemonitoring in patients with heart failure. N Engl J Med. 2010;363:2301–9.
21. Boyne JJ, Vrijhoef HJ, Spreeuwenberg M, et al. Effects of tailored telemonitoring on heart failure patients' knowledge, self-care, self-efficacy and adherence: A randomized controlled trial. Eur J Cardiovas Nurs. 2014;13(3):242–51.
22. Boyne JJ, Vrijhoef HJ, Crijns HJ, et al. Tailored telemonitoring in patients with heart failure. Results of a multicenter randomized controlled trial. Eur J Heart Fail. 2012;14(7):791–801.
23. Boyne JJ, Asselt AD van, Gorgels AP, et al. Cost-effectiveness analysis of telemonitoring versus usual care in patients with heart failure (the TEHAF-study). J Telemed Telecare. 2013;19(5):242–8.
24. Boyne JJ, Gorgels AP, Spreeuwenberg M, et al. Effects of telemonitoring on heart failure patients' quality of life and depression scores: a randomised controlled trial. ► http://www.thinkmind.org/index.php?view=article&articleid=etelemed_2014_2_30_40026.
25. Phillips CO, Singa RM, Rubin HR, et al. Complexity of program and clinical outcomes of heart failure disease management incorporating specialist nurse-led heart failure clinics. A meta-regression analysis. Eur J Heart Fail. 2005;7:333–41.
26. Sochalski J, Jaarsma T, Krumholz HM, et al. What works in chronic care management: the case of heart failure. Health Aff. 2009;28(1):79–89.
27. Jaarsma T. Health care professionals in a heart failure team. Eur J Heart Fail. 2005;7:343–49.

28. McDonagh TA, Blue L, Clark AL, et al; on behalf of the Heart Failure Association Committee on Patient Care. European Society of Cardiology Heart Failure Association Standards for delivering heart failure care. Eur J Heart Fail. 2011;13:235–41.
29. Eggink RN, Lenderink AW, Widdershoven JW, et al. The effect of a clinical pharmacist discharge service on medication discrepancies in patients with heart failure. Pharm World Sci. 2010;32:759–66.
30. Warden BA, Freels JP, Furuno JP, et al. Pharmacy-managed program for providing education and discharge instructions for patients with heart failure. Am J Health Syst Pharm. 2014;71(2):134–9.
31. Kripalani S, Roumie CL, Dalal AK, et al. Effect of a pharmacist intervention on clinically important medication errors after hospital discharge: a randomized trial. Ann Intern Med. 2012;157(1):1–10.
32. Ryder M, Murphy NF, McCaffrey D, et al. Outpatient intravenous diuretic therapy; potential for marked reduction in hospitalisations for acute decompensated heart failure. Eur J Heart Fail. 2008;10(3):267–72.
33. Cheng JW, Cooke-Ariel H. Pharmacists' role in the care of patients with heart failure: review and future evolution. J Manage Care Pharm. 2014;2(20): 206–13.
34. Neily JB, Toto KH, Gardner EB, et al. Potential contributing factors to noncompliance with dietary sodium restriction in patients with heart failure. Am Heart J. 2002;143:29–33.
35. NHG. Hartfalen Samenvattingskaart M51. Utrecht: Nederlands Huisartsen Genootschap: 2010. ▶ https://www.nhg.org/standaarden/samenvatting/hartfalen.
36. Janssen DJ, Spruit MA, Wouters AF, et al. Daily symptom burden in end-stage chronic organ failure: a systematic review. Palliat Med. 2008;22:938–48.
37. Anderson H, Ward C, Eardley A, et al. The concerns of patients under palliative care and a heart failure clinic are not being met. Palliat Med. 2001;15:279–86.
38. Steinke EE, Jaarsma T, Barnason SA, et al; on behalf of the Council on Cardiovascular and Stroke Nursing of the American Heart Association and the ESC Council on Cardiovascular Nursing and Allied Professions (CCNAP). Sexual counselling for individuals with cardiovascular disease and their partners: A consensus document from the American Heart Association and the ESC Council on Cardiovascular Nursing and Allied Professions (CCNAP). Eur Heart J. 2013, Jul 29 and Circulation. 2013, Jul 29.

Ethische aspecten van verpleegkundige zorg bij hartfalen

Pier Jaarsma

13.1 Inleiding – 230

13.2 Wat zijn ethische argumenten? – 231

13.3 Wat wordt verstaan onder verpleegkundige ethiek? – 232

13.4 Moreel redeneren vanuit principes of vanuit zorg? – 232
13.4.1 Het zorgethische perspectief – 232
13.4.2 Het principieel perspectief – 234

13.5 Stappenplan voor ethische reflectie – 237

13.6 Tot slot – 238

Literatuur – 238

> **Casus 1**
>
> De heer Veenstra (85 jaar) is al vijftien jaar onder behandeling van de cardioloog en heeft geregeld contact met de hartfalenverpleegkundige. De laatste maanden is hij echter te ziek om nog naar de hartfalenpoli te komen. Het afgelopen jaar is hij al vier keer opgenomen geweest in verband met verergering van de klachten. Met de huisarts heeft hij gesproken over verdere behandeling thuis. De heer Veenstra wil niet meer in het ziekenhuis worden opgenomen. De huisarts heeft hierover contact opgenomen met de cardioloog. Deze ging met het voorstel van de heer Veenstra akkoord. Ook zijn enige dochter en tevens voornaamste mantelzorger is door de heer Veenstra op de hoogte gesteld van zijn besluit.
>
> Op een zondagochtend komt een verpleegkundige om de heer Veenstra te helpen met wassen en aankleden. Zij vindt dat hij de afgelopen dagen erg benauwd geworden is. Zijn dochter spreekt de verpleegkundige later aan, buiten meneer Veenstra om. 'Dit kan toch zo niet langer,' zegt ze. 'U ziet toch ook wel dat hij heel erg lijdt. Hij moet nu naar het ziekenhuis. De vorige keer hebben ze hem daar ook goed ontwaterd en toen ging het wel weer goed met hem.' De verpleegkundige is het met de dochter eens en besluit de huisarts te bellen. De eigen huisarts is niet aanwezig, maar de dochter spreekt een medewerker van de huisartsenpost. Op basis van de beschrijving van de symptomen adviseert deze de heer Veenstra te laten opnemen en stuurt een ambulance. Als de ambulanceverpleegkundige voor het bed van de heer Veenstra staat, probeert hij nog wel te protesteren, maar door zijn benauwdheid geeft hij het al gauw op. Gedwee laat hij zich naar het ziekenhuis brengen. Daar wordt geprobeerd hem te ontwateren, maar dit lukt niet meer. Hij overlijdt drie dagen later op de hartbewaking.

13.1 Inleiding

Verpleegkundigen, hartfalenverpleegkundigen niet uitgezonderd, krijgen in hun beroepsuitoefening vroeg of laat te maken met ethisch problematische situaties. Hoe kunnen we te weten komen dat we te maken hebben met een ethisch dilemma? Een aanwijzing hiervoor kunnen we halen uit het feit dat een bepaalde situatie ons raakt, ons aan het hart gaat of ons bezighoudt. Soms denkt of zegt iemand: 'Dat *doe* je gewoon niet' of 'Zo *hoort* dat toch niet.' Dit kan een aanwijzing zijn voor de vraag of het wel ethisch is wat wij doen. In een iets andere formulering: 'Is het wel moreel verantwoord wat wij doen?' Een van de laatste argumenten die wij, als mensen of als verpleegkundigen, in een ethische discussie gebruiken, luidt: 'Dat is nu eenmaal tegen mijn principes.' In de meeste gevallen houdt daarmee de discussie op, omdat men verder niet kan benoemen om welke principes het precies gaat. Het argument komt vaak neer op het willen overbrengen van een sterk gevoel dat iets niet kan of niet mag, of niet zou moeten kunnen of mogen.

In de biomedische ethiek is in de afgelopen decennia een aantal *basisprincipes* geformuleerd die als grondslag kunnen worden gebruikt in een ethische discussie. In dit hoofdstuk zullen deze principes besproken worden als 'gereedschap' voor het kunnen analyseren van een ethisch problematische situatie. Na bestudering van dit hoofdstuk kan de lezer de casus van de heer Veenstra analyseren en aangeven om welk conflict tussen welke principes het in deze casus draait. Bovendien zal hij kunnen aangeven welk gewicht aan de principes in deze specifieke casus moet worden gegeven.

Sommige ethische probleemsituaties zullen door zelf een afweging te maken al kunnen worden opgelost. Dit wordt ook wel *intra*persoonlijk overleg genoemd. Voor andere ethische probleemsituaties zal het nodig zijn *inter*persoonlijk overleg te voeren met beroepsgenoten of andere hulpverleners. Dit kan het geval zijn wanneer bijvoorbeeld een patiënt met hartfalen volgens eigen zeggen meer last dan baat ondervindt van het gebruik van bètablokkers en aankondigt met het gebruik ervan te willen stoppen, tegen het advies van de behandelend cardioloog. De hartfalenverpleegkundige die dit hoort zal interpersoonlijk overleg gaan voeren met de patiënt en de behandelend cardioloog over de ontstane (moreel) problematische situatie. Het overleg zal voornamelijk draaien om drie ethische principes, die verderop worden besproken: het principe van weldoen (de 'baat' van de bètablokker), het principe van geen schade toebrengen (de 'last' van de bètablokker) en het principe van respect voor autonomie (de aankondiging te willen stoppen). Het uiteindelijke doel van het moreel overleg tussen de hartfalenverpleegkundige, de cardioloog en de patiënt is zorgvuldig de betekenis en het belang van de toepasbare principes in dit specifieke geval tegen elkaar af te wegen. Vanuit die afweging zal de verdere keuze voor behandeling worden gemaakt.

Dit hoofdstuk wil hartfalenverpleegkundigen ondersteunen in het leveren van een zinvolle bijdrage aan de oplossing van morele problemen in de zorg voor patiënten met hartfalen. Hiervoor is het noodzakelijk systematisch en fundamenteel te kunnen redeneren. Naast kennis over communicatieve vaardigheden zullen hartfalenverpleegkundigen kennis moeten hebben van ethische principes. Aan de hand van een aantal casussen wordt de lezer stof tot nadenken gegeven. De beschreven casussen hebben geenszins de pretentie uitputtend te zijn voor wat betreft de morele problematiek rondom de zorg voor patiënten met hartfalen. Het zijn slechts voorbeelden waaraan verpleegkundigen zich kunnen spiegelen wanneer zij geconfronteerd worden met een moreel problematische situatie.

Het is ook niet de bedoeling geweest om in dit hoofdstuk stelling te nemen met betrekking tot ethische vraagstukken. Hartfalenverpleegkundigen kunnen die morele keuzes per situatie zelf maken, dan wel een betekenisvolle bijdrage leveren aan een moreel besluitvormingsproces. Het is wel belangrijk dat morele oordeelsvorming op een zorgvuldige manier gebeurt. Daarbij moet gebruik worden gemaakt van argumenten die niet enkel zijn gebaseerd op emoties, maar op fundamentele morele inzichten.

13.2 Wat zijn ethische argumenten?

Wat onderscheidt ethische argumenten van gewone argumenten? In de traditionele ethische theorieën worden ten minste drie kenmerken onderscheiden die van een argument een ethisch argument maken of die van een probleem een ethisch probleem maken. Deze zijn:
1. Het voorschrijvende karakter: 'Wat *behoort* men te doen of wat *behoort* er te gebeuren?' Dit wordt ook wel de *prescriptiviteit* van ethische uitspraken genoemd, in tegenstelling tot de *descriptiviteit* van wetenschappelijke uitspraken: 'Wat doet men of wat gebeurt er?'
2. Het meer algemene karakter: het argument geldt voor iedereen die in gelijke omstandigheden verkeert. Met andere woorden: ethische argumenten moeten *universaliseerbaar* zijn.
3. Het grote sociale belang. Wanneer bijvoorbeeld een dementerende patiënt met hartfalen bij het aantrekken van steunkousen door een verpleeghulp als een kind wordt behandeld, kunnen hiertegen ethische argumenten worden aangevoerd, verwijzend naar respectvolle bejegening. De respectvolle bejegening van oudere patiënten wordt van groot sociaal belang geacht.

13.3 Wat wordt verstaan onder verpleegkundige ethiek?

Allereerst gaat het bij verpleegkundige ethiek om dat deel van het ethisch handelen dat alleen door verpleegkundigen wordt uitgevoerd en beoordeeld. Verpleegkundigen kunnen op dat gebied ethisch autonoom worden genoemd, omdat het gebaseerd is op een eigen specifieke beroepsverantwoordelijkheid. Het wel of niet sluiten van een bedgordijn vanuit privacyoverwegingen is een voorbeeld uit het autonome ethische domein van verpleegkundigen. Daarnaast bestaan er ook handelingen waarbij verpleegkundigen meer indirect betrokken zijn en waarbij ze, al is het maar voor hun eigen gemoedsrust, tot een goed ethisch oordeel moeten komen. Soms kan er geen sprake zijn van ethische autonomie van verpleegkundigen, maar ook niet van ethische autonomie van artsen. Het gaat dan bijvoorbeeld om beslissingen rond het levenseinde in het ziekenhuis of thuis. Goed overleg tussen alle betrokken disciplines, bijvoorbeeld bij een beslissing om te 'abstineren', is hier van groot belang. Verpleegkundigen treden hierbij op als 'advocaat' van de patiënt en ondersteunen de patiënt in het realiseren van diens morele rechten.

Morele problemen in de gezondheidszorg worden vaak vanuit een medisch perspectief beschreven. Toch bestaat er ook veel ethische literatuur met een verpleegkundig perspectief. Dit is niet zo verwonderlijk, aangezien verpleging een morele activiteit *per se* is. Over het algemeen worden morele problemen niet gekoppeld aan bepaalde ziektebeelden, maar dit vormt geen belemmering voor het bespreken van ethisch relevante aspecten voor het ziektebeeld hartfalen.

13.4 Moreel redeneren vanuit principes of vanuit zorg?

Binnen de verpleegkundig ethische literatuur bestaat er onduidelijkheid over de meest geschikte methode voor verpleegkundigen om ethische problemen aan te pakken. Er heeft zich een discussie afgespeeld tussen voorstanders van het principiële perspectief en voorstanders van de ethiek van zorg. De eersten pleiten voor een benadering aan de hand van principes, terwijl de laatsten redeneren vanuit het particuliere, concrete, contextuele en relationele perspectief van de patiënt. In dit hoofdstuk worden beide perspectieven besproken en wordt een combinatie ervan bepleit voor de verpleegkundige praktijk. Beide perspectieven dragen bij aan het nemen van een beslissing bij een verpleegkundig ethisch probleem. Ze kunnen beter beschouwd worden als complementair dan als competitief. De zorgvuldigheid vereist dat het zorgethische perspectief altijd voorafgaat aan een morele beslissing geformuleerd vanuit het principiële perspectief.

13.4.1 Het zorgethische perspectief

Om morele problemen op te lossen is het noodzakelijk het onderliggende principiële conflict in een situatie in kaart te brengen, bijvoorbeeld een conflict tussen de morele principes 'weldoen' en 'respect voor autonomie'. Het uitsluitend redeneren vanuit een principieel conflict laat echter te veel weg. Bepaalde moreel relevante omstandigheden in een situatie, de morele context, kunnen van belang zijn voor het uiteindelijke morele oordeel. Verpleegkundigen moeten alle eigenschappen van de situatie onderzoeken op hun morele relevantie. In de ethiek wordt dit ook wel het *holistische vereiste* genoemd. Met andere woorden: verpleegkundigen moeten oog hebben voor de *context* van een bepaald principieel dilemma en zich niet blind staren op morele principes.

Zorgethiek is hierbij een belangrijk hulpmiddel. In een zorgethische benadering ligt de nadruk op interpersoonlijke relaties en context. Aangezien principiële benaderingen dit aspect veronachtzamen, is het noodzakelijk een zorgethisch perspectief aan het morele besluitvormingsproces vooraf te laten gaan. In de ethiek van zorg wordt uitgegaan van een mensvisie waarin kwetsbare afhankelijkheid en zelfredzame autonomie essentiële aspecten van het menselijk bestaan zijn. Dit in tegenstelling tot de heersende ethische theorieën waarin mensen uitsluitend als onafhankelijk worden beschouwd. Mensen gaan tijdens hun leven door verschillende gradaties van afhankelijkheid en onafhankelijkheid, van autonomie en kwetsbaarheid.

Het zorgen is een activiteit waarbij behoeften van anderen het uitgangspunt vormen voor wat er gedaan moet worden. Bij zorg kunnen we vier dimensies onderscheiden.

1. Het 'betrokken zijn op' of 'oog hebben voor' situaties waarin zorg nodig is. Het ethische onderscheidingsvermogen dat hiermee samenhangt, is: aandachtige betrokkenheid.
2. Het 'ervoor zorgen dat' of 'zorg dragen voor'. Deze dimensie krijgt in de zorgsector meestal gestalte in leidinggevende functies. Het ethische onderscheidingsvermogen dat hiervoor moet worden ontwikkeld, is: het zich verantwoordelijk stellen.
3. Het 'directe zorgen'. De zorggever staat in direct contact met de concrete behoeften aan zorg. Het ethisch onderscheidingsvermogen en de vaardigheid die hiermee samenhangt, is: competentie. Competentie verwijst niet alleen naar professionele competentie, maar ook naar competentie in menselijk opzicht, naar de morele kwaliteiten die nodig zijn om zorg goed te geven (morele competentie).
4. Het 'ontvangen van zorg'. De ontvanger speelt bij de beoordeling van de gegeven zorg een grote rol. Het ethisch onderscheidingsvermogen dat de zorgontvanger zou moeten hebben, is de bereidheid om de eigen zorgbehoeften adequaat te interpreteren.

De ethiek van zorg stelt dat concrete morele keuzes gebaseerd zijn op zorg en verantwoordelijkheid binnen persoonlijke relaties. Bijvoorbeeld de keuze tussen 'ja' en 'nee' op de vraag: 'Is het moreel aanvaardbaar om er tegen de wil van de heer Veenstra voor te zorgen dat hij wordt opgenomen in het ziekenhuis?' De zorgbenadering geeft emotionele betrokkenheid een belangrijke morele plaats. Zonder deze betrokkenheid kunnen we niet goed geïnformeerd worden over de gevoelens en gedachten van iemand anders, bijvoorbeeld die van de heer Veenstra uit casus 1, en evenmin kunnen wij zijn ervaringen begrijpen.

In de nu volgende casus komt heel duidelijk de emotionele betrokkenheid van de verpleegkundigen bij het wel en wee van de patiënt voor het voetlicht en de rol die deze betrokkenheid speelt bij hun (verschillende) standpunten in het morele besluitvormingsproces over het al dan niet honoreren van de wens van een patiënt om zijn ICD uit te schakelen.

Casus 2

De heer Van der Velde is een 60-jarige man die al tien jaar hartfalen heeft op basis van een cardiomyopathie. De laatste vier tot vijf jaar zijn de symptomen toegenomen. Hij is getrouwd en vader van twee zonen, van wie de jongste het afgelopen jaar is overleden aan hartfalen op basis van cardiomyopathie, terwijl hij op de wachtlijst stond voor een harttransplantatie. De heer Van de Velde is geboren en getogen in Friesland, maar woont sinds zijn zestiende in een klein dorpje in Zuid-Limburg.

De heer Van de Velde is het afgelopen jaar een aantal keer opgenomen geweest op de afdeling cardiologie en is ook een bekend gezicht op de hartfalenpoli. Op de hartfalenpoli controleert de verpleegkundige regelmatig zijn lichamelijke toestand en past zo nodig de medicamenteuze en niet-medicamenteuze behandeling aan. De heer Van de Velde heeft veel problemen met het trouw volgen van de leefregels en hij haat alle regels die hem, zoals hij het zegt, 'belemmeren om te leven'. Acht jaar geleden kreeg hij een interne cardiodefibrillator (ICD) voor behandeling van zijn ventrikeltachycardieën die een paar maal overgingen in ventrikelfibrilleren. In de afgelopen twee jaar gaf de ICD een aantal keren een alarmsignaal. Dit was een erg traumatische ervaring voor de heer Van de Velde. Hij moest dan naar het ziekenhuis om opnieuw te worden ingesteld op medicijnen. De hartfalenverpleegkundige en de heer Van de Velde kunnen goed met elkaar opschieten omdat ze samen zo nu en dan Fries praten. Zij weet dat hij een hekel aan de leefregels heeft, maar ze probeert hem altijd te motiveren en zijn ziekte zo veel mogelijk in te passen in zijn dagelijks leven.

Mevrouw Van de Velde zorgt goed voor haar man, maar heeft soms wel moeilijkheden met zijn stemmingswisselingen na een ICD-ontlading, een heropname of klachten over medicijnen en dieet. Tijdens de meest recente opname in verband met hartfalen duurde het een halfuur voordat de ICD-schokken konden worden gestopt en het kostte meer dan tien dagen om de heer Van de Velde te stabiliseren. Hij werd opgenomen op de afdeling cardiologie, waar de verpleegkundigen hem goed kennen. Tegen hen ventileerde hij een aantal keren zijn gevoelens van onmacht en frustratie en zijn verlangen naar een rustig levenseinde. 'Zo kan dit niet langer. Ik wil niet meer al die leefregels, al die pillen slikken en die vervelende elektrische schokken.' De heer Van de Velde heeft bij de behandelend cardioloog al enkele keren het verzoek geuit de ICD uit te zetten. De cardioloog vergewist zich ervan dat er geen depressie in het spel is en besluit vervolgens de wens van de heer Van de Velde met het verpleegkundige team te bespreken. Hierbij is ook de hartfalenverpleegkundige aanwezig. Zij is verontwaardigd: 'Ik ken hem al jaren en weet dat hij het moeilijk heeft met alle leefregels, maar ik weet ook dat hij nog zo graag eens naar Friesland zou willen gaan. We kunnen hem hier en nu toch niet *dood* laten gaan.' Sommige van de verpleegkundigen zijn het niet met haar eens. 'Wij kennen meneer Van de Velde ook heel lang en we hebben hem langzamerhand steeds meer achteruit zien gaan. We weten dat het maar een paar dagen zal duren voordat hij opnieuw wordt opgenomen, en dat wil hij nu juist niet meer. Wij weten hoe belangrijk dat voor hem is, want wíj horen hem 's nachts huilen.' Na lang wikken en wegen wordt besloten de wens van de heer Van de Velde te respecteren en de ICD uit te schakelen. Hij krijgt een wensdieet en overlijdt na vier dagen op de afdeling.

13.4.2 Het principieel perspectief

De meest gangbare theorie in de biomedische ethiek van de afgelopen jaren is een ethiek van principes. Bij ethische principes gaat het om kernachtige samenvattingen van basale ethische opvattingen over hoe mensen met elkaar *behoren* om te gaan. In de biomedische ethiek worden vaak vier principes onderscheiden.
1. Het principe van geen schade toebrengen: 'Men behoort elkaar geen schade toe te brengen.'
2. Het principe van weldoen: 'Men behoort goed te doen en het goede te bevorderen.'
3. Het principe van respect voor autonomie: 'Men behoort de eigenheid en uniciteit en vooral de eigen keuze van anderen zo veel mogelijk te respecteren.'
4. Het principe van rechtvaardigheid: 'Men behoort iedereen gelijk te behandelen en medische en verpleegkundige zorg op een eerlijke manier te verdelen.'

Deze principes – respect voor autonomie, weldoen, geen schade toebrengen en rechtvaardigheid – zijn ontleend aan een gemeenschappelijke moraal die gebaseerd is op sociale belangen en historische traditie. Hun kracht ligt in het verduidelijken en structureren van concrete gevallen, waardoor het maken van een concrete afweging in deze concrete gevallen mogelijk wordt. Bijvoorbeeld, in casus 2 wordt ruwweg een afweging gemaakt tussen 'weldoen' (de ICD aan laten staan) en 'respect voor autonomie' (de ICD uitschakelen). Bij dergelijke afwegingen staat voorop dat het ene principe niet bij voorbaat belangrijker is dan het andere. Principes stellen ons in staat meer afstand te nemen van de subjectieve aspecten van een situatie, waardoor we een duidelijker zicht krijgen op de belangrijkste aspecten en een meer beredeneerde beslissing kunnen nemen. Dit voorkomt ook dat de ethische besluitvorming door persoonlijk vooroordeel wordt beïnvloed. Het herkennen van principes is echter niet genoeg om een kant-en-klare beslissing te kunnen nemen. Hun voornaamste kracht ligt namelijk in het in kaart brengen van de moeilijkheid en niet zozeer in de oplossing van het probleem.

Wat is rechtvaardig?

Verpleegkundigen nemen dagelijks beslissingen die te maken hebben met het principe van rechtvaardigheid. Waarom neemt een verpleegkundige bijvoorbeeld meer tijd voor een bepaalde patiënt, wetende dat hij hierdoor andere patiënten minder aandacht kan geven, die dat misschien wel willen of nodig hebben? Verdient een stervende patiënt meer tijd van de verpleegkundige dan iemand die net te horen heeft gekregen dat hij hartfalen heeft? Zijn de behoeften van een bedlegerige patiënt die om een po vraagt, groter dan die van een patiënt die met iemand wil praten over zijn geplande harttransplantatie?

Het probleem van verpleegkundigen is dat ze vaak niet genoeg tijd hebben om aan iedere vraag of behoefte te voldoen. Ze moeten prioriteiten stellen. Belangrijk in de keuze is vaak de urgentie van de behoefte. De behoeften van een patiënt in een levensbedreigende situatie zijn acuter dan die van een patiënt in een niet-levensbedreigende situatie. Op dezelfde manier is de behoefte van een patiënt aan een po urgenter dan de behoefte van een patiënt die zijn angsten wil bespreken. Natuurlijk zijn niet alle keuzen zo duidelijk als deze. Vaak moeten verpleegkundigen hun tijd verdelen tussen patiënten met min of meer gelijke urgentie in hun behoeften. De verpleegkundige op een verpleegafdeling komt regelmatig een situatie tegen waarbij twee of meer patiënten tegelijkertijd de aandacht vragen. Ook wanneer er schaarste is in gezondheidszorgvoorzieningen, treden er rechtvaardigheidsvraagstukken op. Hoe kan er een rechtvaardige verdeling plaatsvinden van bijvoorbeeld harttransplantaties? De materiële invulling van het principe van rechtvaardigheid kan op de volgende gronden gebeuren:
- aan ieder persoon een gelijk deel
- aan ieder persoon naar behoefte
- aan ieder persoon naar contributie
- aan ieder persoon naar verdienste
- aan ieder persoon naar inspanning
- aan ieder persoon volgens het vrijemarktprincipe.

Elk van deze materiële invullingen van het principe van rechtvaardigheid is slechts een vuistregel. Het gewicht dat aan een of meer van deze vuistregels moet worden toegekend, hangt af van de specifieke omstandigheden. In de casus van de heer De Graaf (casus 3) treden er conflicten op tussen verschillende materiële invullingen van het principe van rechtvaardigheid. De relevantie van deze casus voor verpleegkundigen is dat zij als 'advocaat van de patiënt' de belangen van de patiënt zo goed mogelijk moeten verdedigen. Daardoor bevinden zij zich in een lastige positie, omdat ze ook geconfronteerd worden met instellingsbeleid en met wensen of beslissingen van individuele artsen. Deze spanning kan soms leiden tot loyaliteitsconflicten. Het morele probleem in onderstaande casus kunnen we als volgt formuleren: is het hanteren van exclusie vanwege ernstig overgewicht in dit geval wel rechtvaardig?

Casus 3

De heer De Graaf (71 jaar), gepensioneerd cardioloog, is opgenomen op de afdeling cardiologie met asthma cardiale. Vrij snel na zijn pensionering werd hij getroffen door een groot hartinfarct en in de afgelopen jaren heeft hij hartfalen ontwikkeld. De heer De Graaf heeft altijd interesse behouden voor de technologische vooruitgang op het gebied van cardiologie. Hij weet dat patiënten met hartfalen eventueel in aanmerking kunnen komen voor een harttransplantatie. Tijdens de visite vraagt de hij naar de mogelijkheden voor harttransplantatie. De behandelend arts moet hem echter tot zijn spijt meedelen dat hij daarvoor niet in aanmerking komt in verband met langdurig ernstig overgewicht. De heer De Graaf ontsteekt daarop in woede en eist een transplantatie. 'Dit is discriminatie,' roept hij. 'Ik heb hier tientallen jaren gewerkt, ik probeer al jaren af te vallen en dat lukt gewoon niet. Jullie zijn me echt wel wat verschuldigd, dacht ik zo!'

Weldoen of schaden?

Een kort voorbeeld kan verduidelijken hoe de principes van weldoen en geen schade berokkenen met elkaar in conflict kunnen zijn. Een verpleegkundige van de GGD wordt ingezet bij het vaccineren van kinderen tegen meningitis. Ze weet dat ze de kinderen pijn zal moeten doen, wat in strijd is met het principe van geen schade berokkenen. Aan de andere kant weet ze dat inenting de kinderen beschermt tegen een mogelijke besmetting met de meningitisbacterie, wat in overeenstemming is met het principe van weldoen. In de meeste gevallen zal het duidelijk zijn dat er veel meer waarde moet worden gehecht aan het principe van weldoen dan aan het principe van geen schade berokkenen. Er kunnen echter ook situaties voorkomen waarin deze afweging veel minder gemakkelijk kan worden gemaakt, zoals de volgende casus laat zien.

Casus 4

Mevrouw Walstra (75 jaar) heeft twee jaar geleden een hartinfarct gehad. Vorig jaar kreeg ze een tweede infarct en sindsdien heeft ze symptomen van hartfalen: oedemateuze benen en kortademigheid. Door het oedeem zijn open wonden ontstaan die thuis door de wijkverpleging dagelijks moeten worden verbonden. Mevrouw Walstra is al een aantal jaren depressief door een onvoldoende verwerkte traumatiserende gebeurtenis uit haar verleden. Ze wordt opgenomen op de afdeling cardiologie. Daar wordt zij ingesteld op het gebruik van bètablokkers. Tijdens het verbinden van de wond vertelt zij de verpleegkundige dat ze liever morgen gewoon doodgaat dan dat ze nog een paar jaar zou moeten leven met die nare bètablokkers. 'In plaats van beter voel ik me nu veel slechter.' De verpleegkundige vertelt haar dat ze er uiteindelijk vast beter van kan worden. Tegelijkertijd vraagt de verpleegkundige zich echter af of het wel goed is om mevrouw Walstra dit allemaal nog aan te doen.

Autonomie respecteren of weldoen?

Een goed voorbeeld van hoe het principe van weldoen en het principe van respect voor autonomie met elkaar in conflict zijn, is het geven van een behandeling of het geven van verpleegkundige zorg aan een patiënt zonder voorafgaande toestemming van die patiënt. Wanneer een patiënt bij kennis is en volledig wilsbekwaam, dan is het in veel gevallen duidelijk dat er meer waarde aan het principe van respect voor autonomie dan aan het principe van weldoen moet worden toegekend. Maar er komen ook situaties voor waarin het niet zo heel snel duidelijk is welk principe, respect voor autonomie of weldoen, het zwaarst moet wegen.

> **Casus 5**
>
> De heer Van Zomeren (85 jaar) is voor de vijfde keer opgenomen met toename van klachten van hartfalen. Bij ontslag na de vorige opname werd hem uitgelegd dat het belangrijk was om niet te veel zout te gebruiken. Bij navraag blijkt echter dat regelmatig een extra kopje bouillon neemt. Bovendien neemt zijn dochter driemaal per week een zout harinkje voor hem mee, omdat pa dat zo graag lust. De verpleegkundige legt de patiënt uit dat het zout ervoor zorgt dat het lichaam te veel vocht vasthoudt en dat dat de oorzaak zou kunnen zijn van de ziekenhuisopname. De heer Van Zomeren reageert echter vrij onverschillig op de boodschap van de verpleegkundige. Hij zegt: 'Als ik mijn harinkjes niet meer mag hebben, dan hoeft het van mij allemaal niet meer.' De verpleegkundige vreest dat het niet zal blijven bij deze ene heropname en belt 's middags de dochter van de heer Van Zomeren. Ze legt haar het hele probleem voor. Al gauw zijn ze het erover eens dat het beter is als de dochter geen zoute harinkjes meer voor haar vader meeneemt en het potje bouillon uit zijn kast wordt gehaald.

13.5 Stappenplan voor ethische reflectie

Wanneer men een moreel problematische situatie tegenkomt, dan kan het handig zijn het probleem met behulp van een stappenplan te analyseren en op te lossen. Dat wil niet automatisch zeggen dat alle ethische problemen gemakkelijk zijn op te lossen. In het geval van echte morele dilemma's, dat wil zeggen wanneer voor beide keuzemogelijkheden in een bepaalde situatie (bijvoorbeeld: wel of geen euthanasie) even zwaarwegende argumenten kunnen worden aangevoerd, zal de keuze het moeilijkst te maken zijn. Toch is het doorlopen van een goed afwegingsproces te verkiezen boven een ondoorzichtige en onverantwoorde gevoelsmatige keuze. Het stappenplan voor ethische reflectie, dat bekend staat als de Utrechtse methode, bestaat uit drie fasen: explicitering, analyse en afweging van principes. Het zorgethisch perspectief, dat voorafgaat aan een principiële afweging, kan worden gezien als vervlochten met onderstaande fasen.

Fase 1: explicitering

In de eerste fase wordt geprobeerd het concrete morele probleem onder woorden te brengen, te expliciteren. Dit gebeurt door het stellen van een concrete vraag. Bij casus 3 is het concrete morele probleem dus niet 'is het hanteren van het exclusiecriterium 'ernstig overgewicht' rechtvaardig?', maar wel 'is het hanteren van het exclusiecriterium 'ernstig overgewicht' in het geval van de heer De Graaf rechtvaardig?'. Ook zal duidelijk moeten worden welke keuzemogelijkheden er in de casus open staan.

Fase 2: analyse

In de tweede fase wordt geanalyseerd wie bij het morele probleem betrokken zijn en welke principes relevant zijn. Bij het beoordelen van een moreel probleem moet zo veel mogelijk rekening worden gehouden met de gezichtspunten van alle betrokkenen. Dit wordt ook wel een streven naar 'al-partijdigheid' genoemd. Morele problemen in de gezondheidszorg worden vaak gekenmerkt door een spanning tussen het principe van weldoen en het principe van respect voor autonomie. Ook bevindt het handelen van hulpverleners zich vaak in een principieel spanningsveld tussen 'weldoen' en 'geen schade berokkenen'. Vooral artsen en verpleegkundigen moeten er voortdurend op bedacht zijn dat behandelen niet ontaardt in mishandelen. In casus 2 bijvoorbeeld, kunnen arts en verpleegkundigen reflecteren over de vraag of het veelvuldige ontladen van de ICD in het geval van de heer Van de Velde geen vorm van mishandeling is.

Fase 3: afweging van principes

In de derde en laatste fase van de morele reflectie wordt geprobeerd een antwoord te krijgen op de vraag: wat is de betekenis van de principes in deze specifieke casus en welk gewicht moet aan de principes in dit specifieke geval worden toegekend (afweging van principes)? Wanneer het antwoord op deze vraag geformuleerd is, volgt nog de logische keuze voor de bijbehorende (be)handeling. In het specifieke geval van de heer Van de Velde (casus 2) bijvoorbeeld, hecht het zorgteam meer belang aan het principe 'respect voor autonomie' dan aan het principe 'weldoen'. In dit geval is de logische keuze voor de bijbehorende (be)handeling dan ook het uitschakelen van de ICD.

13.6 Tot slot

Bij het zorgen voor patiënten met hartfalen kunnen verpleegkundigen te maken krijgen met ethische keuzes die niet gemakkelijk te maken zijn. Op het eigen verpleegkundige terrein worden verpleegkundig ethische besluiten genomen (wie krijgt welke zorg?), maar ook in de brede multidisciplinaire context is de (hartfalen)verpleegkundige een belangrijke morele speler met een onontbeerlijk perspectief.

Kennis en begrip van ethische principes (respect voor autonomie, weldoen, geen schade toebrengen, rechtvaardigheid) is belangrijk om de rol van 'advocaat' van de patiënt goed te kunnen vervullen. Het kunnen benoemen van de relevante conflicterende principes in een casus en het vervolgens afwegen van hun respectievelijke belang is echter niet voldoende. Het kunnen innemen van een zorgethisch perspectief, met oog voor relationele verantwoordelijkheden, gaat hieraan vooraf. Alleen met een dergelijke holistische benadering, die zowel ruimte geeft aan een zorgethisch perspectief als aan een meer traditioneel principieel ethisch perspectief, kunnen we komen tot een zorgvuldige en samenhangende verpleegkundig ethische praktijk voor patiënten met hartfalen.

Literatuur

1. Beauchamp TL, Childress JF. Principles of biomedical ethics (7th edition). New York: Oxford University Press; 2013.
2. Cooper MC. Principle-oriented ethics and the ethics of care: a creative tension. Adv Nurs Sci. 1991;14:22–31.
3. Edwards SD. Three versions of an ethics of care. Nurs Philos. 2009;10:231–40.
4. Edwards SD. Is there a distinctive care ethics? Nurs Eth. 2011 18:184–91.
5. Greipp ME. Greipp's model of ethical decision making. J Adv Nurs. 1992;17:734–8.
6. Kuhse H. Clinical ethics and nursing: 'yes' to caring, but 'no' to a female ethics of care. Bioeth. 1995;9:207–19.
7. Lipp A. An enquiry into a combined approach for nursing ethics. Nurs Eth. 1998;5:122–38.
8. Lützén K. Nursing ethics into the next millennium: a context-sensitive approach for nursing ethics. Nurs Eth. 1997;4:218–26.

Literatuur

9. Moissac DM de, Warnock FL. The evolution of caring within bioethics: provision for relationship and context. Nurs Eth. 1996;3:191–201.
10. Nortvedt P, Hem MH, Skirbekk H. The ethics of care: Role obligations and moderate partiality in health care. Nurs Eth. 2011;18:192–200.
11. Rumbold G. Ethics in nursing practice. London: Baillière Tindall; 1999.
12. Tronto JC. Moral boundaries: a political argument for an ethic of care. New York: Routledge; 1993.
13. Willigenburg T, Beld A van den, Heeger FR, Verweij MF. Ethiek in praktijk. Assen: Van Gorcum; 1993.

Register

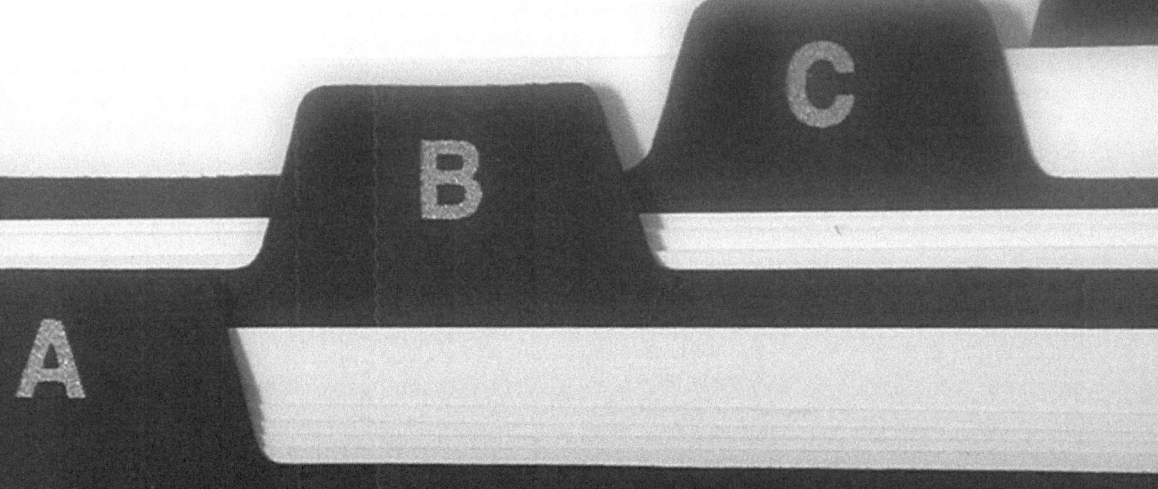

A

aanvullend onderzoek 35
acceptatie van de ziekte, problemen met 128
ACE-remmers 26, 57, 62
- dosering 63
- klasse-effect 63
actieplannen 141
acuut hartfalen 75
adenosine 28
adrenerg zenuwstelsel 25, 30
adrenomedulline 28
afvallen 111
agenda setting 146
AII-receptorantagonisten 69
alcoholgebruik 165
aldosteron 24
aldosteronantagonisten 67
amiloride 60
amlodipine 74
anamnese 33
anemie 20, 77
angina pectoris 77
angiotensine II 24, 26
angiotensine-converterend enzym 25
angiotensine-II-receptorblokkers (ARB's) 68
angiotensinereceptor-neprilysine-inhibitor (ARNI) 80
angst 123
anticoagulantia, directe orale 73
aorta-insufficiëntie 18
apoptose 30
apotheker 222
argininevasopressine 24, 27
assist devices 93
asthma cardiale 75
atriumfibrilleren 76
attitude 139

B

behandelverbod 198
belasting
- objectieve 207
- subjectieve (ervaren) 207
bètablokkers 57, 64
- dosering 66
bewegen 111, 117
bewegingsprogramma 177
BIG-register 226

bio elektrische impedantiemeting (BIA) 159
biomarkergeleide behandeling 79
biomedische ethiek 230, 234
- principes 234
bisoprolol 65, 66
biventriculaire stimulatie 88
borgschaal 186
braken 157
breinnatriuretisch peptide (BNP) 41, 79
bridge to transplantation 93
bumetanide 60

C

cachexie, cardiale 111, 158
calciumantagonisten 74
calorimetrie, indirecte 159
candesartan 67, 69
captopril 69
cardiac contractility modulation (CCM) 95
cardiale cachexie 111, 158
cardiale magnetische resonantie (CMR) 48
cardiale resynchronisatietherapie (CRT) 88
cardiogene shock 76
cardioloog 222
cardiomegalie 43
cardiomyopathie 18
- non-compaction- 19
cardiorenaal syndroom 77
carvedilol 65, 66
centraalveneuze druk, verhoogde 38
chloortalidon 60
citalopram 78
coarctatio aortae 30
colchicine 61
comorbiditeit 8
- en medicatie 77
compensatiemechanismen 20, 29
continuous-flow devices 93
coronaire angiografie 49
coumarines 73
COX-2-remmers 75

D

darbepoëtine 78
deactivatie ICD 197

decompensatio cordis
 ▶ Zie hartfalen 2
decompenseren 23
delier 122
depletie 30
depressie 78, 124
descriptiviteit 231
destination therapy 94
devices
- continuous-flow 93
- diagnostische 87
- experimentele 95
- left ventricular assist 93
- pulsatile-flow 93
- terminale fase 96
diagnostisch onderzoek 33, 36
diarree 116, 157
diastolisch hartfalen 16
diastolische functie 3
dieet
- terminale fase 165
dieetbehandeling 154, 159
dieetpreparaten 160
dieetzout 155
diëtist 223
digoxine 70
- dosering 71
dihydropyridine 74
diltiazem 74, 75
diseasemanagement 214
diuretica 57, 60
- resistentie tegen 61
doodsoorzaak bij hartfalen 7
dopamine 76
dorstlessers en -opwekkers 156
downregulatie 25
drinkvoeding 160
dubbelproduct 179
Dutch Objective Burden Inventory (DOBI) 207
duurtraining 180
dyspneu, paroxismale nachtelijke 36
dyssynchronopathie 89

E

ECG-afwijkingen bij hartfalen 42
echocardiografie 33, 46
eenzaamheid 125
eetlust, verminderde 112
eHealth 148, 219
eigen effectiviteit 140
- meten van 147
ejectiefractie 23

Register

elektrocardiogram 42
endocardbiopsie 50
endotheline 27
eplerenon 60, 67
ergotherapeut 223
escapefenomeen 26
ethiek van zorg 232, 233
ethisch conflict 232, 236
ethische argumenten 231
ethische principes 230, 231, 234
ethische reflectie, stappenplan 237

F

familiezorg 206
familiezorgers, overbelasting 205
farmacodynamiek 56
farmacokinetiek 56
felodipine 74
FEV1 50
finerenon 80
Framingham Heart Study 7
Frank-Starling-mechanisme 21
functionele capaciteit 173
furosemide 60
furosemidetest 46
fysieke training 172
- contra-indicaties 179
- piramidestructuur 177
fysiotherapeut 223

G

gedragsdeterminanten 136
gedragsverandering 136
geestelijke nood 129
geheugenstoornis 121
geïntegreerde hartfalenzorg 218
gewichtsreductie 111
gewichtsverlies, ongewenst 111, 158, 164
gezinsprocessen, verstoorde 206
gezondheidsgedrag 136
grondhouding 144

H

halsvenen, niveau bepalen 39
handknijpkracht 159
hart, verwijding 23
hartfalen 185
- definitie 2, 4
- diagnostisch onderzoek 36

- diastolisch vs. systolisch 16
- doodsoorzaak 7
- ECG-afwijkingen 42
- inspanningscapaciteit bij 169
- kans op 3
- NYHA-classificatie 4, 37
- oorzaken 5, 16
- preventie 10
- prognose 7
- relatief risico 10
- risicofactoren 10
- slechte symptoomherkenning 105
hartfalenmedicatie 58
hartfalenpoli 216, 218
hartfalenteam 221
hartfalenverpleegkundige 222
- beroepsprofiel 225
hartfalenzorgprogramma 215
hartfrequentie, verhoging 21
hartfrequentievariabiliteit 50
hartklepafwijkingen 17
hartrevalidatie 168
- psychosociale effecten 176
hartritmestoornissen 19
health counseling 143
- toepassing 145
healthcounseling
- gesprekstechnieken 144
HFpEF 4, 17
HFrEF 5, 16, 56
Hillingdon Heart Failure Study 7
hospicezorg 195
huisarts 223
hydralazine 71
hydralazine-isosorbidedinitraat (H-ISDN) 71
hydrochloorthiazide 60
hypertensie 10, 17
hypertrofie van spiercellen 22

I

ICD en pacemaker, deactivatie 198
I-Change Model 136
ictus cordis 38
ijzercarboxymaltose 78
ijzerdeficiëntie 78
implanteerbare cardioverter-defibrillator (ICD) 87
- indicaties 91
incidentie 7
indirecte calorimetrie 159
infectierisico 108
inspanningstest 49
- contra-indicaties 171
inspanningstolerantie 185

instroombelemmering van het hart 19
interbeoordelaarsvariatie 34
intrathoracale impedantie 219
inzicht 137
irbesartan 69
ivabradine 72

J

jicht 61, 163
- dieet 163
juxtaglomerulair apparaat 25, 30

K

kaliumbinders 80
kennis 137, 139
keukenzout 155
koorts 157
kortademigheid 107, 110, 117
- nachtelijke 36
krachttraining 177

L

laboratoriumbepalingen 40
laboratoriumonderzoek 40
LCZ696 80
leefregels 102
left ventricular assist device (LVAD) 93
lichamelijk onderzoek 33
lichamelijke verzorging, zelfzorgtekort bij 118
linkerventrikeldisfunctie, systolische 5
lisdiuretica 59, 60
longfunctieonderzoek 50
losartan 69

M

maatschappelijk werker 224
mantelzorg 206
mantelzorger, overbelasting van 205
Master in Advanced Nursing Practice (MANP) 225
maximale zuurstofopname (VO2-max) 172

medicatie, therapieontrouw bij 104
medicatiefouten voorkomen 223
medisch psycholoog 128
metabole equivalententransformatie (MET) 173
metaboreceptoren 25, 30
MET-methode 173
metoprolol 65
metoprololsuccinaat 66
metoprololtartraat 66
mitralisinsufficiëntie 18
mitralisklepstenose 20
motivatie 139
motivational interviewing 143
MR-spectroscopie 48
Multidisciplinaire richtlijn Hartfalen 2010 56
multidisciplinaire zorg 220
MUST 158
myocardischemie 18
myocarditis 18

N

natrium 154
natriuretisch peptide 27, 41
nebivolol 65, 66, 74
negatief voorspellende waarde 34
neurohormonaal systeem 2, 28
neurohormonale activatie 24
neurohormonale factoren 24
nierinsufficiëntie 77, 165
niet-reanimerenpenning 198
nitraten 71
nitroglycerine 72, 75, 127
nitroprusside 75
non-compactioncardiomyopathie 19
NSAID's 61, 75
NTproBNP 41
NYHA-classificatie 168
NYHA-classificatie hartfalen 4, 37

O

obesitas 10, 110
objectieve belasting 207
obstipatie 115, 162
omecamtiv 79
omega-3-vetzuren 74
ondergewicht 111
ondervoeding 158
– screening 158

ondervulling 113
opnameduur, gemiddeld 9
orthopneu 36
overbelasting familiezorgers 205
overgewicht 164
overvulling 37, 44, 114

P

pacemaker
– cardiale resynchronisatietherapie- 89
– conventionele 87
– deactivatie 198
– uitschakelen 97
palliatief team 197, 224
palliatieve benadering 192, 195, 200
palliatieve zorg 192, 195
parasympathicussysteem 25
patiëntenvoorlichting 135
peptidegroeifactoren 28
pericarditis constrictiva 20
physician assistant 225
planrealisatie 142
plasmaosmolaliteit 30
positief voorspellende waarde 34
praktijkondersteuner 224
praktijkrichtlijnen 56
preload 21
prescriptiviteit 231
prevalentie 7
principe van geen schade toebrengen 231, 234
principe van rechtvaardigheid 234, 235
principe van respect voor autonomie 231, 232, 234
principe van weldoen 234
principieel ethisch perspectief 232, 234
probleembewustzijn, inventarisatie 138
professionalisering 225
prognose, risicofactoren voor slechte 194
psychiater 225
psycholoog 225
purinebeperkt dieet 164

R

radionuclideventriculografie 48
readiness ruler 146

rechterventrikelfalen, geïsoleerd 44
renine-angiotensine-aldosteronsysteem (RAAS) 24, 25, 57
renineremmers 74, 75
Richtlijn Hartrevalidatie 188
Richtlijnen goede voeding 2006 155, 160
risicofactoren hartfalen 8, 10
risicoperceptie 137
roken 108
rosuvastatine 77

S

S3-galop 37
samenwerkingsmodellen 218
sarcoplasmatisch reticulum-ATPase 23
Schijf van Vijf 160
schildklierdisfunctie 20
seksualiteit 126
seksuoloog 225
Self-Rated Burden-schaal 209
sensitiviteit 34
serelaxine 79
sertraline 78
sildenafil 127
slaappatroon, verstoord 119
SNAQ 158
sociaal isolement 125
sociale omgeving 204
sociale steun 140
sondevoeding 160
specificiteit 34
spierkracht meten 159
spirituele zorg 129
spirometrie 51
spironolacton 60, 67, 80
SSRI's 78
statines 77
statische oefeningen 179
stervensfase 195
STIMEDIC 109
stressechocardiografie 50
stressverwerking 128
subcutane ICD (S-ICD) 91
subjectieve (ervaren) belasting 207
swan-ganzkatheter 50
sympathicussysteem 25
symptoomverlichting terminale fase 199
systolisch hartfalen 16
systolische functie 3

T

tachycardiomyopathie 19
tadalafil 127
telemonitoring 93, 219
- invasieve 219
- niet-invasieve 220
terminale fase
- ongewenste shocks 197
- symptoomverlichting 199
terminale zorg 199
therapieontrouw 102
- bij medicatie 104
- bij vochtbeperking 103
- oorzaken 102
thiazidediuretica 60
thiaziden 58
thiazolidinedionen 75
thoraxfoto 44
thuiszorg 218
training
- contra-indicaties 171
- pisitieve effecten 172
- uithoudingsvermogen 180
trainingsintensiteit 172
trainingsprogramma 172, 186
trainingsrichtlijn 173
triamtereen 60
tricuspidalisstenose 20
tumor in het hart 20

U

uitdroging 113
uithoudingsvermogen
- oefenfrequentie 181
- trainen van 180
uitschakelen ICD 96
ularitide 80
UR-geneesmiddelen 225
urinezuur 163, 164
Utrechtse methode 237

V

valsalvamanoeuvre 179
valsartan 69
verapamil 74, 75
verklaring niet-reanimeren 198
verminderde eetlust 112
vermoeidheid 116
verpleegkundig specialist 225
verpleegkundig specialist psychiatrie 225
verpleegkundige ethiek 232
verslechtering, tekenen van 107
verstoorde gezinsprocessen 206
verwijding hart 23
verzadigd vet 162
vetzuren, meervoudig onverzadigde 74
visueel analoge schaal (VAS) 159
VO2-max 172
vochtbeperking 113, 156
- therapieontrouw bij 103
- tips bij 157
vochtlijst 157
vochtretentie 20, 114, 156
- tekenen van 107
voeding, gezonde 161
voedingsteveel 110
voedingstoestand 159
voedingsvezels 163
volhoudplannen 142
voor- en nadelenmatrix 147
voorbehouden handelingen 226
voorschrijfbevoegdheid 226
vullingsparameters, bepaling 50

W

weerstandstraining 177
- contra-indicaties 179
wilsverklaring 198

Z

zesminutenlooptest (6-MLT) 49, 181
ziekenhuisverplaatste zorg 218
ziekteverloop, communicatie over 192, 196
zorgethisch perspectief 232, 233
zorgmodellen 216
- extramuraal 217
- intramuraal 216
- transmuraal 218
zout 155
- natriumarm 155
Zoutboek 155
zoutgebruik, advies Gezondheidsraad 155
zoutgehalte voedingsmiddelen 155

If you have any concerns about our products,
you can contact us on
ProductSafety@springernature.com

In case Publisher is established outside the EU,
the EU authorized representative is:
**Springer Nature Customer Service Center GmbH
Europaplatz 3, 69115 Heidelberg, Germany**

Printed by Libri Plureos GmbH
in Hamburg, Germany